電子書籍のダウンロード方法

電子書籍のご案内
「京都廣川 e-book」アプリより本書の電子版をご利用いただけます
【対応端末】iOS/Android/PC（Windows, Mac）

電子書籍のダウンロード方法
〈iOS/Android〉
　※既にアプリをお持ちの方は④へ
①ストアから「京都廣川 e-book」アプリをダウンロード
②アプリ開始時に表示されるアドレス登録画面よりメールアドレスを登録
③登録したメールアドレスに届いた5ケタのPINコードを入力
　→登録完了
④下記QRコードを読み取り，チケットコード認証フォームに
　アプリへ登録したメールアドレス・下記チケットコードなど必須項目を入力
　登録したメールアドレスに届いた再認証フォームにチケットコード・メールアドレスを再度入力し
　認証を行う
⑤アプリを開き画面下タブ「WEB書庫」より該当コンテンツをダウンロード
⑥アプリ内の画面下タブ「本棚」より閲覧可

〈PC（Windows, Mac）〉
京都廣川書店公式サイト（URL：https://www.kyoto-hirokawa.co.jp/）
⇒ バナー名「PC版 京都廣川 e-book」よりアプリをダウンロード
※詳細はダウンロードサイトにてご確認ください

チケットコード
チケットコード認証フォーム
URL：https://ticket.keyring.net/cwTjO3W8Y1IeeI8UTJhTZUOpeBuSg1jF
書籍名：シチュエーションベース　個別化薬物療法

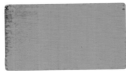

チケットコード：　　　　　　　　　　　←スクラッチしてください

注意事項
・チケットコードは再発行できませんので，大切に保管をお願いいたします
・共有可能デバイス：1
・iOS/Android/PC（Windows, Mac）対応
・チケットコード認証フォームに必須項目を入力してもメールが届かない場合，迷惑メールなどに入って
　いないかご確認ください
・「@keyring.net」のドメインからのメールを受信できるよう設定をお願いいたします
・上記をお試しいただいてもメールが届かない場合は，入力したメールアドレスが間違っている可能性が
　あるため，再度チケットコード認証フォームから正しいメールアドレスでご入力をお願いいたします

シチュエーションベース
個別化薬物療法
― PK/PD が広げる個別化の世界 ―

東京医科大学病院薬剤部長　竹内裕紀
東京薬科大学薬学部教授　　堀　祐輔　編著

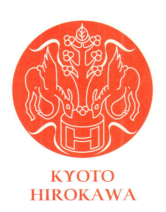

KYOTO
HIROKAWA

京都廣川書店
KYOTO HIROKAWA

執筆者一覧（五十音順）

秋山　滋男	昭和薬科大学薬学部教授
恩田　健二	東京薬科大学薬学部講師
竹内　裕紀	東京医科大学病院薬剤部長
田中　祥子	東京薬科大学薬学部助教
堀　　祐輔	東京薬科大学薬学部教授

序文

　薬物治療の実践において，より効果が高く，副作用が少なくなるように薬剤の選択，投与量の調節，投与経路や剤形の選択などを行っていく必要があるが，通常は添付文書やガイドラインなどに基づき薬剤，用法用量等が選択される．しかし，同じ用法用量で薬物が投与されても患者によって，効果が強く発現する場合もあれば，効果がでない場合もある．逆に，副作用が強く現れる場合もあれば，現れない場合もある．このように個々の患者で，薬物の効果や副作用の発現や程度は異なる．この要因として，疾患の病期や重症度，薬の効果・副作用に関係する遺伝子，体内からの薬物の消失に関わる腎臓・肝臓の機能，体格・年齢など様々なものがあり，これらが複合的に影響して，薬物の効果や副作用に個人差が生じてくる．そこで，この個人差を生じさせる各要因に対してアプローチすること，すなわち個別化薬物療法を実践することによって，その治療効果を最大限に高め，副作用を最小限に抑えることが可能となる．

　本書では，これら個人差が生じる各要因とその対応としての個別化薬物療法について解説している．はじめに，個別化薬物療法の基本である薬物体内動態（PK）および薬力学（PD）の個人差について，解説した．PK の視点から吸収・分布・代謝・排泄を俯瞰し，TDM を実施することで個人差を補正した個別化薬物療法の実施が可能となる．PD については，個人差を測定できる臨床上のバイオマーカーは少ないが，抗菌薬の感受性試験による薬剤選択や抗凝固能の指標とした PT-INR によるワルファリンの投与量調節などにより，個人差を補正する個別化薬物療法の実施が可能となる．また，個人差が遺伝に基づいている場合は，投与前に遺伝子多型を検査することで，効果がない遺伝子型の患者への不必要な投与を回避でき，同様に副作用を起こしやすい遺伝子型の患者には投与回避や減量等などの個別化療法の実施が可能となる．体内の薬物消失は主に腎と肝で行われており，過量投与による副作用を回避するため，これらの臓器の機能低下に応じて投与量を調節する必要がある．末期腎不全では，さらに血液浄化療法の影響を考えた投与量，投与タイミングも重要となる．体格（肥満やフレイル），性別，病態，日内変動など患者側の因子に対するアプローチも重要となり，小児，妊婦，授乳期，高齢者などでは，通常とは異なる特別な考慮も必要となる．また，食事や併用薬，服用タイミングは薬物の吸収量や薬物相互作用に影響を及ぼすこともあるため，これらの点も個別化薬物療法を実施する上で重要となる．

　以上，本書で個別化薬物療法を学ぶことで，臨床現場で個々の患者に応じた，最適な薬物療法を実施できる薬剤師が一人でも多く生まれることを期待する．

　最後に，本書の企画を快諾いただいた京都廣川書店・廣川重男社長，本書の企画構成および編集に驚異的な粘りで対応いただいた，同社企画営業部の長谷尚樹氏，編集・制作部の田中英知部長，大畠梨紗子氏には深く感謝申し上げたい．

2025 年 3 月

竹内　裕紀
堀　　祐輔

目 次

序章 個別化医療の意義　　1

0-1 個別化医療の必要性 …………………………………………………………………… 1
- 0-1-1 薬物療法の歴史　1
- 0-1-2 近年の医療　1
- 0-1-3 個別化薬物療法を実践するために検討すべきこと　2

0-2 PK/PD に基づく処方支援 …………………………………………………………… 3
- 0-2-1 医薬品の有効性　3
- 0-2-2 疾患別の個別化医療　4
- 0-2-3 個別化医療のエビデンス　6
- 0-2-4 PK と PD の融合　7

第1章 PK を考慮した薬物療法　　9

1-1 PK に基づく薬物投与設計 …………………………………………………………… 9
- 1-1-1 投与量の設定　9
- 1-1-2 TDM が必要な薬物　10
- 1-1-3 血中濃度測定の流れ　11
- 1-1-4 薬物の吸収，代謝，排泄の経路　12

1-2 薬物の特性による体内動態の違い ………………………………………………… 12
- 1-2-1 添付文書やインタビューフォームの情報　12
- 1-2-2 溶解性の比較　14
- 1-2-3 投与経路　15

1-3 薬物の消化管吸収に影響を与える因子 …………………………………………… 16
- 1-3-1 脂溶性薬物（カルベジロール）と水溶性薬物（アテノロール）の
バイオアベイラビリティ　20

1-4 分布容積に影響を与える因子 ………………………………………………………… 21
- 1-4-1 分布容積　21
- 1-4-2 分布容積に影響を与える要因　22

1-5 薬物の消失（代謝・排泄）に影響を与える因子 ………………………………… 26
- 1-5-1 肝代謝　26
- 1-5-2 代謝と排泄に関する体内動態パラメータ　27
- 1-5-3 肝クリアランス　29
- 1-5-4 腎排泄性薬物と肝代謝性薬物の特徴　31
- 1-5-5 カルベジロールとアテノロールの消失（肝代謝および腎排泄）　31
- Essence　34
- Case Study　35
- [Column] PK/PD 理論で用法用量が変更　38

章末問題　39

第2章　PDを考慮した薬物療法　41

2-1　薬力学（PD）の定義と評価　41
2-1-1　薬力学を考慮した薬物療法　41

2-2　作動薬，拮抗薬の概念　47
2-2-1　血中濃度と効果の関係　47
Essence　54
Case Study　55
［Column］オーダーメイド医療が拡大，2030年に世界の市場は7,970億ドル　民間調べ　57
章末問題　58

第3章　PK/PDを考慮した薬物療法　61

3-1　PK/PD理論　61
3-1-1　PK，PDの目的とパラメータ　61
3-1-2　抗菌薬のPK/PD　62
3-1-3　PK/PD理論の基礎　63

3-2　PK，PDの統合と実践　65
3-2-1　統合のための仮定　65
3-2-2　投与設計の実践　66
3-2-3　TACとCYAにおけるPK/PD　68
Essence　71
Case Study　73
［Column］抗菌薬TDM臨床実践ガイドライン2022改訂によりバンコマイシンの目標値が変更　74
章末問題　75

第4章　腎機能低下患者への薬物投与　77

4-1　腎機能低下患者の投与量調節に使用する腎機能評価法　78
4-1-1　GFRとCcr　78
4-1-2　CcrにおけるJaffe法（従来法）と酵素法（現行法）の混在によるCcrとGFRの関係　79
4-1-3　標準化腎機能（$mL/min/1.73\ m^2$）と個別化腎機能（mL/min）　80
4-1-4　特殊な体格の患者に用いる腎機能評価法　82

4-2　腎機能低下により減量が必要な薬　84
4-2-1　腎排泄性薬　84
4-2-2　腎機能低下患者における腎排泄低下以外の体内動態の変化　84

4-3 腎機能低下患者の薬物投与量設定 ……………………………………………… 86
    4-3-1 理論に基づく腎機能低下患者の腎排泄性薬剤の投与量設定　*87*
    4-3-2 投与量減量か投与間隔延長かの選択　*88*
    4-3-3 添付文書に記載されている腎機能別薬物投与量の設定　*88*
    4-3-4 腎機能別投与量を利用する場合の腎機能に応じた投与量設定の考え方　*90*
    Essence　*91*
    Case Study　*92*
    ［Column］シスタチン C とは？　*94*
    章末問題　*95*

第 5 章　腎機能低下患者への薬物投与（2）
血液浄化療法施行患者の薬物投与設計　　97

5-1 血液浄化療法 ……………………………………………………………………… 97
    5-1-1 血液浄化療法の目的　*97*
    5-1-2 血液浄化療法の種類　*97*

5-2 透析療法 …………………………………………………………………………… 98
    5-2-1 日本の透析患者数　*98*
    5-2-2 血液透析　*98*
    5-2-3 腹膜透析　*99*
    5-2-4 持続的血液透析ろ過（CHDF）　*101*

5-3 血液透析患者の投与量調節の考え方 ……………………………………………… 102
    5-3-1 透析性に影響する薬物の特性　*102*
    5-3-2 血液透析による薬物除去能の評価　*104*
    5-3-3 血液透析患者の薬物投与量調節の基本的な考え方　*105*
    Essence　*108*
    Case Study　*109*
    ［Column］リバウンド現象　*111*
    ［Column］AN69 膜による透析あるいはデキストラン硫酸固定化セルロースを用いた
              LDL アフェレーシスと ACE 阻害薬の相互作用　*112*
    章末問題　*112*

第 6 章　肝機能低下患者への薬物投与　　115

6-1 薬物治療における肝臓の役割 …………………………………………………… 115
    6-1-1 バイオアベイラビリティ　*115*
    6-1-2 血液検査値　*116*
    6-1-3 肝機能低下の原因　*116*
    6-1-4 肝機能低下時の薬物動態に関する変化　*118*

6-2 代表的な肝疾患病態における薬物動態への影響 ………………………………… 119
    6-2-1 代表的な肝疾患での投与設計　*119*
    6-2-2 肝機能低下患者の投与設計　*122*
    6-2-3 肝硬変患者の投与量設定　*124*
    6-2-4 肝疾患による薬物感受性の変化　*125*
    Essence　*126*

Case Study　127
　　　［Column］　加齢による肝機能の低下についての報告
　　　　　　　　毎年，約0.8％ずつ低下する？　129
　　　章末問題　130

第7章　妊婦，授乳婦における薬物療法　131

7-1　妊娠の成立と経過 …………………………………………………………… 131
　　　7-1-1　排卵・受精・着床　131
　　　7-1-2　妊娠週数の数え方と妊娠の時期　131

7-2　妊娠時期と薬剤の影響 ……………………………………………………… 132
　　　7-2-1　妊娠前　133
　　　7-2-2　受精後〜妊娠1か月（妊娠3週6日）頃　134
　　　7-2-3　器官形成期　134
　　　7-2-4　胎児の機能的成熟期（妊娠5か月以降，16週以降）　135

7-3　先天異常と出生時欠損 ……………………………………………………… 136

7-4　薬剤の胎盤移行性 …………………………………………………………… 136

7-5　妊娠中の薬剤によるリスクと添付文書 …………………………………… 137

7-6　授乳と医薬品 ………………………………………………………………… 138
　　　7-6-1　母乳の特色と母乳育児の利点　138
　　　7-6-2　薬剤の母乳移行性　138
　　　7-6-3　母乳を介した乳児の薬物曝露の指標　139
　　　Essence　140
　　　Case Study　140
　　　［Column］　妊娠と葉酸の摂取　141
　　　［Column］　サリドマイド　142
　　　章末問題　142

第8章　新生児，小児における薬物療法　143

8-1　新生児・小児における薬物動態 …………………………………………… 143
　　　8-1-1　新生児の薬物動態　143
　　　8-1-2　小児における薬物動態　145
　　　8-1-3　医原性疾患　146

8-2　新生児・小児における薬用量 ……………………………………………… 146
　　　8-2-1　成人薬用量から小児薬用量を求める考え方　147
　　　8-2-2　成長と発達の概念で小児薬用量を理解する試み　147
　　　8-2-3　アロメトリー則に基づく小児薬用量の推定　148
　　　8-2-4　発達度に基づく小児クリアランス・小児薬用量の補正　148
　　　Essence　150
　　　Case Study　151

　　　　［Column］　小児医薬品開発におけるファーマコメトリクスの活用　　153
　　　章末問題　155

第9章　高齢者における薬物療法　　157

- **9-1　高齢者と薬物の服用** ……………………………………………………… 157
  - 9-1-1　高齢者の現状　157
  - 9-1-2　高齢者の薬物有害事象の特徴　159
  - 9-1-3　高齢者とポリファーマシー　159
- **9-2　高齢者と薬物動態** ………………………………………………………… 161
  - 9-2-1　高齢者の薬物動態／薬力学の加齢変化　161
  - 9-2-2　薬物の吸収　162
  - 9-2-3　薬物の分布　162
  - 9-2-4　薬物の代謝　163
  - 9-2-5　薬物の排泄　164
  - 9-2-6　薬力学の加齢変化　165
- **9-3　高齢者に薬物投与する際に注意すべき薬剤** …………………………… 166
  - 9-3-1　ベンゾジアゼピン系の薬剤の減量時の注意点　168
- **9-4　高齢者の服用アドヒアランス** …………………………………………… 169
- **9-5　薬剤起因性老年症候群** …………………………………………………… 170
- **9-6　高齢者の薬物療法のポイント** …………………………………………… 170
- **9-7　高齢者総合的機能評価** …………………………………………………… 171
  - Essence　172
  - Case Study　172
  - ［Column］　AIを活用した服薬支援　174
  - 章末問題　175

第10章　時間薬理学および生理的要因による薬物治療への影響　　177

- **10-1　時間治療** …………………………………………………………………… 177
  - 10-1-1　時間薬理学　177
  - 10-1-2　生体時計　177
  - 10-1-3　時間薬理と薬物動態　178
- **10-2　時間治療と疾患** …………………………………………………………… 182
  - 10-2-1　心筋梗塞　183
  - 10-2-2　血圧の日内リズム　183
  - 10-2-3　高血圧と時間治療　184
  - 10-2-4　治療抵抗性高血圧　185
- **10-3　脂質異常症と時間治療** …………………………………………………… 186
  - 10-3-1　脂質異常症と日内リズム　186

10-3-2　脂質異常症の治療薬　*187*

10-4　骨粗しょう症と時間治療 ……………………………………………………… *188*
10-4-1　骨粗しょう症と日内リズム　*188*
10-4-2　PTH と日内リズム　*188*
10-4-3　骨粗しょう症の治療薬　*189*

10-5　気管支喘息と時間治療 ………………………………………………………… *190*
10-5-1　気管支喘息と日内リズム　*190*
10-5-2　気管支喘息の治療薬　*190*

10-6　胃障害と時間治療 ……………………………………………………………… *192*
10-6-1　胃酸と日内リズム　*192*
10-6-2　胃酸分泌抑制薬の治療薬　*192*

10-7　がんと時間治療 ………………………………………………………………… *193*
10-7-1　がんと日内リズム　*193*
10-7-2　抗がん剤　*193*

10-8　性差 ……………………………………………………………………………… *194*
10-8-1　薬物動態と性差　*194*
10-8-2　男性と女性で投与量が異なる薬剤　*196*
Essence　*197*
Case Study　*197*
［Column］　副作用からみた性差による有害事象　*198*
章末問題　*198*

第 11 章　遺伝子多型に基づく個別化薬物療法　　　　　　　　*201*

11-1　遺伝子多型に基づく薬物投与設計 ……………………………………………… *201*
11-1-1　薬理遺伝学　*201*

11-2　遺伝子多型における PK への影響 ……………………………………………… *203*
11-2-1　ゲノム医療とは　*203*
11-2-2　薬物動態学（PK）に影響する遺伝子多型　*204*

11-3　遺伝子多型における PD への影響 ……………………………………………… *210*
11-3-1　薬力学（PD）に影響する遺伝子多型　*211*
11-3-2　副作用と HLA 遺伝子多型　*213*
Essence　*214*
Case Study　*215*
［Column］　アレルギーに共通する 16 個の SNP を特定　*217*
章末問題　*218*

第 12 章　個別化医療で考慮すべき体格および病態　　　　　　*219*

12-1　肥満患者への薬物投与 …………………………………………………………… *219*

		12-1-1　肥満の定義　*219*
		12-1-2　肥満患者における薬物動態　*219*
		12-1-3　肥満患者に対する注意すべき薬物　*221*
12-2　心不全患者への薬物投与 ……………………………………………………… *223*
		12-2-1　心不全の定義　*223*
		12-2-2　心不全の経過と進展ステージ　*223*
		12-2-3　心不全と酸素供給量　*224*
		12-2-4　心不全と薬物動態　*224*
		12-2-5　心不全と薬力学　*226*
12-3　肝硬変患者（肝障害時）への薬物投与 ……………………………………… *227*
		12-3-1　肝硬変と薬物投与　*227*
		12-3-2　肝硬変時の薬物動態　*228*
		12-3-3　肝硬変時および肝機能低下患者に対する薬物投与の注意点　*229*
12-4　ネフローゼ症候群と薬物投与 ………………………………………………… *235*
		12-4-1　ネフローゼ症候群とは　*235*
		12-4-2　ネフローゼ症候群と薬物動態　*235*
		Essence　*236*
		Case Study　*237*
		［Column］病態におけるループ利尿薬の使い方　*238*
		章末問題　*238*

第 13 章　食事と併用薬の影響　　*241*

13-1　食事の影響 ……………………………………………………………………… *241*
		13-1-1　食事と薬の服用タイミング　*241*
13-2　併用薬の影響（相互作用） …………………………………………………… *248*
		13-2-1　相互作用の分類　*248*
		13-2-2　体内動態学的相互作用　*249*
		13-2-3　薬物の効果および副作用をモニタリングする際のポイント　*256*
		Essence　*257*
		Case Study　*258*
		［Column］患者背景を考慮した剤形の開発　*259*
		章末問題　*260*

巻末付録　　*261*

① 章末問題　解答 ……………………………………………………………………… *261*
② 検査値表 ……………………………………………………………………………… *264*

索引 ………………………………………………………………………………………… *266*

序章
個別化医療の意義

0-1 個別化医療の必要性

0-1-1 薬物療法の歴史

　日本の薬物療法に関する記載は，『古事記』に記されており，大巳貴命（オオナムチノミコト）が稲羽の白兎の負傷に蒲黄（ガマの花粉）を用い治したこと，神産巣日之命（カミムスビノミコト）が大巳貴命の火傷に蚶貝（アカガイ）と蛤貝（ハマグリ）の黒焼きを用いたと記録されている．その後，当薬（せんぶり），げんのしょうこ，どくだみ，延命草（しきおこし），蝗（いなご）などが，日本固有の和薬として使われ，江戸時代になるとアンモニア水，阿片，テリアカ（底野迦：アヘンを含む製剤．解毒薬，鎮痛万能薬），カミツレ，カノコソウ，サフラン，吐根，ベラドンナ（ロート根），ジギタリス，ビリリ（牛胆），エーテル，カンフル，塩酸，炭酸アンモニウム，鉄粉，葡萄酒などの西洋薬物が医療の場で使用されるようになった．その後多くの薬が開発されてきたが，近年に至るまで，同じ病気と診断された患者には，同じ治療が行われてきた．

0-1-2 近年の医療

　近年では，同じ治療方法でも，患者の性別や年齢，体重や基礎疾患だけでなく，体質によって治療の効果や副作用のあらわれ方に個人差があり，特にその要因の一つとして，患者個々の遺伝子が関わっていることがわかってきた．また，これまで一つの病気と考えられていた病気を遺伝子やタンパク質などの分子レベルで調べた結果，いくつかのタイプがあり，全く同じではなかったということが明らかとなってきている．そこで，同じ病気であっても，それぞれの患者に合わせた治療を行うために生まれたのが個別化医療である．個別化医療では，治療を始める前に遺伝子などを詳細に検査して，患者の体質や病気のタイプを調べ，より高い効果が期待でき，副作用が少ないと考えられる薬物治療を選択するようになった（図0-1）．さらに，患者の個人差を考慮したうえで，適切な薬物や投与量を決定する必要があり，その際，患者に投与された薬物の効果を規定する因子として，薬物が投与された後の薬剤の体内での動き（薬物体内動態学：PK）および薬物の作用の程度（薬力学：PD）がある．これらを理解することで，患者個別の最適な薬物治療を行うことができる．

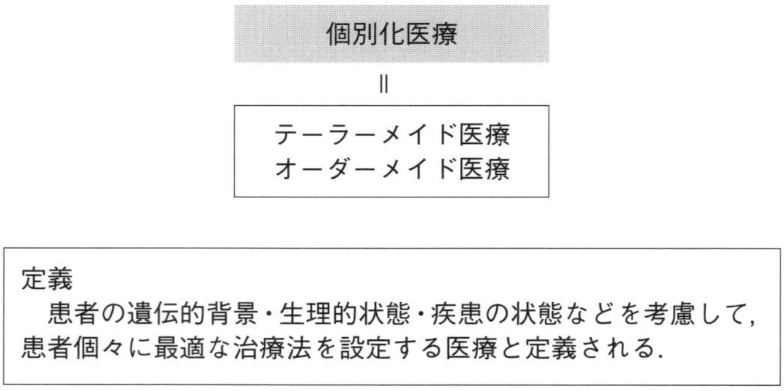

```
┌─────────────────┐
│    個別化医療    │
└─────────────────┘
         ‖
┌─────────────────┐
│  テーラーメイド医療  │
│  オーダーメイド医療  │
└─────────────────┘
```

┌──┐
│ 定義   │
│   患者の遺伝的背景・生理的状態・疾患の状態などを考慮して， │
│ 患者個々に最適な治療法を設定する医療と定義される．   │
└──┘

図 0-1　個別化医療の定義
欧米では Personalized Medicine や Individualized Medicine とよばれる．

0-1-3　個別化薬物療法を実践するために検討すべきこと

　個人差には，患者個々の合併症や年齢だけでなく，遺伝的な背景や人種差などが含まれており，同じ病気であっても，それぞれの患者に合った薬物やその治療法を検討し，実践する必要がある．以下に，現在実施されている個別化医療で検討すべき代表的な項目を示す．すなわち，患者個々に合わせた最適な薬物治療を行うためには，最低限，以下の項目を加味したうえで，使用する薬剤や用法用量，生活指導，運動指導を行うと同時に，治療中のモニタリングをする必要があることを理解してほしい（図 0-2）．

1. PK/PD の個人差を考慮した薬物療法
2. 患者の体格・背景・病態・服薬コンプライアンスを考慮した用法用量の設定および剤型，投与経路の選択
3. 遺伝子多型に基づく薬物療法の個別化
4. 薬剤併用時における注意点（併用療法，相互作用，ポリファーマシー）
5. 小児，妊娠・授乳期，高齢者における薬物療法
6. 腎機能低下時における薬物投与設計
7. 血液浄化療法施行患者（血液透析など）における薬物投与設計
8. 肝機能低下時における薬物投与設計
9. 心機能低下患者における薬物投与設計
10. 生理的要因（性差，閉経，日内変動など）による薬物治療への影響および時間薬理学
11. 個別化医療で考慮すべき体格および病態（肥満，低アルブミン血症，腹水など）の患者への薬物療法の注意点
12. 食事と併用薬の影響

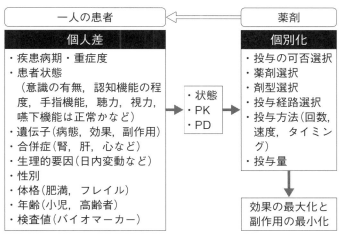

図 0-2　個別化医療を実践するために考慮すべき個人差の代表的な項目

0-2　PK/PD に基づく処方支援

　薬物が投与された後の薬剤の体内での動き（薬物体内動態学：PK）および薬物の作用の程度（薬力学：PD）を理解することで，患者個別の最適な薬物治療を行うことを目的とする．薬剤の効果や副作用が個々の患者で異なる要因は，薬物の体内動態（PK）の個人差および薬物の感受性（PD）の個人差の二つの要因が合わさって生じてくる．PK の個体間の差は，薬物血中濃度を測定することにより求められ，いくつかの薬剤が TDM（therapeutic drug monitoring：治療薬物モニタリング）の対象となっており，薬物血中濃度を測定することにより，体内動態の個人差をなくすように投与設計がなされている．また，PD の個体間の差は，薬効評価の指標がある薬剤において，それらの検査値を測定することにより求められ，薬剤の選択，用法用量の設定に利用されている．画一的な治療法ではなく，患者個別の PK/PD の個人差に基づき，最適な薬物治療を行うことが重要になってきている．

0-2-1　医薬品の有効性

　医薬品の用法用量は，添付文書などに記載されており，医師が処方し，薬剤師は，その処方に対して，監査を行っている．記載された用法用量と異なる処方がされた場合は，疑義照会などで医師に問い合わせ，訂正されるのが基本となる．最近では，分子標的薬やプロドラッグ化することで，副作用の低減を目的とした受容体特異性が高い医薬品が増えてきている．このため，抗がん薬など一部の医薬品ではあるが，患者の遺伝的背景を事前に調べることで，効果が期待される治療を選ぶというだけでなく，効果が見込めない治療を回避することで副作用リスクを減らすこともできるようになってきた．合わないかもしれない治療をいくつも試さずに，早くから自分に合った方法で治療を行うことができれば，早く社会生活に戻ることが可能になると考えられる．今後，個別化医療はさらに普及し，がんなどの特定領域以外でも患者個々に適した医療が可能になると考えられる（図 0-3）．

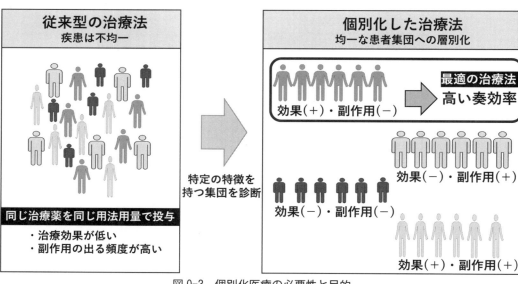

図 0-3　個別化医療の必要性と目的

0-2-2　疾患別の個別化医療

医薬品は臨床治験の段階で，限られた期間内で医薬品の安全性と有効性が調査されているが，長期にわたる有効性と安全性は，市販されている限り絶えず評価する必要がある．表 0-1 に疾患別の医薬品の有効性について示す．一般に病気の原因と薬の作用機序が明らかになっている組み合わせほど，有効率が高いといえる．また，効果の出る用量と副作用が出る用量が近い薬は，用量を上げることができないので，有効率が低くなる．

表 0-1　代表的な疾患治療薬の有効率の例

疾患分野	薬剤の有効率（％）
アルツハイマー病	30
鎮痛（COX-2）	80
喘息	60
不整脈	60
うつ病（SSRI）	62
糖尿病	57
C 型肝炎	47
片頭痛（急性）	52
がん	25
骨粗しょう症	48
関節リウマチ	50
統合失調症	60

（出所：Spear BB et al., (2001) "Clinical application of pharmacogenetics", Trends in Molecular Medicine, 7, p.201-204.
出典：医薬産業政策研究所，リサーチペーパー・シリーズ No.56，薬物治療における個別化医療の現状と展望
―基礎研究の進展が医薬品開発に与えるインパクト―，表 1-1）

①がん

　個別化医療は，現在，特にがんの領域で研究が進んでいる．最初に個別化医療の考え方が取り入れられたのは乳がんで，その後，胃がんや大腸がんなど，ほかのがんにも広がってきた．これは，がんの発生が，個別化医療の応用にあっていることが背景にある．がん細胞は，「自己増殖」，「浸潤」，「転移」という3つの性質を備えている．我々の体を構成する，約60兆個の細胞には，それぞれ遺伝子があり，この遺伝子によって細胞の様々なはたらきが保たれている．がんは，正常な細胞の遺伝子が変化してがん細胞となり，無軌道に増殖する．このような遺伝子変異は，患者ごとに異なっている．したがって，患者の遺伝子のタイプを調べること（遺伝子解析）によって，治療薬の効果が期待できる患者を特定できるようになった．一方，がん治療では，その病期によって治療の目的が変わり，さらには薬物療法以外にも外科手術や放射線療法などの選択肢があるため，患者ごとの治療が行われる（図0-4）．その他を含めた全体の治療法の中で，薬物療法を考える必要がある．

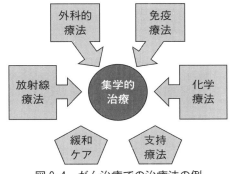

図0-4　がん治療での治療法の例

②心不全

　心不全の治療の基本は生活習慣の改善と薬の服用となる．心不全の薬には様々な種類があり，おもに4つのタイプに分けられる．これらの薬は効能が似ていても作用する場所がそれぞれ異なり，ステージによって数種類の薬を併せて服用する場合がある．

1. ACE阻害薬，ARB，アルドステロン拮抗薬などは，特に心不全の初期の段階から使われる．作用機序は，血圧を上げるホルモンのはたらきを妨げることで血圧を下げ，心臓を保護する．
2. β遮断薬は，血圧を下げたり，脈を遅くしたりすることで心臓の負担を軽くして休ませる効果がある．少量から始めて徐々に増量していくと心臓のはたらきがよくなる．
3. 利尿薬は，体の余分な水分を尿として排出させるもので，むくみや息苦しさなど，うっ血による症状を改善させる．
4. 強心薬は，心臓の筋肉に作用して，血液を送り出すポンプ機能を強くする．

　また近年，慢性心不全治療薬として，イバブラジン塩酸塩（Ifチャネル阻害薬，HCNチャネル遮断薬），アンジオテンシン受容体ネプリライシン阻害薬（ARNI），SGLT2阻害薬などが使用されるようになり，患者の病態などに合わせた薬物療法の選択肢が広がっている（図0-5）．このように，病期（重症度）によって薬物療法が変化する場合がある．

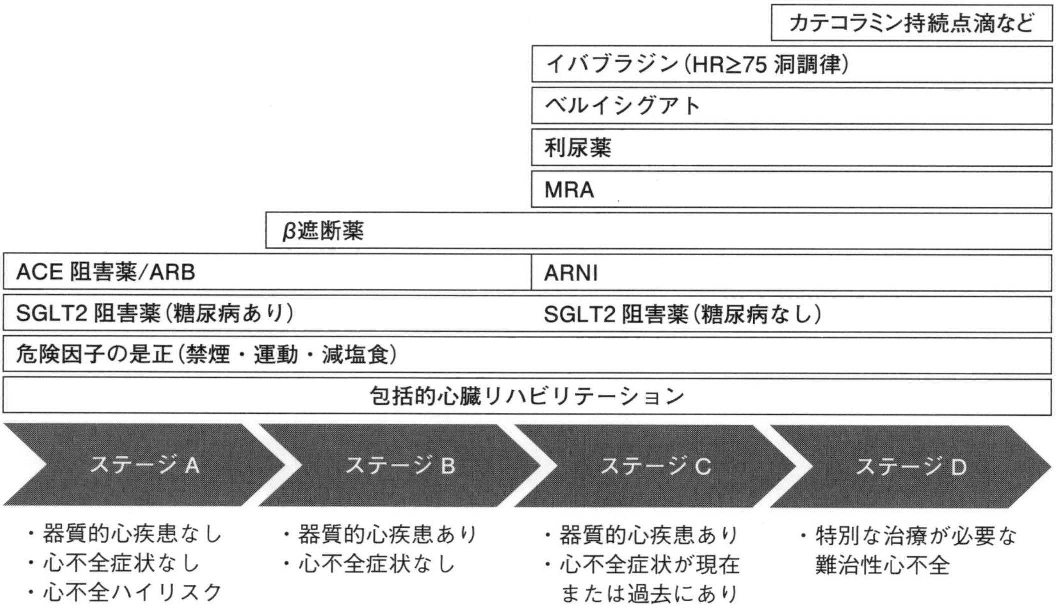

				カテコラミン持続点滴など
				イバブラジン（HR≧75 洞調律）
				ベルイシグアト
				利尿薬
				MRA
		β遮断薬		
ACE 阻害薬/ARB		ARNI		
SGLT2 阻害薬（糖尿病あり）		SGLT2 阻害薬（糖尿病なし）		
危険因子の是正（禁煙・運動・減塩食）				
包括的心臓リハビリテーション				

ステージ A	ステージ B	ステージ C	ステージ D
・器質的心疾患なし ・心不全症状なし ・心不全ハイリスク	・器質的心疾患あり ・心不全症状なし	・器質的心疾患あり ・心不全症状が現在または過去にあり	・特別な治療が必要な難治性心不全

図 0-5　心不全ステージごとの薬物治療
（井澤英夫（2021）現代医学誌 68 巻 2 号，p.72，図 2，愛知県医師会）
MRA: mineralocorticoid receptor antagonist, ARB: angiotensin II receptor blocker,
ARNI: angiotensin receptor-neprilysin inhibitor, SGLT2: sodium glucose cotransporter 2

③慢性腎不全

　慢性腎不全（CKD）では，失われた腎臓の機能が回復する見込みはほとんどないため，治療目標は，慢性腎不全の進行を予防し，透析療法への移行を遅らせることと心血管疾患とそれらによる死亡を防止することである．その中で，慢性腎不全の進行に伴って起こる合併症の予防も重要となる．合併症の治療法としては，降圧薬，利尿薬，リン吸着薬，カリウム吸着薬，エリスロポエチン製剤などを使用する．また CKD の原疾患は，腎硬化症，糖尿病性腎臓病，免疫学的腎疾患などで治療法も異なる．腎硬化症は降圧薬，糖尿病性腎臓病は血糖降下薬などによる血糖コントロール，免疫学的腎疾患では，ステロイド・免疫抑制剤を使って，慢性腎不全の進行を遅らせ，合併症を予防する．また，腎排泄型薬剤の用量を減量したり肝代謝型の薬に変更することも考慮する．

0-2-3　個別化医療のエビデンス

　個別化医療を考慮する必要がない患者や治療法の場合は，各疾患のガイドラインに則って処方薬を検討する必要がある．患者個々の状況により，個別化医療による検討が必要な場合は，ガイドラインや各種文献を参考にしたうえで，作用機序や代謝経路による適切な薬剤を選択し，用法用量を検討する必要がある（図 0-6）．

エビデンス	理論	エビデンスと理論	治療へ
あり	あり	一致	治療法確立
あり	なし	一致しない	後から基礎的検討
なし	あり	一致しない	エビデンスの構築
なし	なし	一致	治療は試みない

ガイドライン	一般的に多くの患者で推奨
個別化	ガイドラインは参考にするがそれだけにとらわれない

最も多くの患者に適する薬物療法を第一に選択
⇩
より個々の患者にあった薬物療法を選択

図 0-6 薬物療法を決定するうえでのエビデンスレベルの違い

0-2-4 PK と PD の融合

PK/PD 解析とは，薬物投与後の血中濃度と時間の関係，作用部位濃度と効果の関係を統合して解析，応用する分野である（図 0-7）．薬の効き方の個人差が大きな薬物に関しては，PK の個人差以外に薬物感受性すなわち PD の個人差が治療効果に大きく影響していると考えられ，患者個別の PD の指標（マーカー）に基づき投与設計することが望ましいといえる．

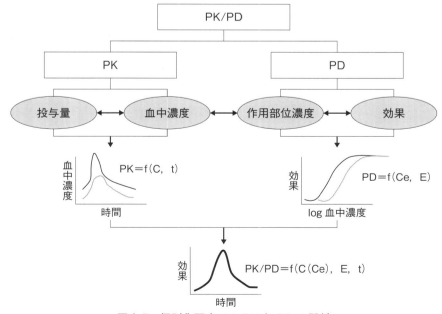

図 0-7 個別化医療での PK と PD の関係

第1章
PKを考慮した薬物療法

キーワード

TDM 特定薬剤治療管理料 eGFR AUC 薬物動態 未変化体 代謝 排泄 腸肝循環 初回通過効果 経口投与 静脈内投与 水溶性 分配係数 投与経路 吸収過程 溶解速度 脂溶性 pH P-糖タンパク 膜透過性 イオン型 分子型 CYP 肝抽出率 バイオアベイラビリティ 消化管吸収率 分布 細胞外液 間質 細胞内液 浮腫 分布容積 タンパク結合率 遊離型 肝代謝 抱合反応 消失速度定数 半減期

体内の薬物動態を規定する因子は多く存在する．例えば，患者の年齢，性差，体組成，遺伝的背景などによる代謝機能といった患者側の要因のほかに，薬物の溶解性，物性，吸収過程での消化管の環境，薬物の飲み合わせなどの薬物側の要因がある．本章では，βブロッカーである，カルベジロールと，アテノロールを例として，薬物の性質に基づく体内動態の違いについて示す．

1-1 PKに基づく薬物投与設計

1-1-1 投与量の設定

薬剤を体内に投与すると，薬物は体内で吸収（absorption），分布（distribution），代謝（metabolism），排泄（excretion）の過程を通して，消失していく．これらの薬物の動きをPK（pharmacokinetics：薬物動態）という．

薬物の投与量は，患者側の背景および薬物側の特徴によって，PKを考慮しながら設定する．薬剤によっては，患者ごとに薬物の血中濃度に大きな違いが出てくることがあり，そういった薬は薬物血中濃度モニタリング（therapeutic drug monitoring：TDM）を行い，適切な投与量を決定する必要がある．以下に，薬物投与量を設定する際のレベルを示す（表1-1）．この中では特に，②～④の薬の場合は，投与量を慎重に設定する必要がある．

① 患者個別の情報がない場合で，薬物体内動態が正常であると考えられる場合
   （添付文書の用法用量）
② 患者の薬物体内動態に影響を与える因子（検査値，病態）がわかっている場合
   （例：腎機能GFRに応じた用量設定，小児，高齢者など）
③ 薬物血中濃度を1点測定する場合（多くのTDM実施薬剤）

表 1-1 PK に基づく薬物投与設計の仕方

	血中濃度測定	パラメータや投与設計式の算出の仕方	臨床例	利用法	補足	信頼性
1	なし	母集団パラメータ（平均値）を利用（添付文書，文献）	添付文書上の標準的な用法用量で投与する	初期投与設計	平均値を利用しているため，標準的な用法用量に相当することになるので，実際は，あえて平均値を調べる必要はない．	低
2	なし	体内動態パラメータと変動要因との関係式を利用	腎排泄性薬物の腎機能に応じた投与量・投与間隔の設定	初期投与設計		↓
3	あり	体内動態パラメータの一つは母集団パラメータ，もう一つのパラメータは血中濃度を利用して求める（ベイジアン法）．	血中濃度を測定している多くの薬剤	投与設計の妥当性の評価，変更	患者間でパラメータの変動が少ないと考えられる V_d を平均値として利用することがほとんどである．	
4	あり	消失相の 2 点が測定されていれば，患者個別の 2 つのパラメータを算出し，利用できる．	患者個有のパラメータを算出でき，より確実に行いたい場合に利用 AUC 評価	投与設計の妥当性の評価，変更	体内動態変動要因を考慮しても平均値に比べ，大きく離れたパラメータ値が算出された場合は投与設計をより安全性の高いほうにシフトさせ，後で血中濃度を再度確認する．	高

④ 薬物血中濃度を 2 点以上測定する場合
　（患者個別の薬物消失能を求めたい場合，AUC が薬効と関係する場合）

1-1-2　TDM が必要な薬物

　TDM とは，治療効果や副作用に関する様々な因子をモニタリングしながらそれぞれの患者に個別化した薬物投与を行うことである．多くの場合，血中濃度が測定され，臨床所見と対比しながら投与計画が立てられる．薬物を投与する際には期待する効果と，そうでない効果（副作用）があらわれるが，それらが薬物の血中濃度と相関する場合に血中濃度を指標として投与法を決定することになる．TDM が行われる薬物には一般的な指標として有効血中濃度が用いられる．ジギタリス製剤のような治療域と中毒域が近接する薬剤や，フェニトインのように少しの増量で一気に血中濃度が中毒域に入るような，投与量と血中濃度に非線形性がある薬剤などが挙げられる（表 1-2）．特に，以下に示す薬物は，TDM を実施するに際し，特定薬剤治療管理料として，月 1 回，保険算定することができる（表 1-3）．この場合，その結果に基づき投与設計をした要点を診療録に記載しなければならない．

表1-2 TDMが必要な薬物の特徴

1. 薬物血中濃度と治療効果および副作用に相関関係があり，血中濃度が治療効果および副作用の指標になりうる．
2. 体内動態（吸収・分布・代謝・排泄）の個人内変動および個体間変動（個人差）が大きい．
3. 治療域が狭く，副作用発現域と接近している．

表1-3 特定薬剤治療管理料対象の代表的な薬剤

ジギタリス製剤	ジゴキシン
テオフィリン製剤	テオフィリン
不整脈用剤	リドカイン，プロカインアミド，N-アセチルプロカインアミド，キニジン，アプリンジン，ジソピラミド，メキシレチン塩酸塩，アミオダロン塩酸塩，ピルジカイニド塩酸塩，フレカイニド酢酸塩，ピルメノール塩酸塩，プロパフェノン塩酸塩，ソタロール塩酸塩，シベンゾリンコハク酸塩
抗てんかん剤	フェノバルビタール，フェニトイン，バルプロ酸ナトリウム，ニトラゼパム，カルバマゼピン，プリミドン，ゾニサミド，エトスクシミド，ジアゼパム，クロナゼパム
アミノ配糖体抗生物質	ストレプトマイシン，カナマイシン，アミカシン，ゲンタマイシン，ジベカシン，トブラマイシン，アルベカシン，ネチルマイシン，イセパマイシン
グリコペプチド系抗生物質	バンコマイシン，テイコプラニン
アゾール系抗真菌薬	ボリコナゾール
免疫抑制薬	シクロスポリン，タクロリムス水和物，ミコフェノール酸，エベロリムス
抗がん薬	イマチニブ，スニチニブ，シロリムス，エベロリムス，ブスルファン
解熱・消炎・鎮痛薬	サリチル酸
メトトレキサート	メトトレキサート
抗精神薬	ハロペリドール，ブロムペリドール，クロザピン
リチウム製剤	炭酸リチウム

1-1-3 血中濃度測定の流れ

薬物の血中濃度や血液検査値などから，計算機で投与量を算出することは可能だが，多くの場合，各メーカーや学会から提供されている計算ソフトが用いられることが多い．代表的なものとして，VCM-TDM（塩野義製薬），ハベカシンTDM解析ソフト（Meiji Seikaファルマ），シベンゾリンTDM解析プログラム（アステラス製薬）がある．薬剤の性質や患者状態にもよるが最初は少ない投与量から始め，測定結果から徐々に投与量を修正し，適切な投与量を設定することが多い（図1-1）．

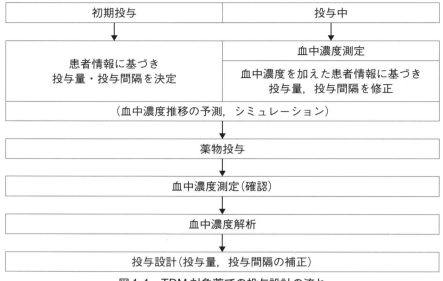

図 1-1　TDM 対象薬での投与設計の流れ

1-1-4　薬物の吸収，代謝，排泄の経路

　特定薬剤治療管理料対象薬剤以外の多くの薬剤の投与量は，通常，添付文書通りに設定するが，患者背景を参考に投与量を変更する場合がある．すなわちどのような治療薬でも多かれ少なかれ血中濃度と薬効（効力）は関連があるため，薬剤ごとに体内動態学知識を用いて，患者個別に対応する必要がある．消失経路によっては各臓器の機能により投与量を増減する必要があるため，各種検査値から患者の病状や重症度を判断できる知識と能力が必要となる（図 1-2）．

1-2　薬物の特性による体内動態の違い

　薬物体内動態を理解するためには，まずは物性の違いから体内動態が推定できるため，この点について理解する．ここでは，体内動態に関係する事項を示しながら解説する．狭心症などに使われる β ブロッカーであるカルベジロールとアテノロールを例に，それぞれ性質（脂溶性・水溶性）の異なる薬物の体内動態の違いについて説明する．

1-2-1　添付文書やインタビューフォームの情報

　薬物の基本情報として，各薬剤の構造式と適応症を以下に示す（図 1-3，表 1-4）．

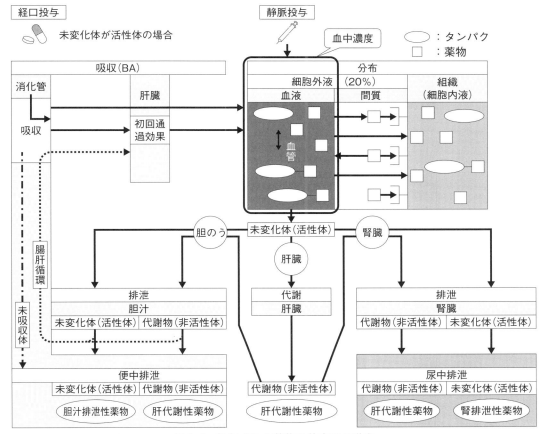

図1-2　投与された薬物の体内での動き

カルベジロール（アーチスト®）　分子量：406.47

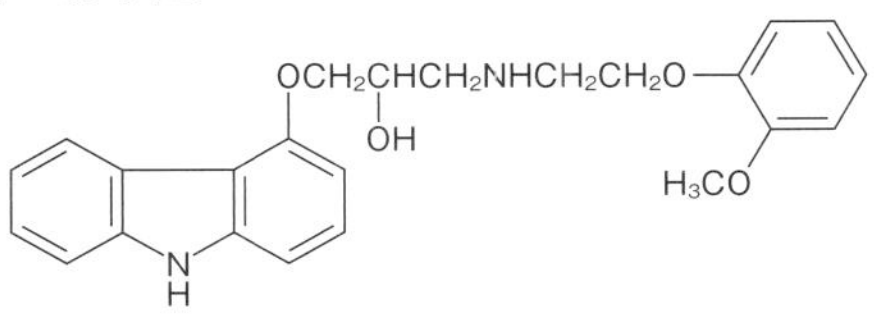

アテノロール（テノーミン®）　分子量：266.34

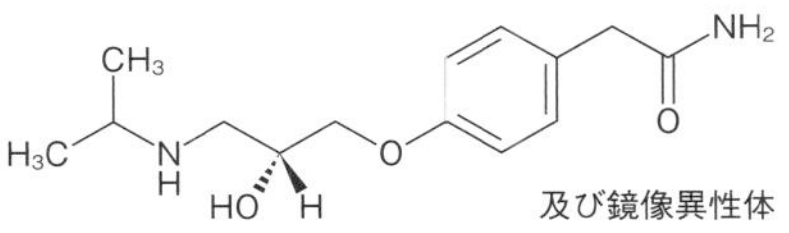

及び鏡像異性体

図1-3　カルベジロールとアテノロールの構造式および分子量

表1-4 カルベジロールとアテノロールの基本情報

一般名	カルベジロール	アテノロール
	$\alpha\beta$ 遮断薬（1：8）	β_1 遮断薬
β 遮断効力比	5	1
1日用量（高血圧）	10〜20	50〜100
β_1 選択性	×	○
$\beta_1 : \beta_2$ 遮断効力比	7：1	?
ISA	−	−
MSA	+	−
適応症		
高血圧	○	○
狭心症	○	○
不整脈	−	○
慢性心不全	○	−

ISA：内因性交感神経刺激作用（intrinsic sympathetic activity）
MSA：膜安定化作用（membrane stabilizing activity）

1-2-2　溶解性の比較

薬物の溶解性については，分配係数（n-オクタノール／水）で比較することが多い．すなわち，油（n-オクタノール）に溶解する割合が多いか，水に溶解する割合が多いかを示した数値で，分配係数が大きければ脂溶性薬物，小さければ水溶性薬物と相対的な評価に使用できる．

大きな値になる場合，分配係数は対数（$\log P_{ow}$）で示されていることもある．また n-オクタノールのかわりにほかの脂溶性溶媒が使用される薬もある．

$$分配係数 = \frac{\text{n-オクタノール}}{\text{水}}$$

カルベジロールの分配係数（n-オクタノール／水：pH7.1）は184.2で，丸印で囲われた部分の構造から，非常に脂溶性が高いことがわかる（図1-4）．測定結果からも，99％以上が油層に存在するため，脂溶性が高いことがわかる．

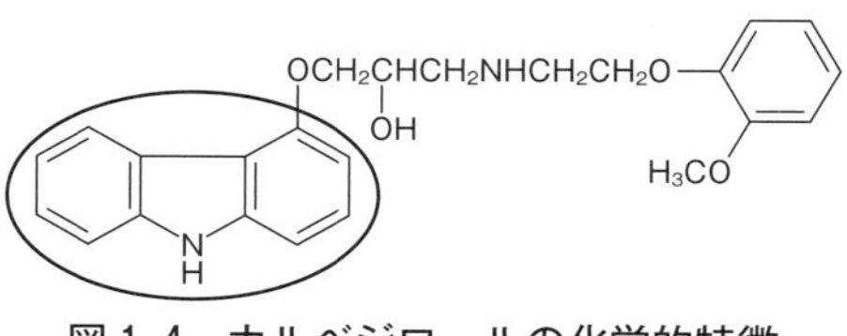

図1-4　カルベジロールの化学的特徴

アテノロールの分配係数（n-オクタノール／水：pH7.4）は0.015で，丸印で囲われた部分の構造から，水溶性が高いことがわかる（図1-5）．測定結果からも，99％以上が水層に存在するため，水溶性が高いことがわかる．

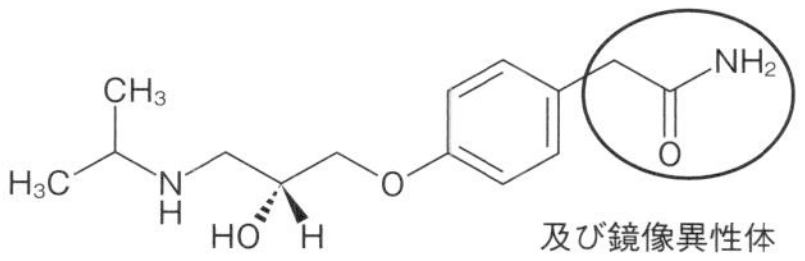

図 1-5 アテノロールの化学的特徴

　同じβブロッカーでも，カルベジロールとアテノロールは，ほぼ対極に位置し，プロプラノロールやカルベジロールは脂溶性βブロッカー，アテノロールは水溶性βブロッカーに分類される．この脂溶性と水溶性の違いにより，体内動態が大きく異なってくる．以下におもなβブロッカーの分配係数を示す（表 1-5）．

表 1-5　βブロッカーの種類と分配係数の違い

成分名	n-オクタノール / 水分配係数
カルベジロール	184.2（pH7.1）
プロプラノロール	20.2（pH7.4）
ベタキソロール	4.03（pH7.0）
アロチノロール	1.20（pH7.0）
ビソプロロール	1.09（pH7.0）
アセブトロール	0.21（pH7.0）
セリプロロール	0.16（pH6.8）
アテノロール	0.015（pH7.4）

1-2-3　投与経路

　薬物は様々な投与経路で投与され，吸収・分布後，標的組織や細胞に作用して代謝・排泄していく（図 1-6）．

　生物学的利用率（バイオアベイラビリティ）は，薬物の投与経路によって異なる．薬物は，経口投与で投与することが多いが，それ以外に，直腸内や舌下投与，吸入，貼付や注射などによっても投与される．投与経路の違いによって，薬物の体内動態が異なる場合があり，瞬時に代謝されて薬効を示さない投与経路と直接作用部位に到達して薬効を示す投与経路がある．例えば，ニトログリセリンの舌下錠の場合，経口投与では一切効果が得られない．これはニトログリセリンが，肝臓ですばやく代謝（初回通過効果）されるため，小腸から吸収され門脈を通る吸収経路は不適切となるためである．舌下投与では，舌の裏に錠剤を入れ，舌下の血管から直接吸収され，肝臓を経由せずに患部（心臓）に届くため，薬効を即座に得られる．また，直腸内投与では直腸上部では初回通過効果を受けるが，下部では直接吸収される．静脈内投与される注射剤のバイオアベイラビリティは理論上，100％となる．

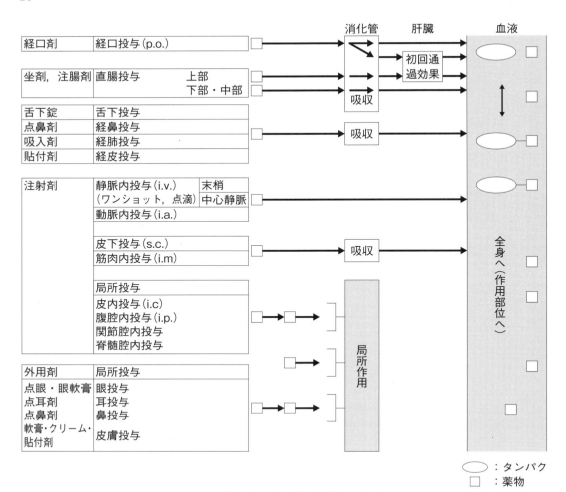

図 1-6　各投与による作用部位への経路

1-3　薬物の消化管吸収に影響を与える因子

　内服薬の場合，薬物が血中まで到達するためには，薬物が口腔内や消化管で溶解し，消化管から血中内に取り込まれる必要がある．また，その過程において薬物が代謝されたり，弱酸性や弱塩基性の薬では消化管のpHによって吸収率が大きく変化するため，吸収に影響を与える因子を十分理解しておく必要がある．以下に，薬物の吸収に影響を与える代表的な因子について示す．

1. 溶解速度

　薬物は，消化液に溶解後，受動拡散やトランスポーターなどを経て，血中に吸収される必要がある（図1-7）．溶解速度が遅い薬物は，吸収速度が小さくなる．溶解できなかった薬物は，吸収されずに便とともに排泄される（表1-6）．薬物によってはP-糖タンパクによって血中から消化管に排泄されるものもある．

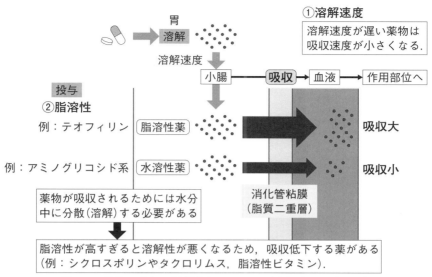

図1-7 薬物の吸収に影響を与える因子（溶解速度と脂溶性）

表1-6 薬物の溶解性と浸透性による分類と食事の影響

溶解性	浸透性	食事の吸収への影響	代表的薬物
高	高	無	ジソピラミド バルプロ酸 ベラパミルなど
高	高	遅延	ケトプロフェン ミダゾラム テオフィリンなど
低	高	脂肪量に比例し増加	グリセオフルビン フェニトインなど
高	低	減少	カプトプリル フロセミド アレンドロネートなど
低	低	食事と関係なく吸収不良	メベンダゾール ネオマイシンなど

2. 脂溶性

　薬物が吸収されるためには水分中に分散（溶解）する必要があるため，水溶性が高いほうが，溶けやすい．一方で，脂溶性が高いほうが，消化管粘膜の透過性がよくなる．例えばテオフィリンは脂溶性が高いので吸収率が高く，逆にアミノグリコシド系の抗生物質では，水溶性が高いので吸収率が低い．しかし，脂溶性が高すぎると溶解性が悪くなるため，吸収率が低下する薬（例：シクロスポリンやタクロリムス，脂溶性ビタミン）も存在する（図1-7，表1-6）．

3. 消化管pH

　弱酸性・弱塩基性薬物は溶解した状態では，分子型とイオン型が共存しており，そのバランスは腸内のpHによって変化する．分子型のほうが脂溶性が高いため，弱酸性薬物のイトラコナ

ゾールの場合，周囲のpHが酸性のほうが吸収率は高くなる．例えば，PPIや酸化マグネシウムなどと併用した場合，制酸作用によりpHが上がるため，イオン型が増えて吸収率が下がることになる（図1-8）．

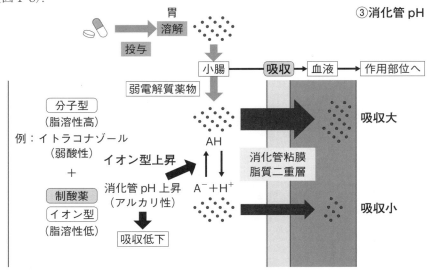

図1-8　薬物の吸収に影響を与える因子（消化管pH）

4．食物・薬物

　一般に消化管に食物が存在すると，①水分が奪われることで液量が減少し，薬剤の崩壊・溶解が低下する，②胃内容排出速度が減少し，吸収速度が遅くなり，吸収が低下することが多い．よって，通常食後服用のほうが吸収遅延や吸収低下しやすいが，ほとんどの薬はその影響が小さいのでコンプライアンス維持のため，食後服用となっている．上記の理由で，効果が緩和な漢方薬は空腹時に服用することが多い（図1-9）．

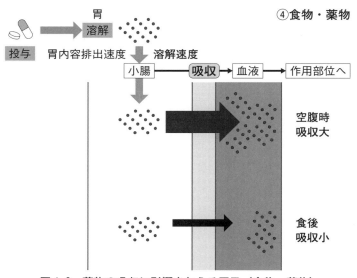

図1-9　薬物の吸収に影響を与える因子（食物・薬物）

5. P-糖タンパク・代謝酵素

　薬物代謝酵素（CYP）阻害作用をもつボリコナゾール，クラリスロマイシン，グレープフルーツジュースなどは薬物の腸管内での代謝を阻害するため，ニフェジピンやタクロリムスなど，CYPで代謝される多くの薬の血中濃度が高くなり，副作用の危険性が高くなる．また，P-糖タンパク阻害作用をもつシクロスポリンやベラパミルなどは，血中から腸管への輸送が滞るため，ジゴキシンの血中濃度が高くなることが知られている（図1-10）．

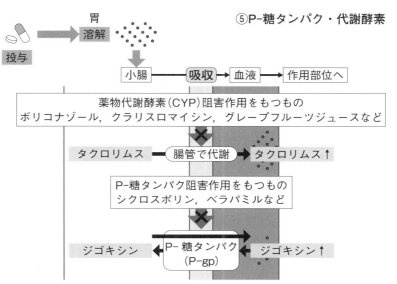

図1-10　薬物の吸収に影響を与える因子（P-糖タンパク・代謝酵素）

表1-7　消化管吸収に影響する代表的な因子のまとめ

溶解速度	固形薬物の吸収には溶解速度も影響し，溶解速度が遅い薬物は吸収速度が小さくなる．
脂溶性	脂溶性が高い薬物は消化管粘膜（脂質二重層）を通過しやすく，吸収がよい．ただし，脂溶性が高すぎると溶解性が悪くなるために吸収が低下するものもある（例：シクロスポリンやタクロリムス，脂溶性ビタミンなど）．
消化管pH	弱電解質薬物では，単純拡散により分子型が吸収されるため，吸収部位のpHにより，分子型とイオン型の割合が変動し，吸収に影響する． ・弱酸性の薬物（例：イトラコナゾールなど）では，制酸剤などによるpH上昇で吸収が低下する． ・弱塩基性の薬物（エフェドリンなど）では，反対に吸収が増大する．
食物・薬物	一般に消化管に食物が存在すると①水分が奪われることで液量が減少し，薬剤の崩壊・溶解が低下し，②胃内容排出速度が減少し，吸収速度は遅くなり，一般に吸収が低下することが多い． ・胃内容排出速度促進薬：消化管機能亢進薬（例：メトクロプラミドなど） ・胃内容排出速度低下薬剤：抗コリン作用をもつ薬剤（例：プロパンテリン） 難溶性の薬物は食物（特に脂肪）が存在したほうが胆汁の分泌が亢進し，胆汁の界面活性作用により溶解速度が増し，吸収がよくなるものがある（イコサペント酸エチル）．またキレートをつくる薬剤（例：ニューキノロン系抗菌薬）は，金属カチオン（Ca, Mg, Al, Feなど）と結合し，吸収が低下する．
P-糖タンパク	P-糖タンパクなどの汲み出しポンプにより消化管へ排泄され，吸収が低下する薬物もある（ジゴキシンなど）．

1-3-1 脂溶性薬物（カルベジロール）と水溶性薬物（アテノロール）のバイオアベイラビリティ

前述したように，一般的に脂溶性の高い薬物は消化管吸収率が高い一方（分散性が悪く，低下する薬もある），初回通過効果により代謝される率も高くなる場合もある．経口薬のバイオアベイラビリティ（BA）は吸収率と初回通過効果のバランスで決定される．反対に水溶性が高い薬物の場合，吸収率は低くなるが，初回通過効果を受けにくい．以下にカルベジロールとアテノロールの BA について示す．

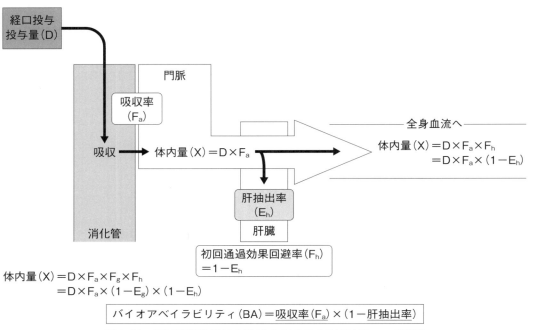

図 1-11　初回通過効果によるバイオアベイラビリティへの影響
F_g（$=1-E_g$）：腸管バイオアベイラビリティ，E_g：腸管抽出率（腸管での代謝率）

① カルベジロールの BA

脂溶性薬物であるカルベジロールの消化管吸収率は 80％と高いが，初回通過効果も 71％と高いため，BA を求める式に代入すると BA＝0.8×（1－0.71）＝0.23 となり，BA は 23％となる．

② アテノロールの BA

水溶性薬物であるアテノロールの消化管吸収率は 50％と低いが，初回通過効果は 0％と低いため，BA を求める式に代入すると BA＝0.5×（1－0）＝0.5 となり，BA は 50％となる．

このように BA は消化管吸収率と初回通過効果の両値で決まるため，必ずしも脂溶性だから BA が高いということはないので注意が必要である．

表 1-8　添付文書や IF のデータから算出された吸収過程のデータ

		脂溶性薬物 （カルベジロール）	水溶性薬物 （アテノロール）
	脂溶性（オクタノール／水分配係数）	高い（184.2）	低い（0.015）
吸収 過程	消化管吸収（吸収率：F_a）	高い（80%）	低い（50%）
	初回通過効果（E_h）	高い（71%）	低い（0%）
	バイオアベイラビリティ $F=F_a \times (1-E_h)$	－（23%）	－（50%）

1. 静注と経口投与の切換時の投与量換算への BA の利用

バイオアベイラビリティは，静注（i.v.）と経口（p.o.）との相互切換時の投与量の設定などに使用する．

投与量（i.v.）＝F×投与量（p.o.）

投与量（p.o.）＝投与量（i.v.）／F

（例）シクロスポリンのバイオアベイラビリティは 30% 程度とされているので，経口から静注に切り換えるときには投与量を約 3 分の 1 程度（約 30%）にする必要がある．

90 mg（i.v.）＝0.3×300 mg（p.o.）

300 mg（p.o.）＝90 mg（i.v.）／0.3

1-4　分布容積に影響を与える因子

吸収された薬物は，血中から各組織や細胞へと運ばれていく．薬物の効果は，目的の臓器や部位での薬物濃度に依存するので便宜上，組織への移行性をあらわす分布容積という概念を用いて投与設計を行う．薬物の体内での組織移行性も，薬物によって異なるため，薬物ごとに分布容積は大きく異なる．

1-4-1　分布容積

分布容積（V_d）とは，「ある量の薬物を体内に投与した場合に得られる血中濃度と同じ濃度に希釈するために必要な，理論上の血液容積」である．V_d は体内量（X）と血中濃度（C）を関係づけるパラメータであり，関係式にすると，分布容積×血中濃度＝総薬物量となる．同じ量の薬物を投与した場合，分布容積が大きい薬物の血中濃度は低く，分布容積が小さい薬物の血中濃度は高いということになる．いいかえれば V_d が小さい薬物は組織移行性が低く，V_d が大きい薬物は組織移行性が高い．すなわち分布容積は，薬物の組織移行性を把握するのに有用であり，負荷投与量の設定や血中濃度の振れ幅，透析による除去能を推定する際に用いられる．分布容積は，実際の容積とは異なり，便宜上図 1-13 のように解釈されている．

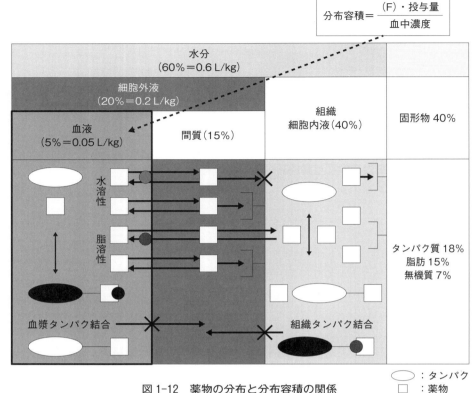

図1-12 薬物の分布と分布容積の関係

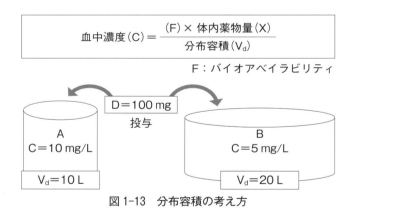

図1-13 分布容積の考え方

1-4-2 分布容積に影響を与える要因

1. 体液分布と分布容積の関係

ヒトは体重の約60%が水分なので、これを体重60 kgのヒトに当てはめると、体内の水分量は約36 kg、つまり約36 Lとなる。このうち約3分の2（約24 L）は細胞内に保持されており、残り（約12 L）は細胞外液として存在している。さらに、細胞外液の約3分の2（約8 L）が間質液で、残り（約4 L）が血漿と考えられている（図1-14）。

例えば、薬物が細胞外液（12 L）に存在する場合、その薬物が分布している体内の液体総量は

12 L である．分布容積は体重あたりの容積で表現すると，12 L/60 kg＝0.2 L/kg になり，これが分布容積となる．アミノグリコシド系薬やペニシリン・セフェム系などの水溶性薬物では脂質二重層を通過できないため細胞内に分布できないため，0.2 L/kg 程度の V_d となる．この薬物が間質液にも移動せず，血液中だけにとどまるような薬物であれば，分布容積はさらに小さくなり，血液容積と同じ 4 L/60 kg＝0.067 L/kg となる．すなわち，分布容積が 0.2 L/kg 程度であれば，その薬物が体内でおもに細胞外液にとどまり，細胞内に取り込まれにくいことを意味している．逆に，分布容積が大きいということは，細胞外液以外の細胞に薬が分布していることになる．さらにその細胞内において組織（受容体や組織タンパク）との結合力が強い薬は，血中に戻りにくいため，V_d が大きくなる．

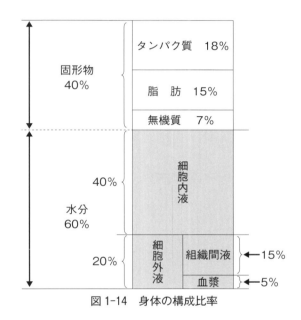

図 1-14　身体の構成比率

表 1-9　体液区分と分布容積（組織移行性）

体液区分	体液の分布		薬剤の分布		
	各体液量の体重あたりの割合	（例）体重60 kgの場合	V_d (L/kg)[体重60 kgの場合]	V_d (L)の大きさ	薬剤例
血液（血漿）量	5%(0.05 L/kg)	3 L	0.05 L/kg[3 L]	V_d＜20	インドシアニングリーン
細胞外液量（血漿＋間質液）	20%(0.2 L/kg)	12 L	0.1～0.3 L/kg[6～18 L]		アミドグリコシド系薬バルプロ酸ワルファリン
全体液量（血漿＋間質液＋細胞内液）	60%(0.6 L/kg)	36 L	0.5～0.7 L/kg[30～42 L]	20＜V_d＜50	アンチピリンクリンダマイシンアルコール
全体液量（血漿＋間質液＋細胞内液）＋組織結合率大			3～66 L/kg[180～363 L]	V_d＞50	モルヒネプロプラノロールジゴキシンアミオダロン

2. 組織移行性(分布容積)を決める薬物側の要因(表1-10)

薬物の組織移行性は,その分子量や脂溶性,タンパク質との結合のしやすさで規定される.血管内皮細胞には膜間小孔という小さな穴が存在しており,分子量(1,000〜1,500以下)の小さい薬はこの穴を容易に通過でき,また細胞膜は脂質二重層でつくられているため,脂溶性が高いと細胞膜を通過しやすくなる.このため,分子量が小さく,脂溶性が高い薬物は,組織への移行性は高くなり,結果として分布容積が大きくなる.一方,血漿タンパク結合率が高い薬物は,血漿タンパクと結合すると非常に大きな分子量になるため,組織内に移行できなくなり,血液内にしか存在できなくなるので,分布容積は小さくなる.逆に,組織タンパクと結合しやすい薬物は,組織に移行し組織タンパクと結合し,血中に戻れなくなるので,分布容積が大きくなる.

表1-10 組織移行性(分布容積)を決める薬物側の要因

①脂溶性	脂溶性薬物は,組織細胞膜を透過しやすく,移行しやすいため,分布容積は大きくなる.
②血漿タンパク結合率	血漿タンパク結合率が高い薬物は,血管外に遊離型が分布しにくいので,分布容積が小さくなる.
③組織結合率	組織タンパク質と結合率が高い薬物は,血管内に戻りにくいので,分布容積が大きくなる.

3. 体型・病態による水溶性薬物の分布容積の変化

1) 体組成と分布容積の関係

細胞外液にしか分布しない水溶性薬物のアミドグリコシド系抗菌薬(分布容積0.25 L/kg)を例にとると,浮腫のある患者では,細胞外液の分布容積が大きくなるので,初回投与量を増やす必要がある.一方,肥満患者では脂肪が増えただけで細胞外液には影響がないため,理想体重を用いてV_dで初期投与量を設定するのがよい.

表1-11 体型や病態による水溶性薬物(細胞外液のみに分布する薬物)の分布容積の違い

体型・病態	体重	V_d	説明
理想体重の患者	体重60 kgの場合	0.25 L/kg×60 kg=15 L	
肥満の患者	体重85 kgの場合	0.25 L/kg×60 kg=15 L	脂肪(+25 kg分)には水溶性薬剤は分布しないので理想体重を用いる
浮腫の患者	体重65 kgの場合	0.25 L/kg×60 kg+5 L (kg)=20 L	浮腫により体内水分量が5 L増えた分,水溶性薬剤の分布容積は増える

初回投与量=目標血中濃度×V_d

2) タンパク結合率変化による分布容積への影響

血中の薬物の一部は,血漿アルブミンやα1-酸性糖タンパクと結合しており,残りが遊離の薬物として存在している.タンパクと結合している薬物の割合をタンパク結合率という.血液中に存在する薬物のうち,遊離型の薬物だけが薬効を発揮するので,タンパク結合率は,薬の効果に影響する.先に述べたように,血液中でタンパク結合しやすい薬物は,血中にとどまりやすくなる.血漿タンパク結合率の高い薬物は,血漿タンパクと結合しているため透析性も低くなり,酵

素による代謝もされないため半減期が長くなる．一方で組織内のタンパクと結合しやすい薬物は，血液中に存在しにくいことになるため，その結果，血中濃度は低くなり，分布容積は大きくなる．血漿アルブミンはイオン結合する官能基が少なく，薬物との結合は，ほとんどが疎水結合のため，一般に脂溶性が高い薬物は，タンパク結合率も高くなる場合が多い．

3）カルベジロールとアテノロールの分布容積の比較

カルベジロールの分布容積は，247～618 L と示されており，血漿タンパク結合率は94.2～96.1％である．このため60 kg の体重では，V_d＝4.1～10.3 L/kg となる．一方，アテノロールのV_dについては，IF より外国人での試験成績で約76 L であり60 kg 体重でV_d＝1.3 L/kg と示され，血漿タンパク結合率は，約3％であった．このため組織移行性（分布容積）を決める要因の一つである脂溶性について両剤を比較すると脂溶性が高いカルベジロールのV_dは高く，水溶性が高いアテノロールのV_dは低い点は理論的に合致している．また，血漿タンパク結合率においては脂溶性が高いカルベジロールが高く，水溶性が高いアテノロールは低いことも理論的に合致している．しかし，血漿タンパク結合率が高いとV_dは小さくなることとは理論とは合致していなかった．これは値としては不明である組織結合率などの要因を含め総合的な結果としてV_dの値が決まるためであり，本例の比較のように必ずしも血漿タンパク結合率が高いからといってV_dは小さくなるとは限らない（表1-12）．

表1-12 分布における脂溶性薬物と水溶性薬物の比較

	脂溶性薬物（カルベジロール）	水溶性薬物（アテノロール）
脂溶性（オクタノール/水分配係数）	高い（184.2）	低い（0.015）
分布容積（V_d）	大きい IF（4.1～10.3 L/kg） 文献（1.5～2.0 L/kg）	小さい IF（1.3 L/kg） 文献（0.6～1.2 L/kg）
タンパク結合率	大きい（95％）	小さい（3％）
中枢移行性（中枢性副作用）	高い（多い）	低い（少ない）

4）脂溶性薬物の注意点

表1-13で示すようにタンパク結合率が高い薬物ではタンパク結合率が変動した場合，遊離型の薬物が大幅に増加し，副作用の出る可能性が高くなる．肝障害や腎障害などの一部の病態下では血漿タンパク濃度の変動を生じる場合がある．特に病態下で遊離型薬物濃度が著しく上昇する場合は，投与量の減量の必要性も生じる．

表1-13 タンパク結合率の高い薬物の分布容積の変動

分類	タンパク結合率（F_B）％	遊離型分率（Fu_B）％	タンパク結合率の影響
タンパク結合依存型薬物	≧80％	≦20％	受けやすい
タンパク結合非依存型薬物	＜80％	＞20％	受けにくい

（例）3％タンパク結合率が変化した場合	遊離型分率の変化	分布容積の変化
99％結合率→96％に変化	1％→4％（4倍）影響大	大
50％結合率→47％に変化	50％→53％（1.06倍）影響少	少

1-5 薬物の消失（代謝・排泄）に影響を与える因子

薬物の体内からの消失（活性を失うこと）においても，薬物の特徴によって，経路が異なる．例えば，脂溶性の高い薬は，一般的に肝代謝型，水溶性の薬物は腎排泄型の薬剤であることが多く，肝機能低下患者には腎排泄型，腎機能低下患者の場合は，肝代謝型の薬剤を投与したほうが血中濃度のコントロールがしやすくなることが多い．

1-5-1 肝代謝

薬物の代謝に関与する酵素系のうち，最も薬物代謝に関係するシトクロム P450（CYP）は，第Ⅰ相反応の薬物の酸化を行うが，いくつかの分子種がある．それぞれの分子種で薬物を代謝しているが，CYP の中では CYP3A4 で代謝される薬物が最も多い．第Ⅱ相反応は薬物と抱合反応を行い，薬物をより水溶性にして，体外に排泄するはたらきを担っている．このため，肝機能が著しく低下した場合は，薬物が体内に残ることになるため，減量する必要がある場合もある．また，代謝は1種類の酵素だけで行われているわけではなく，いくつかの代謝酵素によって補完的に行っていることが多い．一方，一部のプロドラッグは，肝代謝を経て活性本体になるように設計されている場合がある．表 1-14～表 1-16 に，代謝反応の種類と，各酵素で代謝される代表的な薬物をまとめた．

表 1-14　肝臓での代謝反応の種類

代謝のフェーズ	反応の種類	代謝物
第Ⅰ相反応	酸化・還元・加水分解	水酸基，アミノ基，カルボキシ基などの官能基を付加
第Ⅱ相反応	抱合	グルクロン酸抱合，アセチル抱合，硫酸抱合，グルタチオン抱合，アミノ酸抱合

表 1-15　CYP の分子種と基質，および誘導薬・阻害薬の例

CYP 分子種	基質	代謝誘導薬	代謝阻害薬
CYP1A2	テオフィリン，カフェイン，プロプラノロール，フェナセチンなど	オメプラゾール，喫煙，セントジョーンズワート，カルバマゼピン	ニューキノロン薬，フルボキサミン，イミプラミン
CYP2C9	(S)-ワルファリン，フェニトイン，トルブタミド，ジクロフェナク Na，イブプロフェン，メフェナム酸など	フェノバルビタール，フェニトイン，リファンピシン	スルファメトキサゾール，アミオダロン，イソニアジド
CYP2C19	オメプラゾール，ジアゼパム，イミプラミン，ヘキソバルビタール，プロプラノロールなど	フェノバルビタール，フェニトイン，リファンピシン	オメプラゾール，アミオダロン，フルボキサミン
CYP2D6	ノルトリプチリン，クロルプロマジン，ハロペリドール，リスペリドン，プロプラノロール，フレカイニド，メキシレチン，プロパフェノン，コデイン，デキストロメトルファンなど	ヘミン	キニジン，プロパフェノン，ハロペリドール，シメチジン，イミプラミン，アミオダロン

表1-15 CYPの分子種と基質，および誘導薬・阻害薬の例（つづき）

CYP分子種	基質	代謝誘導薬	代謝阻害薬
CYP2E1	エタノール，クロルゾキサゾン，ハロタン，エンフルラン，イソフルランなど	イソニアジド，エタノール	クロルゾキサゾン，アニリン
CYP3A4/5	カルバマゼピン，ゾニサミド，シクロスポリン，タクロリムス，エリスロマイシン，クラリスロマイシン，ニフェジピン，ベラパミル，ジルチアゼム，ミダゾラム，トリアゾラム，サキナビル，シンバスタチン，タモキシフェン，アミオダロン，エトポシド，ジソピラミドなど	フェノバルビタール，フェニトイン，リファンピシン，カルバマゼピン，セントジョーンズワート	アゾール系抗真菌薬（イトラコナゾール，フルコナゾール），マクロライド系抗生物質（エリスロマイシン，クラリスロマイシン），シメチジン，グレープフルーツ

表1-16 抱合反応の例

種類	酵素	薬物例	特徴
グルクロン酸抱合	UDP-グルクロン酸トランスフェラーゼ（UGT）	イリノテカン，モルヒネ，クロラムフェニコール，ミコフェノール酸モフェチル，メプロバメート	最も一般的な抱合反応．尿中または胆汁によって腸管に排泄される．胆汁排泄の場合，腸内細菌のβグルクロニダーゼにより加水分解を受け，グルクロン酸抱合がはずれ，再び腸管から吸収されるので，薬効が持続したり，血中濃度曲線も二相性になることがある（腸肝循環）．
アセチル抱合（アセチル化）	N-アセチルトランスフェラーゼ（NAT）	イソニアジド，プロカインアミド，ヒドララジン，スルホンアミド類	
硫酸抱合	スルホトランスフェラーゼ	アセトアミノフェン，エストラジオール，メチルドパ，ミノキシジル，チロキシン，フェノール類，アルコール類	
グルタチオン抱合	グルタチオン-S-トランスフェラーゼ（GST）	アセトアミノフェン，ニコチン，有機リン化合物，エポキシド	尿中に排泄されるときには，メルカプツール酸として排泄される．
アミノ酸抱合（アミド化）		サリチル酸	グルタミンとグリシンによるアミノ酸抱合

1-5-2 代謝と排泄に関する体内動態パラメータ

代謝と排泄により体内から薬物が消失するが，その消失の程度をあらわす体内動態パラメータとして以下の3つが知られている．

①消失速度定数（K_{el}）

②半減期（$t_{1/2}$）

③クリアランス（CL）

薬物体内動態に影響を与える因子が正常ならば，これらのパラメータは薬物固有な値として，身体からの薬物消失の程度を把握できる．

①消失速度定数（K_{el}）

薬物の血中濃度は指数関数的に減少していくので，その対数をとると直線の式が得られ，その直線の傾きが消失速度定数（K_{el}）になる．この傾きが大きいほど，消失速度が速くなる．消失相の2点の血中濃度がわかれば直線式より K_{el} を算出できる．

②半減期（$t_{1/2}$）

血中薬物濃度が半減するまでに要する時間を指し，「薬物の半減期」や「血中濃度半減期」「消失半減期」とよばれる．半減期が短いということは，薬物がすばやく代謝・排泄されることを示しており，薬の効き目（効果・副作用）も短い．反対に半減期が長ければ，薬が体内で作用（効果・副作用）する時間が長いことを意味する．通常，血中濃度は定常状態になってから値を測定する．定常状態になるには約4半減期以上であり，消失するまでにも4半減期以上が目安となる．

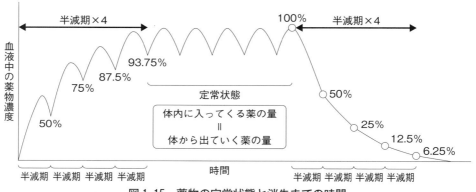

図1-15　薬物の定常状態と消失までの時間

③クリアランス（CL）

クリアランス（CL）は，身体あるいは消失臓器（おもに腎臓や肝臓）が血液や血漿から薬物を除去する能力のことである．薬物の身体や組織から消失する速度は CL と濃度（C）で決まる（図1-16）．

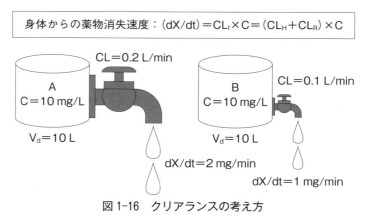

図1-16　クリアランスの考え方

④ K_{el} と CL との関係

$K_{el} = \dfrac{CL}{V_d} \Rightarrow t_{1/2} = \dfrac{0.693 \times V_d}{CL}$ の式より，$t_{1/2}$ は CL（消失能）と V_d（組織移行性）のバランスで決まることがわかる．すなわち，組織移行性が高い薬物は血中に戻りにくく，代謝・排泄を受けにくいため，体内から消失しにくくなる．

1-5-3 肝クリアランス

　肝臓が薬物を除去する能力を肝クリアランスという．単位は L/hr や mL/min（体重 kg あたりに換算されることもある）など，容積を単位時間で割った値となっている．肝抽出率（E_h）すなわち初回通過効果が大きい場合，消失クリアランスは臓器血流速度に近づき，この状態は肝血流律速とよばれる（図 1-17）．逆に E_h が低い場合，血流速度は消失クリアランスにはほとんど影響を与えず，この状態は肝代謝律速とよばれる（図 1-18）．

　肝クリアランス（CL_h）は，肝の血流量（Q），肝の薬物除去能（固有クリアランス：CL_{int}），薬物遊離型分率（Fu_B）によって算出され，$CL_h = Q \times Fu_B \times CL_{int} / Q + Fu_B \times CL_{int}$ で示される．
①肝代謝能に強く影響を受け，CL_{int} が非常に大きい場合
　　　　$CL_h \fallingdotseq Q$
②肝代謝を受けにくく，初回通過効果もほとんど受けない，CL_{int} が非常に小さい場合
　　　　$CL_h \fallingdotseq Fu_B \times CL_{int}$

①肝血流律速型薬物（図 1-17）

　肝血流律速型薬物は肝抽出率が高い薬物のことを示し，肝固有クリアランスが高く，初回通過効果を受ける．図 1-17 のように肝血流律速型薬物では，薬物に対して代謝酵素が十分に存在しているため，血流量が律速となる．肝血流量に依存しているため，$CL_h \fallingdotseq Q$ であらわすことができ，薬物の血漿クリアランスが肝血流量に近い薬物のことである．肝硬変などの重度の肝障害時には肝実質細胞量が減少し，門脈圧亢進によって肝外シャントが形成され，消化管から肝に至る門脈血が肝臓を経ずに体循環に入る．その場合，肝血流律速型薬物では経口投与後の肝初回通過効果が著明に低下するため，経口投与後の C_{max} が著明に上昇し，健常者の数倍に上昇することも珍しくない．肝血流律速型薬物の特徴は肝初回通過効果を受けやすいので，バイオアベイラビリティが低い．肝硬変などの重度の肝障害では C_{max} と AUC は著明に増加するが，半減期はあまり変化しない．肝血流律速型薬物には脂溶性 β 遮断薬のほかに Ca 拮抗薬，ニトログリセリン，プラゾシン，ジルチアゼム，モルヒネ，ペンタゾシン，アスピリン，アセトアミノフェン，スピロノラクトン，三環系抗うつ薬，リドカインなどがある．

②肝代謝律速型薬物（図 1-18）

　肝代謝律速型薬物は肝抽出率が低い薬物のことを示し，初回通過効果を受けず，肝固有クリアランスが低い薬物である．遊離型薬物濃度が低い場合や，分布容積が非常に大きい薬物の場合は，代謝が肝血流量に依存しない．肝代謝律速型薬物は，遊離型薬物に対して代謝酵素が少ないため，肝代謝が律速になる．そのため，近似的に $CL_h \fallingdotseq Fu_B \times CL_{int}$ であらわすことができる．

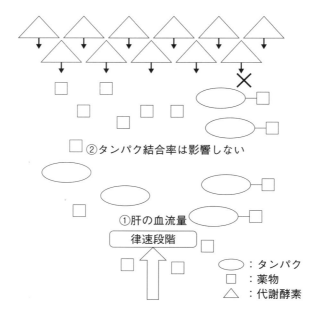

図 1-17　肝血流律速型薬物の代謝

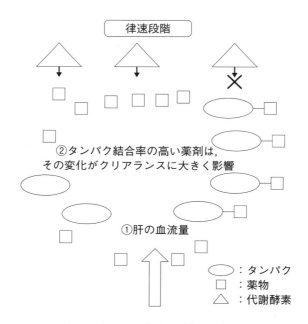

図 1-18　肝代謝律速型薬物の代謝

　薬物例としては，タンパク結合率が大きい薬物として，ワルファリン，フェニトイン，バルプロ酸，インドメタシン，ジアゼパム，カルバマゼピンなど，タンパク結合率が小さい薬物では，テオフィリン，プロカインアミド，アンチピリンなどが挙げられる．

1-5-4 腎排泄性薬物と肝代謝性薬物の特徴

薬物は体内からの消失経路によって，腎排泄性薬物と肝代謝性薬物に大きく分けることができる．高齢患者の場合，加齢によってこれらの臓器の機能が低下するため，肝代謝型と腎排泄型の薬物を区別して理解することは重要となる．特に腎機能低下時は，薬物血中濃度の上昇が顕著になるため，日頃の検査値および副作用の確認を頻繁に行う必要がある．

①腎排泄性薬物

水溶性の高い薬物で，多くは代謝を受けずに，そのまま尿中から活性体（おもに未変化体）として排泄される．特に尿中排泄率が40％以上の薬剤は，腎不全では蓄積しやすいとされる．

②肝代謝性薬物

一般的に脂溶性の高い薬物で，肝代謝率が高く，活性体が代謝により非活性体になる薬剤である．

③胆汁排泄性薬物

胆汁からの活性体，未変化体または代謝物の排泄率が高い薬剤であるが，通常肝代謝され，非活性体も含めて扱われることが多い．

1-5-5 カルベジロールとアテノロールの消失（肝代謝および腎排泄）

薬物の物性から，消失経路がある程度推測できるため脂溶性薬物のカルベジロールと水溶性薬物のアテノロールを例に説明する．

①カルベジロール

健康成人に本剤20 mgを単回経口投与した場合，投与された薬物成分のうち，①消化管で吸収されない22.7％は糞便中に排泄され，②残りの77.3％が血中に移行する．その後，門脈を経由し，③肝臓で吸収された成分の70.2％（投与量の54.3％）が初回通過効果を受け，投与量の23％が全身を巡ることになり，BAは23％となる．最終的に④腎から吸収成分の0.9％（投与量の0.2％）が尿中に排出され，肝で99.1％（投与量の77.1％）が代謝されると考えられる（図1-19）．IFによると「代謝された後に，おもに胆汁排泄を介して糞中より排泄される．胆汁から未変化体の排泄はなく（0％），糞便中の未変化体は吸収されなかったもの（22.7％）と推定できる」と記載されている．また，吸収率は添付文書にもIFにも記載されていないため，文献値から約80％としたが，実際糞中未変化体がすべて吸収されなかった未変化体薬物とすると，吸収率は100－22.7＝77.3％として算出でき，文献値と一致している．なお，肝クリアランス（CL_h）が8.7 mL/min/kg（体重60 kgの場合）なので522 mL/min，肝血流量は800 mL/minなので，E_h＝0.7であり，血流律速型の薬剤であることが理解できる．

②アテノロール

アテノロールは，水溶性であるためV_dが比較的小さく，腎の糸球体で，毎分100～120 mLろ過され，そのうち80 mL分の血液中のアテノロールを排泄して消失させていることになる．カルベジロールはアテノロールと比べ$t_{1/2}$が短いが，このことは血中消失半減期とクリアランスとV_dの関係から理解できる．つまり$t_{1/2}＝\ln 2/K_{el}＝0.693×V_d/CL$であらわされるため，アテノ

ロールの V_d はカルベジロールに比べ小さい一方（表1-12），カルベジロールは CL が大きいためトータルとして，カルベジロールの半減期のほうが短いと理解できる．アテノロールは肝臓でほとんど代謝を受けないが，健康男子にアテノロールを経口投与した場合，グルクロン酸抱合体，アミド側鎖の水酸化体などをわずかに生成するとの報告がある．健康男子にアテノロールを経口投与した場合，投与された薬物成分のうち，消化管で5%が分解され，45%は吸収されずに未変化体として糞便中に排泄され，残りの50%が血中に移行する．その後，門脈を経由し，①肝臓では初回通過効果を受けずに，投与量の50%が全身を巡ることになり，BA は 50% となる．最終的に②腎から吸収成分の 90%（投与量の45%）が尿中に排出され，③肝で 10%（投与量の5%）が代謝されると考えられる．なお，④胆汁排泄はない（図1-20）．

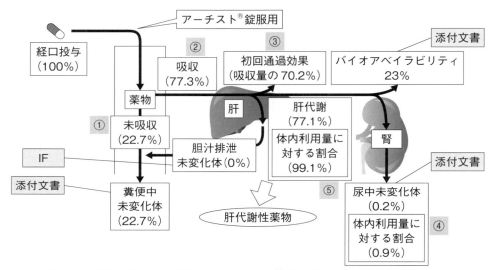

図1-19 添付文書・IF から読めるアーチスト®錠（カルベジロール）の ADME

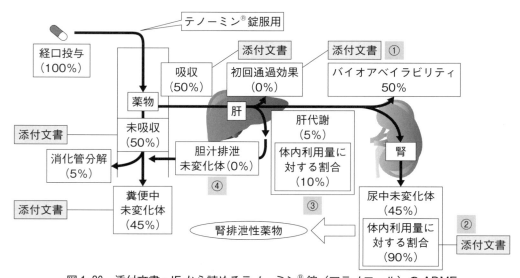

図1-20 添付文書・IF から読めるテノーミン®錠（アテノロール）の ADME

これらのデータと添付文書の内容をまとめると，脂溶性の高いカルベジロールは，肝代謝性薬物の中の，肝血流律速型薬物と考えられ，肝硬変など肝機能が重度に低下した場合は，減薬の必要があると考えられる．一方，水溶性の高いアテノロールは，腎排泄型薬物であり，腎機能低下時には，減薬が必要である（表1-17）．

このように薬物の物性により，ある程度薬物体内動態（ADME）を推測できることを知っておくことは，薬剤師が処方提案をするうえで重要となる．

表1-17 代謝・排泄における脂溶性薬物と水溶性薬物の比較

		脂溶性薬物 （カルベジロール）	水溶性薬物 （アテノロール）
	脂溶性 （オクタノール／水分配数）	高い （184.2）	低い （0.015）
代謝・排泄	消失経路	肝（代謝）	腎（排泄）
	尿中未変化体排泄率	低い（0.9％）	高い（90％）
	肝代謝率	高い（99.1％）	低い（10％）
	全身クリアランス（CL_t）	－ （8.7 mL/min/kg）	－ （1.3 mL/min/kg）
	半減期（$t_{1/2}=0.693 \times V_d/CL$）	－（2.7 h）	－（5.8 h）
	腎不全時投与量調節	必要なし	必要（減量）
	肝不全時投与量調節	必要（減量）	必要なし
	酵素誘導／阻害の相互作用	受けやすい	受けにくい
	透析による除去	低い（ほぼ0％）	高い（20～50％）

Essence

PKで用いられるパラメータのまとめ

　Pharmacokinetics（PK）とは一般に，薬物が投与された後の生体内で吸収（absorption），分布（distribution），代謝（metabolism），排泄（excretion）という一連の過程を経た，体内薬物濃度（量）の推移をいい，通常，薬物用法用量 - 薬物濃度の経時的関係性（薬物速度論）を指す．薬物投与後，体内ではADMEの過程が並行して進行するため，PKを完全に解明することは現実的に不可能である．しかし，これらの過程を分解して，記述・説明しようとするための基本的なパラメータとして，①バイオアベイラビリティ，②分布容積，③薬物遊離型分率，④クリアランス，⑤尿中排泄率が用いられている．これらのパラメータは患者個々で異なり，体組成，各種臓器の機能，合併症，併用薬，飲食物，薬物の服用タイミングなどで変化する．このため，患者からの情報収集および，これらのパラメータに応じた薬物投与量の調節が必要になる．

①バイオアベイラビリティ（bioavailability：F）

　血管外（経口など）で投与された薬物量（D）と全身循環血中に到達した薬物量を関連づけるパラメータであり，0～1の値をとる．全身循環血中に到達した薬物量はF・Dであらわされる．

②分布容積（volume of distribution：V_d または V）

　体内薬物量と体内薬物濃度を関連づける仮想の体液量である．投与薬物量は既知だが，投与後の体内薬物量（A）は未知であり，観測できるのは体内薬物濃度（C）だけであるため，このパラメータが必要になる．体内薬物量は，$A = V_d \cdot C$ であらわされ，V_d の値が小さい（約3L以下）場合，その薬物は血管内にとどまると解釈され，V_d が大きい（約36L以上）場合には，薬物は血管外の体液・組織にも広く分布すると解釈される．分布容積の概念には通常，中心コンパートメントの分布容積，消失相における分布容積，定常状態における分布容積などがあり，データの内容や解析の目的に応じて使い分けている．

③薬物遊離型分率（fraction unbound in blood：Fu_B）

　Fu_B・血中総濃度として，血中遊離型濃度を規定するパラメータであり，通常，薬物の血漿タンパク（アルブミンやα1-酸性糖タンパク）への結合率を1から引いた値である．血漿タンパクに結合していない遊離型の薬物が標的部位に到達し，薬理作用を発現するため，本来は血中非結合型濃度が重要となる．しかし薬物血中濃度は，ほとんど総濃度（結合型濃度＋非結合型濃度）として測定されているため，薬物遊離型分率が必要となる．

④クリアランス（clearance：CL）

　代謝臓器による血液消失速度と捉えられる．薬物は，血流によって動脈血から静脈血へ移動して代謝臓器（肝臓または腎臓）を通過中に代謝，消失すると考えられるため，CLの単位 [L/h] は，血流速度（Q）の単位 [L/h] に等しい．生理学的には，動脈血中薬物濃度 Ca，静脈血中薬物濃度 Cv，抽出比 $E = (Ca - Cv)/Ca$ として，$CL\ [L/h] = Q\ [L/h] \cdot E$ であらわされる．

⑤尿中未変化体排泄率（cumulative amount of drug excreted in urine：Ae）

投与薬物量のうち，肝臓で代謝されず"未変化体"として腎臓で排泄された体外薬物量の比率である．なお，代謝物として腎排泄された薬物は含まないので，注意が必要である．Ae＝累積尿中未変化体排泄量／投与薬物量として，体全体の血液消失速度のうちの腎臓が担う比率（腎クリアランスの比率）を示す．例えば Ae＝0.7 ならば，体全体の血液消失速度の 70％を腎臓が担うと解釈し，全身クリアランス＝腎クリアランス（70％）＋肝クリアランス（30％）と解釈する．

すべての薬物はそれぞれ①〜⑤について固有の値を有するため（ただし①は血管外投与薬物のみ），各値での分類に基づいて薬物が特徴づけされることになる．これらの基本的な PK パラメータに加えて，よく用いられる PK パラメータとしては，薬物濃度-時間曲線下面積（area under the curve：AUC），平均滞留時間（mean residence time：MRT），最高薬物濃度（C_{max}），最高薬物濃度到達時間（T_{max}），最低薬物濃度（C_{min}），消失半減期（$t_{1/2}$）などがある．

Case Study

ケース 1

72 歳男性．体重 60 kg．登山中に呼吸困難を起こし，救急搬送された．病院到着後，心室性不整脈が出現したため，アミオダロン塩酸塩注射液の点滴静注を行うことになった．

問 1

アミオダロン塩酸塩注射液を投与する際に用いる希釈液として，正しいのはどれか．1 つ選べ．
1. 乳糖リンゲル液
2. 生理食塩液
3. 5％ブドウ糖注射液
4. ビタミン B_1・糖・電解質・アミノ酸液
5. 7％炭酸水素ナトリウム注射液

問 2

アミオダロンの分布容積に関する記述のうち，正しいのはどれか．1 つ選べ．
1. 水溶性が大きく血漿タンパク結合性の大きな薬物であるため，分布容積は極めて小さい．
2. 組織内結合性が小さい薬物であるため，分布容積は極めて小さい．
3. 全体液中をほぼ均一の濃度で分布するため，分布容積は全体液量とほぼ等しい．
4. 脂溶性が大きく，脂肪組織へ分布するため，分布容積は極めて大きい．
5. 肝クリアランスが大きく，血漿中濃度が高いため，分布容積は極めて大きい．

解答
問1. 3
問2. 4

解説
問1. アミオダロン塩酸塩注射液のアミオダロン塩酸塩は，水溶液中では親水コロイドの状態で存在するため，本剤は電解質を含有する溶液で希釈すると塩析が起こり，アミオダロン塩酸塩が沈殿する．そのため，電解質を含む溶液との配合は避ける必要がある．したがって，アミオダロン塩酸塩注射液を投与する際に用いる希釈液は，電解質を含まない5％ブドウ糖液を用いる．

問2. アミオダロンは，極めて分布容積が大きい薬物である．
分布容積 V_d は，次の3つの式によりあらわすことができる．

$V_d = \dfrac{D}{C_0}$　　　　D：静脈内投与量　　　C_0：初期の血漿中薬物濃度

$V_d = V_P + V_T \times \dfrac{C_T}{C_P}$　　V_P：血漿容積　　　V_T：組織容積

　　　　　　　　　　　C_P：血漿中薬物濃度　　C_T：組織中薬物濃度

$V_d = V_P + V_T \times \dfrac{f_P}{f_T}$　　f_P：血漿タンパク非結合率　f_T：組織タンパク非結合率

以上の式より，分布容積の大きい薬物は，一般的に①血漿タンパク非結合率（遊離型）が高い，②組織タンパク非結合率（組織結合率）が低い，③脂溶性が高く初期の血漿中濃度が低い，④血漿中濃度に比べ組織中濃度が高いなどの特徴をもつ．臨床では，アミオダロンは，脂溶性が高く，脂肪組織に蓄積するため，血漿中濃度に比べ組織中濃度が高く，分布容積が極めて大きい薬物である．

ケース2
薬物動態に影響を与える因子のうち，高齢者において起きていると考えにくいのはどれか．1つ選べ．
1. 体脂肪率の低下
2. 血漿中のアルブミン濃度の低下
3. 血漿中のα1-酸性糖タンパク濃度の低下
4. 肝血流量の減少
5. 糸球体ろ過量の減少

解答
3

解説
1. 加齢に伴い，一般的に体脂肪は増加し体内総水分量は減少する．高齢者に起こりやすい状態．
2. 加齢に伴い血清アルブミンは減少する．高齢者に起こりやすい状態．
3. 加齢に伴い α1-酸性糖タンパク質は増加する．高齢者において起こっているとは考えにくい．
4. 加齢に伴い肝血流量は減少する．高齢者に起こりやすい状態．
5. 加齢に関連する最も重要な薬物動態学的変化の1つは，薬物の腎排泄の低下である．これは糸球体ろ過量（機能）の低下が原因であり，高齢者に起こりやすい状態．

【高齢者の薬物動態（ADME）】
①吸収：加齢に伴い，小腸表面積の減少，胃内容排出速度の低下，胃内 pH が上昇するが，薬物吸収の変化はほとんどの薬剤において臨床的に重要でない傾向にある．
②分布：加齢に伴い，一般的に体脂肪は増加し体内総水分量は減少する．脂肪の増加は，脂溶性薬物の分布容積を増大させ，これらの消失半減期を延長させる可能性がある．
　加齢に伴い血清アルブミンは減少し，α1-酸性糖タンパク質は増加するが，これらの変化が血清中の薬物結合に及ぼす臨床的影響は薬剤によって異なる．
③代謝：シトクロム P450 酵素系を介する肝代謝は，加齢とともに低下する．そのため，投与量を少量から開始するなど注意が必要である．
　第Ⅰ相反応は，高齢者では延長する可能性が高い．第Ⅱ相反応（抱合やグルクロン酸抱合）による薬物のクリアランスは，加齢により大きく影響しない．初回通過代謝は，加齢による影響を受け，40 歳以降は約 1% / 年の割合で減少する．
④排泄：40 歳以降，クレアチニンクリアランス（Ccr）は 10 年ごとに平均 8 mL/min/1.73 m^2 減少するが個体差が大きい．加齢に伴う尿細管機能の低下は，糸球体機能の低下と並行して起こる．

Column　PK/PD 理論で用法用量が変更

　ニューキノロン系抗菌薬のレボフロキサシン水和物（商品名：クラビット®錠 250 mg, 同錠 500 mg, 同細粒 10％）の用法用量は「1 回 500 mg, 1 日 1 回経口投与」である. レボフロキサシン製剤は, 既に 1993 年から「クラビット®錠」「クラビット®細粒」が販売されているが, これらの常用量は「1 回 100 mg, 1 日 3 回経口投与」であり, 新しい製剤とは用法用量が異なっていた. レボフロキサシンはニューキノロン系抗菌薬の代表的な薬剤であり, 細菌の DNA ジャイレースおよびトポイソメラーゼ IV に作用し, DNA 複製を阻害することで抗菌作用を発揮する. 抗菌スペクトルは, 嫌気性菌を含むグラム陽性菌群およびグラム陰性桿菌, マイコプラズマ属, クラミジア属と幅広く, 呼吸器感染症, 尿路感染症, 皮膚感染症, 腸管感染症など各種感染症に有効性が確認されている. しかし近年, ニューキノロン系抗菌薬は, 使用頻度や使用量の増加により耐性菌の出現が深刻な問題となっている. この耐性化は, 最近の PK/PD 理論に基づく研究から, 薬物動態と密接な関係があることが判明している. ニューキノロン系抗菌薬では, 薬剤と菌が接している時間を長くするよりも, 菌と接する薬剤の濃度を高くしたほうが, 殺菌作用を増強させられることがわかっている. こうした「濃度依存性」の抗菌薬は, 1 回投与量を増やして最高血中濃度を上げることで, 殺菌作用が増強されるとともに, 耐性菌の出現を抑制することが期待できることが明らかとなった. レボフロキサシンの高用量製剤で, 感染症治療がより効果的に行えるようになるとともに, 耐性菌増加の抑制が期待できる. ただし実際の使用にあたっては, 禁忌となる患者（妊婦や小児）を避け, 適正使用を心がけることが重要である. また, 用量依存的に発現頻度が高まるとされる「痙攣」などの副作用には十分な注意が必要である.

章末問題

問1. 脂溶性と水溶性薬物に分けた場合の性質として，一般的な脂溶性薬物の性質として正しいものには○，誤っているものには×をつけよ．
1. 消化管粘膜の吸収は低い．
2. 分布容積は低い．
3. タンパク結合率は低い．
4. 肝代謝を受けにくい．
5. 未変化体として腎から排泄されにくい．

問2. 次の経口投与のバイオアベイラビリティ（BA）に関する内容で，BA を上昇させるものとして正しいものには○，誤っているものには×をつけよ．
1. 脂溶性が高く，分散・溶解性が低い薬剤の使用．
2. 弱塩基性薬物の制酸薬との併用．
3. 食事による胃内容排出速度の低下．
4. ジゴキシンのベラパミル（P-糖タンパク阻害薬）との併用．
5. ニューキノロン系抗菌薬と Ca 剤の同時服用．

問3. 代謝に関するパラメータに関して，正しいものには○，誤っているものには×をつけよ．
1. 血中濃度を測定する薬は，通常は半減期の 10 以上の時間経過後に測定するのがよい（1 次速度式に従う薬）．
2. 半減期は分布容積が大きくなっても変わらない．
3. 肝血流依存性の薬物は肝固有クリアランスが低い．

問4. タクロリムスの血中濃度が 40 ng/mL と副作用域に入っていたため，いったん中止して治療域の 5 ng/mL にしたい場合，どれくらいの休薬時間で治療濃度になるか．半減期は 8 時間として次の中から選べ（1 次速度式に従うものとする）．
1. 8 時間
2. 12 時間
3. 16 時間
4. 20 時間
5. 24 時間
6. 32 時間

問5. 次の投与量のうち，通常，最も患者の体格を反映すると考えられるのはどれか．1 つ選べ．
1. 固定用量（mg/ 日）
2. 体重あたりの用量（mg/kg/ 日）
3. 体表面積あたりの用量（mg/m^2/ 日）

問6. 次の注射薬の投与法で，循環血に入るのが最も早いものはどれか．1つ選べ．
1. 静注
2. 筋注
3. 皮下注

問7. 次の患者の剤形選択に関する記述のうち，正しいものには○，誤っているものには×をつけよ．
1. 確実な薬効を期待したいため，内服薬から注射薬に変更した．
2. 内服薬のコンプライアンスが悪い統合失調症患者に，患者と相談のうえ，速効性注射製剤を投与することにした．
3. 水分制限のある患者に普通錠から口腔内崩壊錠に変更した．
4. 経管投与の患者では，簡易懸濁法は勧められない．
5. マルチプルユニットタイプ徐放性製剤を簡易懸濁法で投与する．

問8. 次のうち，初回通過効果を受けるのはどれか．受けるものには○，受けないものには×をつけよ．
1. バッカル（口腔）錠
2. 舌下錠
3. 坐薬で直腸下部1/3で吸収される場合
4. 坐薬で直腸上部1/3で吸収される場合
5. 硝酸薬の貼付剤

第 2 章
PD を考慮した薬物療法

キーワード

テーラーメイド　有効率　副作用　薬力学　個人差　薬効　PK/PD　血中濃度　血液検査値　受容体　阻害薬　細胞膜　濃度-反応曲線　競合阻害　非競合阻害　アロステリック効果　余剰受容体　直接反応モデル　間接反応モデル　脱感作　感受性　最大効果モデル　PK　PD

　人は，それぞれ病気や病態を決定づけている遺伝子やタンパク質の発現が異なり，さらには薬物の代謝や感受性が異なる．個々の患者で効果や副作用に差が生じる大きな要因の一つは体内動態（PK）の個人差であるが，もう一つに薬力学（PD）の個人差（薬物感受性の差）がある．そのため，個別化医療を行うことにより，治療効果が高く，副作用の可能性を低く抑えた薬物治療を行うことができ，個々の患者へ最適な医療を提供することができる．本章では，具体例を用いながら，PD を考慮した薬物療法についての必要性を示す．

2-1　薬力学（PD）の定義と評価

　薬力学（pharmacodynamics：PD）とは，薬物が組織に分布して，作用部位に到達し，生体の機能に変化を与え，薬理作用を発現する時間的変化を定量的に研究する学問分野のことをいう．レセプターを介して薬効を発現する薬物であれば，レセプター周囲の濃度は PK で予測することができ，レセプターに結合してからの薬効発現は PD により解析することができる．

2-1-1　薬力学を考慮した薬物療法

　薬力学とは，薬が人体に対してどのように効果を示すかを解析する分野で，薬効に対する以下のような因子による影響を対象としている．
①治療効果
②副作用
③作用部位
④作用機序
⑤患者背景による治療効果の個人差（年齢，遺伝子構成，合併症，飲み合わせなど）

1. 薬力学の重要性

　代謝機能や吸収などの薬物体内動態（PK）の違いがあるので，薬物の投与量と血中濃度は患者間で同じではない．このため，薬物の血中濃度を直接測定することで，適切な投与量を設定する手法が求められるが，これを通常 TDM（therapeutic drug monitoring：薬物血中濃度モニタリング）という．実施が推奨される薬剤として，有効血中濃度域が狭い薬剤，血中濃度が大きく変動する薬剤などで TDM が有用とされている．具体的には，ジゴキシン（強心配糖体製剤）やテオフィリン（気管支拡張剤），バルプロ酸ナトリウム（抗てんかん剤），炭酸リチウム（精神神経系用剤），バンコマイシン（抗生物質）などが挙げられる．一方で，患者間で体重や腎臓，肝臓の機能など PK が同じで薬物の投与量が同じであれば，血中濃度は同じになると考えられるが，薬物の感受性（PD）が個人によって異なるため，効果や副作用が異なる場合があり，治療域の幅も個人によって異なる．TDM を用いて PK の個人差は補正されているが，PD の補正はマーカーとなる指標がない場合が多いため，一般的に行われることは少ない．

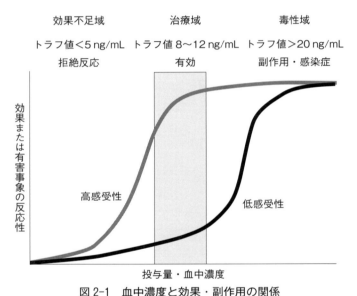

図 2-1　血中濃度と効果・副作用の関係
同じ有効血中濃度領域（トラフ値 8～12 ng/mL）の場合において，高感受性患者は低感受性患者に比べて，効果が高いことがわかる．このように TDM により PK の個人差を補正しても，効果や副作用が異なる場合がある．

2. 薬効の評価

　上述したように TDM により PK の個人差は補正する方法は確立されているが，一方で薬理学的効果（PD）を指標として，薬物療法に応用されている例は抗菌薬の薬剤選択における感受性試験などの一部に過ぎない．ただし，図 2-2 に示すように PD を広い意味で捉え，臨床的効果も含めれば，降圧薬の降圧効果，糖尿病における各血糖関連の検査値，脂質異常症における各種の脂質検査，喘息発作の抑制などを PD に含めて捉えることもできる．抗菌薬の薬剤選択における感受性試験のように投与前に効果が高い薬剤を選択できるなど PD の指標は有用であり，投与後の効果の判定にしか利用できない臨床的効果とは異なるため，各薬剤における指標の確立が望まれる．

表2-1 各種薬剤と臨床マーカー

薬剤名（種）	薬物マーカー		目標値	目的
	PD	臨床		
ワルファリン	PT-INR		2.0〜3.0	投与量の設定
抗菌薬	薬剤感受性試験（MICなど）		菌種，抗菌薬により異なる	薬剤選択
降圧薬		血圧	若年・中年者：≦130/85 高齢者：≦140/90 糖尿病・腎障害患者：≦130/80	治療効果の判定
糖尿病治療薬		空腹時血糖 HbA1c	70〜110 mg/dL 4.3〜5.8%	治療効果の判定
脂質異常症改善薬		LDL-コレステロール 総コレステロール トリグリセリド	60〜140 mg/dL 130〜220 mg/dL 50〜150 mg/dL	治療効果の判定
高尿酸血症治療薬		尿酸	男性：3〜7 mg/dL 女性：2〜7 mg/dL	治療効果の判定

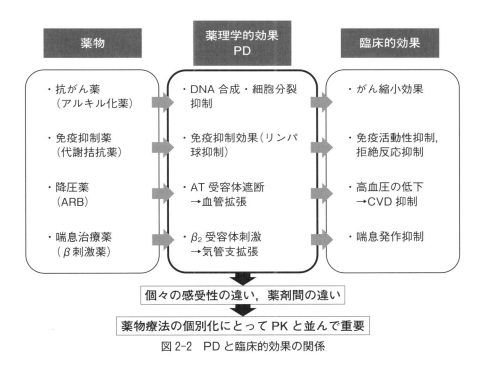

図2-2 PDと臨床的効果の関係

3. 薬物の標的

PDは，作用部位（レセプターなど）における薬物濃度とその薬効（有効性，副作用）との関係を評価する学問である．同じ血中濃度・組織中濃度が得られても，必ずしもすべての患者で同じ効果が得られるわけではない（図2-1）．薬物が効果を示す際，すべての薬物が受容体を経由して薬効を示すわけではないので，標的となる分子別に，対象となる薬物を例に挙げて特徴を示す．

1） 標的分子

標的分子は，細胞外，細胞表面（膜），細胞内，核，その他の5つに大別でき（図2-3），それらに対し，以下のような作用によって細胞に影響を与える．

①神経伝達物質，ホルモンなど：多くはタンパク分子で，その大部分が内因性リガンドを変化させる．
②レセプター：アゴニストやアンタゴニストとして作用する．構造-活性相関のある薬物も多い．
③イオンチャネル，酵素など：各種イオンチャネルの開閉や酵素の活性を変化させる．
④低分子やイオン：pHやイオン濃度を変化させ，細胞内外の環境を変化させる．

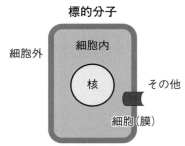

図2-3 薬物が標的とする標的分子

2） 標的分子別の薬物例

①細胞外分子を標的とする薬（表2-2）

細胞や組織周囲にある酵素や細胞外液に影響を与え，薬効を発揮する．

表2-2 細胞外分子を標的とする代表的な薬

標的分子	分類	代表的な薬物
コリンエステラーゼ	阻害	ドネペジル，ガランタミン，リバスチグミンなど
アンジオテンシン変換酵素	阻害	カプトプリル，エナラプリル，リシノプリルなど
レニン	阻害	アリスキレン
トロンビン	阻害	アルガトロバン，ダビガトラン，アンチトロンビン ガンマなど
プラスミノーゲン	活性化	アルテプラーゼ，ウロキナーゼなど
TNF-α	阻害	インフリキシマブ，エルネルセプト，オゾラリズマブなど

②細胞膜分子を標的とする薬（表2-3）

大多数の薬がこちらに分類され，標的部位が受容体とチャネルへ作用する薬物に分けることができる（図2-4）．各種受容体に関しては，ペプチドや内分泌物質の受容体へ直接作用して，その機能に変化を及ぼす．これ以外に，Ca^{2+}チャネル，Na^+チャネルを代表としたイオンチャネルへの各種イオン透過性を調節し，刺激を亢進させたり抑制することで効果を示す．

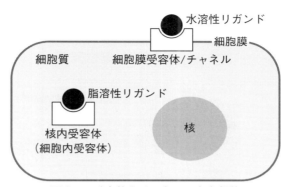

図 2-4 受容体やチャネルの存在部位

表 2-3 細胞膜分子を標的とする代表的な薬

標的分子		分類	代表的な薬物
受容体	G タンパク質共役型	拮抗	タムスロシン,アトロピン,ファモチジン,カンデサルタンなど
		作動	メチルドパ,モルヒネ,プラミペキソール,スマトリプタンなど
	イオンチャネル共役型	拮抗	メマンチン,ベクロニウム,ケタミンなど
		作動	ジアゼパム,フェノバルビタールなど
	酵素共役型	阻害	セツキシマブ,トシリズマブ
		作動	インスリン,インターフェロンなど
チャネルなど	Ca^{2+} チャネル	遮断	アムロジピン,ベラパミル,ジルチアゼムなど
	Na^+ チャネル	遮断	キニジン,リドカイン,ピルシカイニド,フレカイニドなど
		阻害	フロセミド,ジゴキシン,ヒドロクロロチアジドなど
	K^+ チャネル	遮断	アミオダロン,ソタロール,ニフェカラントなど
	H^+ チャネル	阻害	ランソプラゾール,オメプラゾール,エソメプラゾールなど
	その他の輸送体	阻害	エゼチミブ,フルボキサミン,カナグリフロジンなど

③細胞内分子を標的とする薬(表 2-4)

該当する薬物は,それほど多くはない.情報伝達物質や酵素などに対して作用し,これらの作用を変化させることで神経伝達物質や酵素の細胞間濃度を調節して薬効を発現させる.

表 2-4 細胞内分子を標的とする代表的な薬

標的分子	分類	代表的な薬物
モノアミン酸化酵素	阻害	セレギリン,ラサギリン,サフィナミド,イソニアジドなど
HMG-CoA 還元酵素	阻害	ロスバスタチン,シンバスタチン,プラバスタチンなど
シクロオキシゲナーゼ	阻害	セレコキシブ,ロルノキシカム,メロキシカムなど
ホスホジエステラーゼ 3	阻害	シロスタゾール,アナグレリド,イブジラストなど
ホスホジエステラーゼ 5	阻害	シルデナフィル,タダラフィルなど
トロンボキサン合成酵素	阻害	オザグレル,トラピジルなど
カルシニューリン	阻害	シクロスポリン,タクロリムス,ボクロスポリンなど
可溶性グアニル酸シクラーゼ	活性化	ベルイシグアト,リオシグアト,ニトログリセリンなど

④核内とその関連分子を標的とする薬（表2-5）

転写調節因子はリガンド結合していない状態では細胞質内に存在し，結合後核内へ移行することが多い．ここに分類される薬物は，組織でのホルモンの作用調整以外に，抗ウイルス剤や抗がん剤など，遺伝子の転写や複製に作用するものが多い．

表2-5 核内とその関連分子を標的とする代表的な薬

	標的分子	分類	代表的な薬物
核内受容体	エストロゲン受容体	作動/拮抗	作動薬：エストリオールなど　拮抗薬：ラロキシフェンなど
	グルココルチコイド受容体	作動	プレドニゾロン，デキサメタゾン，ベタメタゾンなど
	アンドロゲン受容体	拮抗	フルタミド，ビカルタミド，アビラテロンなど
	レチノイン酸受容体	作動	トレチノイン，タミバロテンなど
	ビタミンD受容体	作動	アルファカルシドール
核酸関連分子	DNA	阻害	シクロホスファミド，ブスルファン，ダカルバジンなど
	ジヒドロ葉酸還元酵素	阻害	メトトレキサート，プララトレキサートなど
	チューブリン	阻害	パクリタキセル，ドセタキセルなど
	トポイソメラーゼ	阻害	イリノテカン，ドキソルビシン，エトポシドなど
	チミジル酸合成酵素	阻害	ホリナート，フルオロウラシル，カペシタビンなど

⑤その他の分子などを標的とする薬（表2-6）

低分子の物質やイオンを標的とする薬物が多く，組織内のイオン濃度を調節することで組織を保護したり体内の恒常性を維持することで薬効を発揮する．また，感染症や代謝物質の除去に対して，促進的な効果を示すものもある．

表2-6 その他の分子などを標的とする代表的な薬

標的物質	代表的な薬物	薬効
水素イオン	炭酸水素Na	アシドーシス治療薬
鉄	デフェロキサミン	
銅	ペニシラミン	
重金属	ジメルカプロール	
胆汁	コレスチラミン	
尿毒症物質	球状活性炭	
脳内フリーラジカル	エダラボン	
尿中フリーラジカル	メスナ	
なし	グリセオール	浸透圧上昇

2-2 作動薬,拮抗薬の概念

2-2-1 血中濃度と効果の関係

1. 濃度-反応曲線

　濃度-反応関係を表現するには,通常,薬物の濃度を常用対数で示す.これは,対数表示でないと図2-5(A)のように非常に見づらく,薬物ごとの比較が困難になるからである.このため濃度を対数であらわす図2-5(B)のようにすることで,薬物活性の特徴づけ,および定量化が可能となる.ただし図2-5(B)に示されるように,定量化が可能なのは線の傾きが直線的に示される部分のみで,薬効発現の閾値以下や最大反応を示す以上の薬物濃度では,定量化はできない.以下に,薬物濃度と反応の特徴について示す.

①反応の閾値
　薬効(反応)を発現する最低薬物濃度が存在し,これは同効薬でも,薬物によって異なる.最低薬物濃度以下では,反応はみられない.

②勾配
　薬物濃度と効果のグラフ(図2-5(B))でもわかるように,シグモイドカーブを描いているため,直線性を示す部分では,濃度から薬効を予測することは可能である.一方,薬物濃度が低い部分および高い部分では,直線性はない.直線の傾きは薬物によって異なり,一般的に効果が強い薬物のほうが傾きは大きい.

③最大反応
　薬物の効果には,その作用機序にも依存するが,上限がある.そのため,薬物濃度が高くなると,反応との直線性が失われ,効果はプラトー(上限)になると考えられる.

④受容体占有率
　薬物が,対象とする受容体に結合している割合を受容体占有率とよび,これをfであらわすとすると$f=1/2$のとき,半数の受容体に薬物が結合していることを意味し,そのときの薬物血中濃度のことをEC_{50}と定義する.薬物と受容体の親和性が高い場合は,EC_{50}は低値を示すことから,薬物の強弱を比較する際に用いられる.

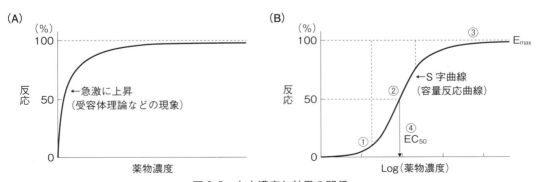

図2-5　血中濃度と効果の関係
(A) 線形目盛りでは双曲線となり,薬物の特性がわかりにくい.(B) 対数目盛りにするとシグモイド曲線となり特性がわかりやすい.

2. 効力と効果

薬物の"能力"は，効力（potency）と効果（efficacy）によって示される（図2-6）.

①効力

薬物濃度に対する薬理作用の効率をあらわし，一般に受容体に対する薬物の親和性（affinity）によって決まる．効力が大きい薬物ほど，より低濃度で受容体に結合できる．

②効果

薬物と受容体の結合によって生成される生体反応の大きさをあらわし，薬物の固有活性（intrinsic activity）によって決まる．

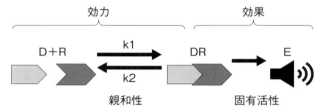

図2-6　効力と効果の違い
D：薬物，R：受容体，DR：両者の複合体，E：反応，k1：結合速度定数，k2：解離速度定数

3. 固有活性

固有活性とは薬物濃度に関係なく，受容体に結合した際の最大効果を発揮する能力のことを意味し，薬物が受容体と結合した際に生じる活性反応を，割合で比較する数値のことをいう．作動薬（アゴニスト）には，完全作動薬（フルアゴニスト）と部分作動薬（パーシャルアゴニスト）が存在する．フルアゴニストは生物学的応答反応を引き起こすefficacy（効力性）が大きく，その固有活性を1とする．これに比べてパーシャルアゴニストはefficacyが小さく，固有活性は0～1の値となる．

受容体の立体配座により，受容体の活性を変化させることで薬効を発揮する薬剤が存在する．受容体のはたらきを活性化する受容体作動薬や逆にはたらきを阻害する受容体拮抗薬がある．

4. 作動薬

受容体と相互作用し，生物学的反応を誘発する分子を受容体作動薬とよぶ．大部分の受容体作動薬は，正の調節作用を有し，親和性と固有活性の両方を示す．また，作動薬は天然のリガンドのミミック（同じ作用をするもの）であり，天然のリガンドと同程度の生物学的作用を示す．受容体作動薬は結合部位への結合の強さによって，完全な反応，部分的な反応，弱い反応，逆の応答が起こる．そのような作用を引き起こす薬剤を，それぞれフルアゴニスト，パーシャルアゴニスト，逆作動薬（インバースアゴニスト）とよぶ（図2-7）.

薬物は，受容体と結合したり，離れたりしているので，活性状態（Ra）と不活性状態（Ri）を繰り返している．通常はRa⇔Riの双方の効果を示しており，このバランスを変化させることで薬効を発揮する（表2-7）.

最大反応が0（どちらにも同等の親和性）なら不活性物質であるが，作動薬や逆作動薬が常に存在する場合は，この不活性物質が受容体に結合する場合は競合的拮抗薬として作用する．

表 2-7 親和性

受容体への効果	薬の効果	代表的な物質例
Ra＞Ri の薬物	受容体を活性化する →作動薬（agonist）	多くの内因性リガンド
Ra＜Ri の薬物	受容体を不活性化する →逆作動薬（inverse agonist）	メトプロロール（βブロッカー），ロサルタン（ATⅡ受容体阻害薬），ファモチジン（H_2ブロッカー），リスペリドン（D_2遮断）など

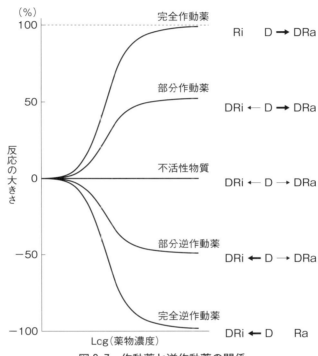

図 2-7 作動薬と逆作動薬の関係
矢印の太さは親和性の大きさをあらわす．

5. 拮抗薬

1）競合的拮抗薬（competitive antagonist）

競合的拮抗は，作動薬と拮抗薬が受容体上の同じ結合部位を奪い合うことにより起こる．拮抗薬の濃度（a＜b＜c＜d＜e）に依存して濃度-反応曲線が右方向に移動し，作動薬の EC_{50} は増加するが，最大反応は変わらない．

可逆的コリンエステラーゼ（ChE）阻害薬は，受容体への結合親和性を有するが，固有活性はもたない（それ自体で効果をあらわすことはない）で，結合部位で作動薬と競合し，作動薬の結合を阻害する薬である．ネオスチグミン，フィゾスチグミンは，ChE の活性中心である陰性部，エステル部と結合した後，エステル部位をカルバモイル化（カルバミル化アシル化）し，ChE を阻害する．この結合は容易に離れ，ChE を一時的に阻害する．

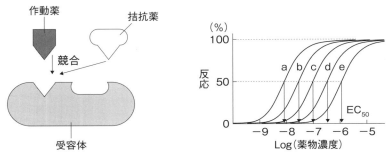
図2-8 競合的阻害薬の薬物濃度と反応の変化

2) 非競合的拮抗薬 (non-competitive antagonist)

　作動薬の濃度を上げても，最大反応の大きさを回復させることのできない拮抗薬で，非競合的拮抗薬とよばれる．これには少なくとも2つの異なる機序が推定される．

①異なる受容体に拮抗薬が不可逆的に結合し，作動薬が結合する受容体の形を変化させる場合
　拮抗薬の結合が不可逆あるいはそれに近い場合には，作動薬は受容体に結合できないため，反応が出ない．

②作動薬と拮抗薬が同一部位に結合し，拮抗薬が受容体から解離しにくい，または不可逆的な場合
　作動薬と同じ部位に拮抗薬が結合し，その結合が不可逆的な結合（共有結合）である場合や結合力が強いため解離が遅い場合で，作動薬が受容体に結合できないため作動薬の濃度を上げても反応が出ない．

　不可逆的コリンエステラーゼ阻害薬は，有機リン薬であるマラチオン，パラチオン，サリン，VXガスなどで，コリンエステラーゼのエステル部をリン酸化し失活させる．この作用は非常に持続的である．解毒薬のプラリドキシム（PAM）は，ChEと非可逆的に結合しているリン酸化合物を引き離して自らに結合させ，ChEを賦活させる．

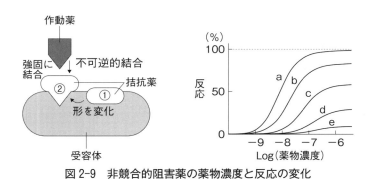
図2-9 非競合的阻害薬の薬物濃度と反応の変化

3) 拮抗薬がアロステリック効果を引き起こす場合

　作動薬とは異なる部位に結合した薬物が受容体のコンホメーションを変えて拮抗作用を及ぼす場合，曲線は右方移動し最大反応が低下する．ただし，アロステリック部位が完全に占有されると，拮抗作用は飽和する（dとeの差が小さいことに注目）．非競合的拮抗薬との違いは，拮抗薬の結合が不可逆でない点であり，この場合，最大速度とミカエリス定数の両方が変化する．拮

抗薬は受容体の作動薬結合部位で結合を競合するのではなく，受容体上の異なる部位に結合し受容体の構造に変化をもたらして作動薬の結合を妨げたり，生成する反応を小さくしたりする．拮抗作用ではないが，アロステリックにより増強する例として，ベンゾジアゼピン系薬物は，$GABA_A$ 受容体の GABA に対する感受性をアロステリック効果により増強する例である．

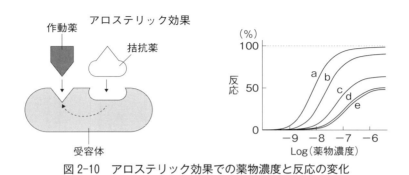

図 2-10　アロステリック効果での薬物濃度と反応の変化

6. 余剰受容体

これまでは，薬物による受容体占有率（f）（％）と反応の大きさ（％）が一致するとして，占有率が 100％に達したときに反応も最大値に達すると仮定してきた．しかし一般に最大反応を引き起こすのに薬物による f は 100％である必要はないことがわかっている．つまり f が 100％未満であっても，最大反応が得られることが多い．よって一般に EC_{50} は KD（解離定数）より小さくなる（図 2-11）．受容体数が効果器数より多いために起こるとされ，最大反応に達しても占有されていない受容体を余剰受容体（spare receptor）という（図 2-12）．

抗精神病薬の治療効果は一定の用量（受容体占有率 70％程度）で頭打ちとなり，それ以上の用量では副作用のリスクを増大させるだけであることが明らかになってきている（図 2-11）．

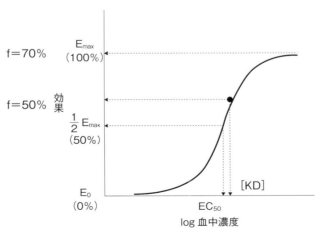

図 2-11　余剰受容体がある場合の受容体占有率と KD
受容体占有率 70％でも最大反応が得られる．

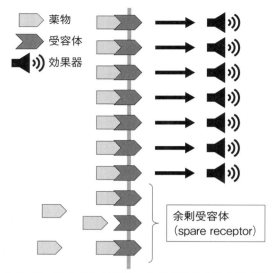

図2-12 受容体と効果器, 余剰受容体を示す模式図

7. 脱感作

①持続的あるいは頻回に作動薬を投与すると, 薬物への反応性が低下し, 同じ濃度の薬物に再び曝露されたときの効果が減弱する現象のことを脱感作という (図2-13).

脱感作までの流れは, まず, ②受容体のシグナルが下流の情報伝達系に伝わりにくくなり (脱共役), 受容体が膜から細胞質へ移動して作動薬に接触しにくくなる (内在化) 状態となる. ③その結果, 表在する受容体の数が減少する (ダウンレギュレーション).

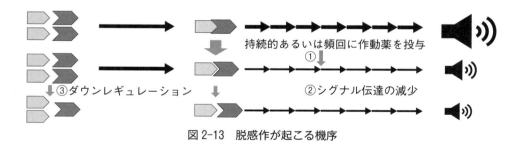

図2-13 脱感作が起こる機序

耐性 (tolerance), 順応 (adaptation), 不応性 (refractoriness), タキフィラキシー (tachyphylaxis) なども, 脱感作とほぼ同じ意味をもつが, 機序も同じである. 「耐性」という用語は, 薬物感受性の低下だけではなく, 代謝酵素やトランスポーターの誘導などにより薬物濃度が低下する結果として薬理作用が減弱する場合にも用いられる. 「薬物耐性」という用語もあるが, これは病原微生物やがん細胞が薬物への抵抗性を獲得する現象 (薬物抵抗性 (drug resistance)) という意味に用いられることが多く, 今回の脱感作とは発生機序は異なる.

表 2-8 脱感作と耐性の例

症状	原因	受容体の変化	治療上の問題点
気管支喘息	$β_2$受容体作動薬の反復使用	脱感作	気管支拡張作用の減弱による症状悪化
がん性疼痛	モルヒネを持続投与	耐性	薬物感受性の低下を補うため投与量の増量が必要
心不全	重症化による心筋$β_1$受容体のダウンレギュレーション	耐性	カテコールアミン製剤の強心作用は減弱

8. 過感受性

受容体刺激の長期的な減少（例：表2-8 心不全）が，作動薬に対する過感受性をもたらすことがある．過感受性は，内因性リガンドのシグナルが伝わりにくくなった病的状態において，受容体の合成・動員を促進して（アップレギュレーション），これを代償しようとする結果のあらわれと考えられるが（図2-14），薬物療法において問題となることがある．

過感受性の例として，β受容体遮断薬の長期投与は，受容体密度を増加（アップレギュレーション）させて感受性を増大させるため，自己判断で服用を中止してはいけない．例えば，心不全で用いられるカルベジロールやビソプロロールで治療している際は，症状が改善したからといって，これらのβ遮断薬を突然中止すると血圧の上昇や，狭心症症状，不整脈の悪化につながるので，患者に事前に指導する必要がある．

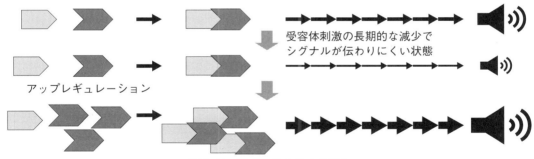

図2-14 過感受性の起こる機序

Essence

　PKとは，薬物動態を意味するpharmacokineticsの略であり，薬物の用法用量と生体内での薬物濃度推移（吸収，分布，代謝，排泄）の関係をあらわす．またPDとは，薬力学を意味するpharmacodynamicsの略であり，薬物の生体内での曝露と作用（期待される作用および副作用）の関係をあらわす．PDは多くの場合，薬物濃度やPKパラメータに関連しており，それらの関係をあらわす概念が，総称してPK/PDとよばれている．多くの場合，薬物の効果は，薬物の血中濃度で規定されることが多く，バイオマーカーの変動を薬物濃度に依存したモデル式によって定量的に評価する方法などが知られている．一方で，抗菌薬の領域では，抗菌効果の指標は，薬の種類によっては，単に薬の血中濃度であらわすことができない場合がある．PDの指標にMIC（最小発育阻止濃度），PKの指標にC_{max}（薬物最高血中濃度）やAUCなどを用いた複合パラメータ（例：C_{max}/MIC，AUC/MIC）と治療効果の関係が検討され，臨床応用されている．抗菌薬は通常，濃度依存型，時間依存型またはAUC/MIC依存型のいずれかに分類される．濃度依存型の抗菌薬は，投与された薬剤の濃度が高いほど細菌に対する効果が高まる．一方，時間依存型の抗菌薬は，投与された薬剤の濃度が最低限維持されている時間が長いほど細菌に対する効果が高まる．抗菌薬のPK/PDパラメータとして，濃度依存型である薬物はC_{max}/MIC，時間依存型である薬物は％T＞MICと臨床効果が関係する．また薬物曝露量が関係するバンコマイシンはAUC/MICと臨床効果（副作用）が関係する．以上をまとめると，以下のようになる．

1）ペニシリン系，セフェム系などの時間依存性抗菌薬
回数を増やしtime above MIC（％T＞MIC）を増やすことで抗菌効果を高める．

2）アミノグリコシド系，ニューキノロン系などの濃度依存性抗菌薬
1回用量を増やし，血中（組織中）薬物濃度のピークを高めることで抗菌効果を高める．

3）バンコマイシン（ニューキノロン）
薬物の曝露量が効果と副作用に関係する．

Case Study

22歳男性．身長171 cm，体重58 kg．急性骨髄性白血病のため6か月前に父親をドナーとして同種造血幹細胞移植を受け，術後1か月で退院した．慢性移植片対宿主病（GVHD）のコントロール目的に以下の薬剤を継続服用している．

（処方1）
プレドニゾロン錠 5 mg　　朝4錠，昼2錠（1日6錠）
　　　　　　　　　　　　　1日2回　朝昼食後　7日分
（処方2）
タクロリムスカプセル 1 mg　1回2カプセル（1日4カプセル）
　　　　　　　　　　　　　1日2回　朝夕食後　7日分
（処方3）
ボリコナゾール錠 50 mg　　1回3錠（1日6錠）
　　　　　　　　　　　　　1日2回　朝夕食後2時間　7日分

処方された薬剤の使用に際し，考慮すべき薬物相互作用の発現機序として最も適切なのはどれか．1つ選べ．
1. 核内受容体を介したCYP3A4の誘導
2. CYP2C19に対する競合阻害
3. ヘム鉄への配位結合によるCYP3A4の阻害
4. 小腸P-糖タンパク質に対する競合阻害
5. 核内受容体を介したCYP1A2の誘導

解答
3

解説
　ボリコナゾールは肝代謝型薬物であり，CYP2C19, 2C9および3A4で代謝され，CYP2C19, 2C9および3A4の阻害作用を有する．特にCYP3Aに対する阻害作用が強い．なお，CYPのヘム鉄へ結合して代謝を阻害する代表的な薬物として，シメチジン，ケトコナゾール，イトラコナゾール，フルコナゾール，ボリコナゾール，エリスロマイシンがある．
1. いずれの処方された薬剤もCYP3A4の酵素誘導作用は報告されていない．
2. ボリコナゾールはCYP2C19で代謝され，またCYP2C19の阻害作用を有するが，ほかの2剤はCYP2C19による代謝を受けないため，競合阻害は生じない．
3. ボリコナゾールは，ヘム鉄への配位結合によるCYP3A4の阻害作用を有する．おもにCYP3A4で代謝されるプレドニゾロンおよびシクロスポリンは，ボリコナゾールとの併用により血中濃度は上昇する可能性がある．

4. タクロリムスは，P-糖タンパク質により能動輸送されるが，ほかの2剤はP-糖タンパク質の基質ではないため，競合阻害は生じない．
5. いずれの処方された薬剤もCYP1A2の酵素誘導作用は報告されていない．

Column　オーダーメイド医療が拡大，2030年に世界の市場は7,970億ドル　民間調べ

　オーダーメイド医療とは，個人に合った医療を行うことを指す和製英語で，テーラーメイド医療（tailor-made medicine），個別化医療（personalized medicine）などとよばれている．遺伝子のタイプから体質の違いなどを明らかにして行う個人個人に合った治療のことである．あらかじめ遺伝子検査を行うことで，より効果が高く，副作用が出にくい薬剤が選択できるため，今後さらに普及していく医療と考えられる．現在では，副作用の出る可能性が高く，確実な効果を求める，抗がん剤治療での検査が大部分であるが，将来的には疾患の発症リスクの確認などにも活用されてくることが考えられる．特に最近では，インフルエンザやコロナウイルス感染の検査を各自で行う人も多くなってきたと同時に，ダイエット遺伝子検査キットやピロリ菌，アルコール感受性，生活習慣病のリスク判定など，検体採取に対する理解も増えてきたといえる．一方，がんを対象にした分子標的薬も，かなり多くなり低分子医薬品，抗体医薬品，細胞増殖因子／IgG抗体融合タンパク質，可溶性受容体，CAR-T細胞療法薬など合計で170剤以上の抗がん剤が承認されている．こういった背景の中で，文部科学省が主導で進めているオーダーメイド医療実現化プロジェクトが始まっている．遺伝子や制御領域にあるSNP（スニップ）によって，体質や医薬品の効果，副作用などで個人差が生まれる可能性があるため，まずは約20万人のDNAや血清などをバイオバンクに集めて，SNPと病気，薬の効果や副作用などの関係を究明して将来の医療の基盤を築こうという計画である．Stratistics MRCによると，世界の個別化医療市場は2030年には7,970億米ドルに達すると予測されている．これは2020年からの10年で2.5倍に増えることを示している．

章末問題

問1. 薬物の標的分子のうち，細胞内にあるものはどれか．1つ選べ．
1. コリンエステラーゼ
2. アドレナリンβ受容体
3. カルシニューリン
4. $GABA_A$受容体
5. Na^+/K^+-ATPアーゼ

問2. 次のうち，部分作動薬として作用しているものには〇，作用していないものには×をつけよ．
1. サリンのコリンエステラーゼ阻害薬作用による毒性
2. アドレナリンβ受容体遮断薬（ピンドロールやアセブトロール）などの内因性交感神経刺激作用
3. アリピプラゾールによる脳内ドパミンの大量放出時にはD_2受容体に抑制的にはたらき，少量の放出時には刺激作用を示す

問3. 下図はある薬物の濃度反応曲線を示す．その薬の濃度を a＜b＜c＜d＜e として加えた場合の拮抗様式と濃度反応曲線の正しい組み合わせはどれか．1つ選べ．

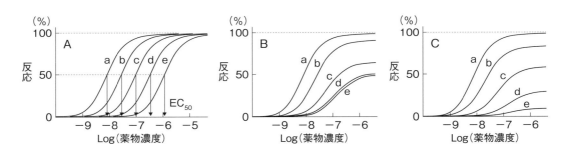

	A	B	C
1	非競合的拮抗（不可逆的結合）	競合的拮抗	非競合的拮抗（アロステリック効果）
2	非競合的拮抗（不可逆的結合）	非競合的拮抗（アロステリック効果）	競合的拮抗
3	競合的拮抗	非競合的拮抗（不可逆的結合）	非競合的拮抗（アロステリック効果）
4	競合的拮抗	非競合的拮抗（アロステリック効果）	非競合的拮抗（不可逆的結合）
5	非競合的拮抗（アロステリック効果）	競合的拮抗	非競合的拮抗（不可逆的結合）
6	非競合的拮抗（アロステリック効果）	非競合的拮抗（不可逆的結合）	競合的拮抗

問4. 下記は E_{max} モデルの濃度反応曲線を示す．次の記述のうち正しいものには〇，誤っているものには×をつけよ．

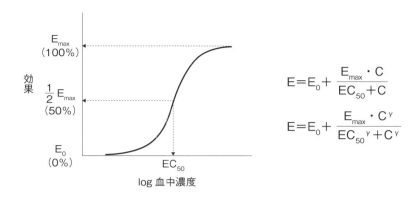

$$E = E_0 + \frac{E_{max} \cdot C}{EC_{50} + C}$$

$$E = E_0 + \frac{E_{max} \cdot C^\gamma}{EC_{50}^\gamma + C^\gamma}$$

1. 2つの薬の濃度-反応曲線では，力価が高い薬は低い薬剤より右側に曲線が位置する．
2. 2人の患者の濃度-反応曲線では，効果が高い患者は，低い患者より右側に曲線が位置する．
3. γ（ヒル係数：Hill factor）はS字曲線の立ち上がり，すなわち濃度変化に対する効果の変化の程度を表すパラメータとして用いられる．
4. 最大効果モデルの限定した効果の範囲において血中濃度と効果の関係を直線に近似することができる場合があり，効果をできるだけ単純に解釈できる．
5. 固定効果モデルは効果がある血中濃度を超えると発現し，ある血中濃度以下では消失する場合で，抗菌薬は γ（ヒル係数：Hill factor）が高く，このモデルに当てはめることができる．

問5. 薬物相互作用に関する記述のうち，正しいのはどれか．1つ選べ．
1. 併用により薬物の血中濃度が変化する相互作用を，薬力学的相互作用という．
2. 併用により薬物の血中濃度は変化せず，薬効が変化する相互作用を，薬物動態学的相互作用という．
3. 薬物代謝酵素が，薬物の代謝物と共有結合することで阻害される場合，薬物が血中から消失しても，その酵素活性は直ちには回復しない．
4. 併用薬剤数が多くなるほど，相互作用の発現を互いに打ち消しあうため，薬物相互作用が起こる可能性は小さくなる．
5. 薬物代謝酵素の誘導は，その酵素で代謝される薬物によってのみ起こる．

第3章
PK/PD を考慮した薬物療法

キーワード

効果時間曲線　E_{max}　EC_{50}　1-コンパートメントモデル　個人差　時間差　半減期　4半減期　薬効コンパートメントモデル　ヒステリシスループ　免疫抑制剤　抗生物質　PK/PD

　PK/PD 解析を行う目的は，薬理効果を発現する作用部位での薬物濃度と血中濃度の関係を明確にし，血中濃度と効果の時間変化を同時に比べ，薬物投与から効果の時間推移を予測し，より適正な治療に役立てることである．そのためには PK（pharmacokinetics，薬物動態学）および PD（pharmacodynamics，薬力学）パラメータの相互関係と，それぞれの影響の程度を理解する必要がある．薬物動態の解析は以前より行われており，患者の血液サンプルより血中濃度を測定し，薬効の評価および副作用の回避に役立てられてきた．一方で，抗菌薬をより適切に使用するために研究を続けるなかで，抗菌薬の薬効に関しては，血中濃度だけではなく，菌側の感受性や薬物の感染組織移行性についても加味して検討する必要性が出てきた．そこで生まれた PK/PD 理論は薬物動態学と薬力学を合わせた理論であり，抗菌薬のより有効かつ安全な投与方法を設計することが可能となった．

3-1　PK/PD 理論

3-1-1　PK，PD の目的とパラメータ

　PK/PD 理論では，レセプターを介して薬効を発現する薬物であれば，レセプター周囲の濃度は PK で予測し，レセプターに結合してからの薬効発現は PD により解析する．ここで，PK と PD の違いについて改めて述べると以下のようになる．
① PK は，薬物の用法用量と血中濃度の関係を定量的かつ理論的に解釈し，体内動態を考慮したうえで，薬物血中濃度の時間経過に従った変化を明らかにする学問で，パラメータは，CL（クリアランス），V_d（分布容積），AUC（area under the curve）などである．図 3-1 左では，横軸の時間に対する縦軸の血中濃度の変化を示している．
② PD は，組織に分布して作用部位に到達した薬物が，生体の機能を修飾し，薬理作用を発現する時間的変化を定量的に示すことで，血中濃度と薬効の関係を明らかにする学問で，パラメータは EC_{50}（50％効果濃度），E_{max}（最大効果），MIC（最小発育阻止濃度）などである．図 3-1 右では，横軸の血中濃度に対する縦軸の薬効の変化を示している．

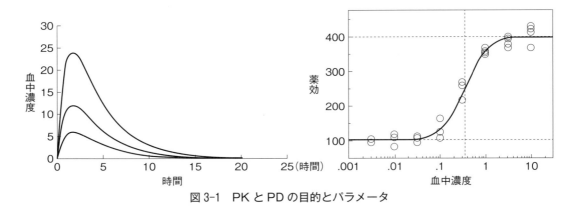

図 3-1　PK と PD の目的とパラメータ

表 3-1　PK/PD 理論の基本的な考え方

- 薬物投与と血中または薬物作用部位における薬物濃度との関係に関与する因子を PK という.
- 薬物作用部位における薬物濃度と効果，副作用との関係に関与する因子を PD という.
- 薬物作用部位における薬物濃度が薬物血中濃度で代用できると仮定する.
- 薬物血中濃度を指標に薬物治療を考察する.

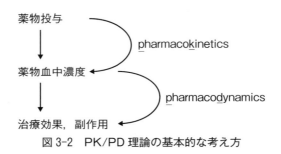

図 3-2　PK/PD 理論の基本的な考え方

3-1-2　抗菌薬の PK/PD

　抗菌薬には，①濃度を高めることで殺菌効果を示す濃度依存性タイプと，②菌の最小発育阻止濃度（MIC）以上をできるだけ長い時間維持することで効果を発揮する時間依存性タイプがある．すなわち，薬物の血中濃度を検討する PK だけではなく，作用する部位や対象の薬物感受性を考慮する PD を加味した，PK/PD 理論に基づく処方設計が必要となる．このため，最適な抗菌薬治療に際しては，AUC/MIC，C_{max}/MIC，Time above MIC（% TAM）の三つの PK/PD パラメータを考慮する必要がある．前者二つは，濃度依存性で抗菌力を示す薬剤の関連パラメータであり，% TAM は時間依存性，すなわち 24 時間あたり最小発育阻止濃度（MIC）を超える薬物血中濃度を，できるだけ長時間維持するような投与設計が求められる薬剤に用いられる．これら三つのパラメータは，すべて MIC をベースに考えられており，血中濃度のピーク値（最高血中濃度），MIC 以上の血中濃度を維持する時間やトラフ値，AUC との関係から，抗菌薬のタイプによって，それぞれ抗菌効果を最大限発揮するために必要なパラメータが異なっている．呼吸器感染症に汎用される薬剤であるキノロン系薬やマクロライド系薬などの関連パラメータは AUC/MIC であり，これらの薬剤は濃度依存性の抗菌作用を有し，かつ持続効果が長い特徴を

有する.一方,C_{max}/MIC と効果が相関するアミノグリコシド系抗菌薬は,呼吸器科領域では第一選択薬となることは少ない.ペニシリン系,セファロスポリン系,カルバペネム系などのβ-ラクタム系抗菌薬は,% TAM が関連パラメータとなるが,最近の研究からカルバペネム系のオラペネムだけは,その関連パラメータは% TAM ではなく,AUC/MIC であるとの報告がある(図3-3).

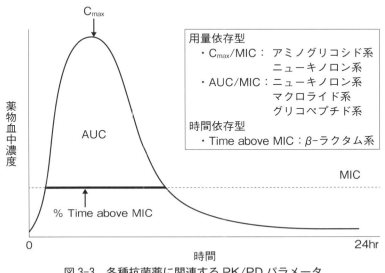

図3-3 各種抗菌薬に関連する PK/PD パラメータ

抗菌化学療法は,PK/PD 理論がなくとも今まで多くの感染症患者を救ってきた事実がある.すなわち,これまでの抗菌薬治療で今後も同様の治療成績を保つことは可能である.しかしPK/PD 理論は,従来の投与法で苦慮する重症感染症で,最も有効に活用される.PK/PD 理論の活用には,①起炎菌の同定,②抗菌薬の MIC の測定,③抗菌薬の体内動態といった情報が必要である.

3-1-3 PK/PD 理論の基礎

PK/PD 理論が考案される前までは,腎機能や肝機能,体重,性差などのPK パラメータや医薬品の感受性などのPD パラメータの個体差が加味されないまま,画一的な用法用量で投与され,不十分な治療効果もしくは予期しない副作用の経験から,用法用量の見直しや,治療薬剤の変更が行われていた.しかし近年では,薬物投与後の血中濃度と時間の関係,作用部位濃度と効果の関係を統合して解析,応用する必要があり,薬の効き方の個人差が大きな薬物に関しては,PK の個人差以外に薬物感受性,すなわち PD の個人差が治療効果に大きく影響していると考えられ,患者個別の PD の指標に基づき投与設計することの重要性が認知されてきた.

1. PK と PD の融合

PK/PD 理論の最終目的は,薬物治療をする際に,副作用を最小化すると同時に,目的とする

薬効を最大限にすることで，そのために適切な薬物の適切な用量を決定し治療を行うことである．すなわち，副作用が出ないと同時に，効果が最大限になる血中濃度をPD解析により明らかにし，その血中濃度を得るために患者個別の背景を加味した投与量をPK解析によって求めることである（図3-4）．

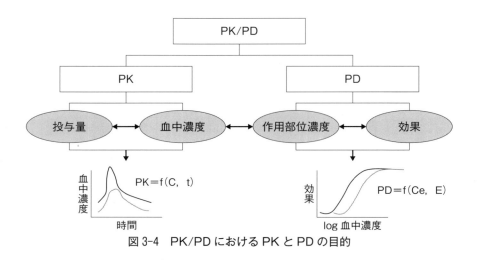

図3-4　PK/PDにおけるPKとPDの目的

2. 用量反応曲線

図3-5に示すように，同効薬の3種の薬物X，Y，Zで比較すると，薬物Xは，投与量あたりの生物活性がより大きく低濃度でも高い効果を示し，そのため薬物YもしくはZより効果が強い．薬物XおよびZは，到達しうる最大の反応が示すように，同等の最大効力を示す．薬物Yは薬物Zより力価は高いが，最大効力は低いといえる．このような薬物による効果の強さの違いは，臨床上では各薬剤の用量設定で調整されている（Xは効果が高いので用量を少なく，Y

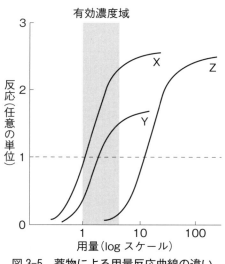

図3-5　薬物による用量反応曲線の違い

は力価が低いので用量を多くすることで同等程度の効果になるように設定されている）．X，Y，Z の薬剤を患者に置き換えて考えると，X と Z が同じ薬を同じ用量服用したとき，X では効果を示すが Z では効果を示さない．X と Y については，効果は X のほうが高いことがわかる．

3-2 PK，PD の統合と実践

3-2-1 統合のための仮定

　PK 解析と PD 解析を統合する際には，血中濃度と作用部位濃度の関係を，以下の三つの考え方で仮定する．①両濃度が平衡状態で等しいと仮定する場合，②架空の作用部位濃度を仮定する場合，③血中濃度と実際の作用部位濃度を明確に区別して扱う場合である．またこの際，実際に作用部位濃度を測定することが困難であるため，多くの場合，上記①と仮定し，さらに作用部位の薬物濃度は血中の非結合型薬物濃度と平衡になると考えて行う．

1. 血中と作用部位での薬物濃度

　薬物の効果は，図 3-6 に示すように作用部位（各種臓器など）での薬物濃度から推定するのが最も適切と考えられるが，臨床では，作用部位での薬の濃度を測定することは，ほぼ不可能である．しかし，多くの場合，血中と作用部位での薬物濃度は，高い相関があるため，血中濃度の無効域・有効域・副作用域が狭く，近接している薬物では，TDM により血中の薬物濃度が良好に維持されるように，患者個々に適した投与設計を行っている．

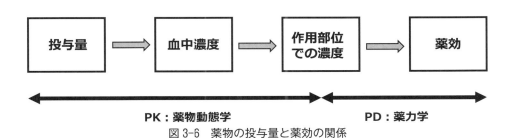

図 3-6　薬物の投与量と薬効の関係

2. 架空の作用部位濃度を仮定

　薬物によっては，薬物の血中濃度の推移と，作用部位での推移が一致しないことがあるため，仮想的に薬物投与量と消失を考えるコンパートメントモデルをつくり，作用部位での薬物濃度を算出することで，より正確に薬効を推定する（図 3-7）．

　上記のように，作用部位の薬物濃度を推測するうえでは，薬物の投与方法の違いによる薬物血中濃度の推移についても考慮に入れる必要がある（図 3-8）．例示した投与方法の中で，投与量が同じ場合，静脈内投与では血中濃度が最も早く立ち上がる．一般的に，血中濃度の立ち上がりの速さは，静脈内投与＞筋肉内投与＞皮内投与＞皮下投与＞経口投与となる．

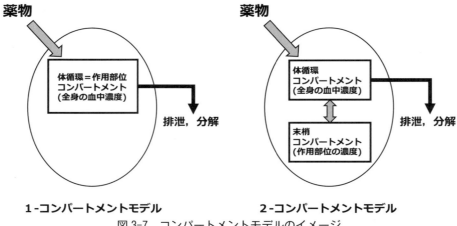

図 3-7　コンパートメントモデルのイメージ

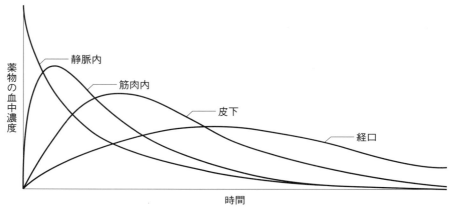

図 3-8　投与経路と薬物血中濃度の推移

3-2-2　投与設計の実践

1. 直接反応モデルと間接反応モデル

　直接反応モデルは，薬物血中濃度が効果を引き起こす直接の要因となる血中濃度推移を，効果のモデル関数に直接代入して用いる．このとき血中濃度と作用部位濃度は瞬時に平衡となり，薬物が作用部位に移行すると効果は直ちに発現されると仮定する．

　一方，間接反応モデルは，生体のもっている反応が，生体内生理活性物質などにより引き起こされ変動している場合を想定している場合で，その生理活性物質の生成または消失過程に対して，薬物が阻害または促進し，反応を二次的に変動させる場合に用いられる．代表的な薬物としてワルファリンが挙げられ，その効果の指標としてはプロトロンビン活性の阻害としている．単回投与後の血中濃度は約 5 時間でピークに達するが，プロトロンビン活性の低下は IC_{50}（50％阻害濃度）以下の値で 12 時間から数日間続く（図 3-9）．このように血中濃度推移と薬効が平衡していない場合，間接反応モデルにより至適投与量，投与間隔を導き出すことができる．また，ステロイドも間接反応モデルの代表例となる．すなわち，細胞の中に入った後に，グルココルチコ

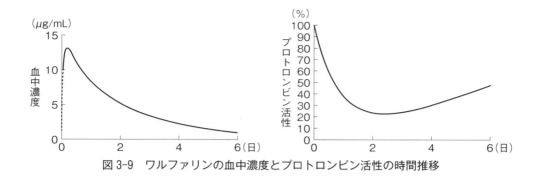

図 3-9　ワルファリンの血中濃度とプロトロンビン活性の時間推移

イド受容体に結合し，炎症に関与する遺伝子の発現を調節することで，強力な抗炎症作用と免疫抑制作用が発揮される薬物である．

2. 薬効コンパートメントモデル

　間接反応モデルのように，血中から作用部位への薬物の透過，効果発現などに時間がかかると，効果と血中濃度の関係には，時間的ずれが生じ（図 3-10（左）），効果と濃度の関係においてヒステリシスが観察される（図 3-10（右））．このヒステリシスの原因を透過機構，作用機序などで説明できる場合には，間接反応モデルで解析し，説明できない場合には，作用部位に薬効コンパートメントモデルを仮定し，血中濃度と作用部位濃度を速度定数で結びつける方法などを用いる．

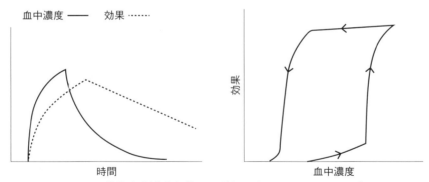

図 3-10　薬物血中濃度と効果のずれによるヒステリシスの出現

3. タクロリムスとシクロスポリンの比較

　免疫抑制剤投与における薬物血中濃度と，カルシニューリン活性阻害作用の関係についてラットを用いて検討した結果を示す．タクロリムス（TAC）とシクロスポリン（CYA）ではヒステリシスループの形が異なり，そのループの形状から TAC のほうが K_{eo}（血中濃度と効果発現までの時間差をあらわす速度定数）は小さいと考えられた．このことから，CYA に比べて TAC のほうが，効果発現までのタイムラグが大きいことがわかる一方，投与量が高いと抑制効果が高

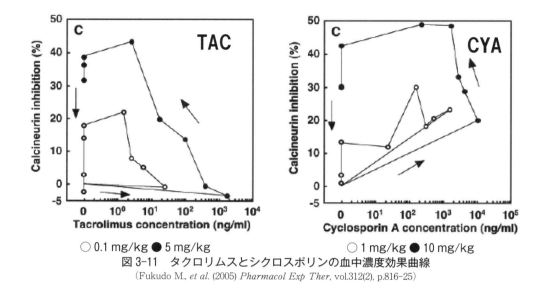

○ 0.1 mg/kg ● 5 mg/kg 　　　　　○ 1 mg/kg ● 10 mg/kg

図 3-11　タクロリムスとシクロスポリンの血中濃度効果曲線
(Fukudo M., et al. (2005) *Pharmacol Exp Ther*, vol.312(2), p.816-25)

く，ピーク濃度後に遅れて抑制効果があらわれることがわかる．また濃度が 0 のときも抑制効果があり，最低血中濃度の維持は必要ないと考えられる．

3-2-3　TAC と CYA における PK/PD

　臨床における，臓器移植の際の TAC の目標トラフ値は 5～10 ng/mL 程度，CYA の目標トラフ値は，100～200 ng/mL 程度であり，それぞれ腎毒性などの安全性にも十分配慮しながら投与する必要がある．TAC と CYA の経口投与での薬物動態を比較した場合，体重あたりの投与量で補正した AUC は同等である一方，薬物血中濃度のピーク値は CYA のほうが高く，トラフ値は TAC のほうが高いことが示されている（図 3-12）．これらの体内動態の違いが，TAC のほ

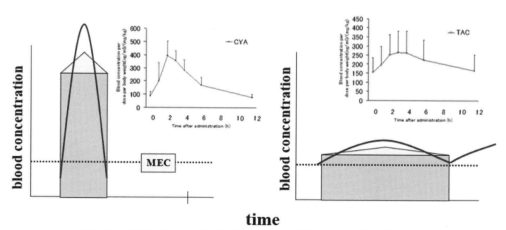

図 3-12　CYA（左）と TAC（右）の経口投与での血中濃度推移の比較
(竹内裕紀 (2009) Organ Biology 16 巻 4 号, p.409, 図 4, 日本臓器保存生物医学会)

うがCYAに比べ有効性が高いという臨床効果の違いにあらわれていると考えられる．CYAでは薬理学的ターゲットであるカルシニューリン（CN）阻害作用が投与後の血中濃度推移に比例するという報告やトラフ値よりもピーク値でIL-2が安定して抑制されるという報告がある．一方，TACでは服用後，常に一定以上の阻害作用を示しているという報告がある．このような両薬剤の体内動態の違いが効果に影響していることが考えられる．すなわちCYAではピーク値では十分なCN阻害作用を示すが，トラフ値ではCN阻害作用が不十分になっている可能性が示唆される．一方，TACはトラフ値を含む全時間において一定以上のCN阻害作用を示す濃度に達しているため，常に一定以上の阻害作用を示している可能性が考えられる．抗菌薬と同様に最小有効濃度（minimum effective concentration：MEC）のPDパラメータが存在すると仮定した場合，MECの値によるがTACはCYAよりMECを維持する時間（％T＞MEC）が大きくなり，同じAUCでも効果が高い可能性がある．上記のことから，両剤については，血中濃度の変動が少なく安定した薬効を維持できるTACのほうが使いやすいと考えられる．

経口投与や様々な速度の静脈内投与方法によって，薬効と副作用の発現に差が出ることが考えられる．図3-13に示したように，間歇的な点滴静注（DIV）においては，ピークとトラフでは，血中濃度に差が出るため，効果の低下および副作用発現のリスクが高くなると考えられる．一方，持続静注（CIV）の場合は，MECが存在する場合，血中濃度が有効域を維持できるため，薬効と副作用に危惧する点はないと考えられる．

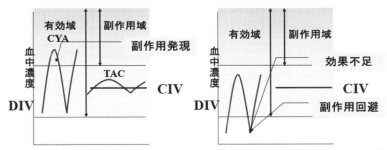

図3-13　CYAおよびTACの点滴静注と持続静注での血中濃度曲線の利点および欠点の比較
（竹内裕紀（2009）Organ Biology 16巻4号, p.416, 図10, 日本臓器保存生物医学会を一部改変）

1. TACとCYAの血中濃度の相対的な有効域と副作用域の違い

これまで，TACとCYAの体内動態の違いが薬効に影響していることについて示したが，両薬剤の副作用域については，様々な投与法が検討されCYAはTACに比べ安全域が広く，AUCが同じならば，どの投与法でも現在の投与量（血中濃度）では臨床的に同等にあると考えられる．TACは，CYAに比べて有効域と副作用域が接近していることが明らかになっているため，緩やかな血中濃度曲線を示す持続静注が適しており，経口投与においてもCYAに比べ緩やかな血中濃度推移であることが幸いしている可能性がある．

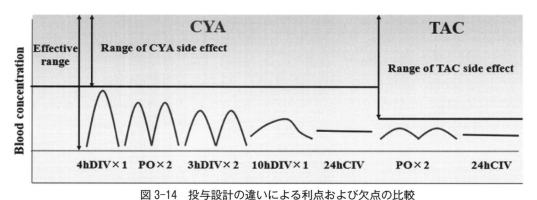

図 3-14　投与設計の違いによる利点および欠点の比較
（竹内裕紀（2009）Organ Biology 16 巻 4 号，p.417，図 11，日本臓器保存生物医学会）

2. PK/PD に基づいた TAC と CYA の投与量換算値

　TAC から CYA へ切り替える際，PK/PD に基づいたデータから換算値が求められる．投与量の換算は TAC 投与量の 20〜25 倍とし，目標トラフ値は 15 倍程度とする．CYA から TAC に切り替える場合の投与量は，1/20〜1/25 倍とし，目標トラフ値は 1/15 程度とすることを『免疫抑制薬 TDM 標準化ガイドライン（2018）』で示している．

Essence

　薬物治療を行う際は，常に予期せぬ副作用発生の危険性がある．特に痙攣や血糖値異常のような重篤な副作用は，発症すると致死的な転帰をたどることもあるため，発症を予防する観点から，副作用発現のリスクファクターを解明し，対策することが重要となる．一般的に，薬物を投与してから効果および副作用を発現するまでは，薬物動態（PK：投与量−濃度関係）と薬力学（PD：濃度−効果関係）の二つの過程に分けて考察することができ，それぞれの過程の個人差が薬効および副作用の個人差につながると考えられている．また，これらPK，PDを融合させた薬物治療を行うことで，効果を最大限にし，副作用を最小限にすることが可能になると考えられる（下図）．上段左図では，一定量の薬物を服用しても，血中濃度の推移には個人差があることを示しており，上段右図では，同じ血中濃度であっても，その効果にも個人差が存在していることを示している．さらに，これら両者は独立した推移を示し，関連性は低いと考えられている．互いに独立した過程である，PK，PDを融合させることで，有用な薬物治療が可能となるといえる．

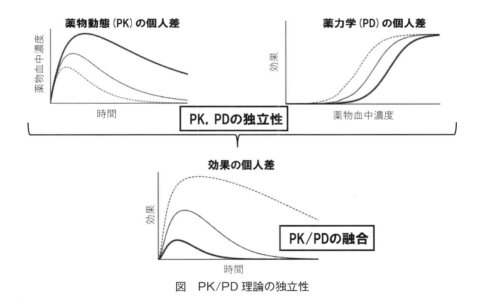

図　PK/PD理論の独立性

　薬物による副作用発現の予測，予防を行うためには，様々な因子がPKおよびPDそれぞれに与える影響を区別して検討する必要がある．この考え方を基盤として，医療現場ではPKおよびPD解析の手法を用いて，種々薬物による副作用の発現機構の解明とリスクファクターを探索する研究に取り組んでいる．薬物による効果および副作用発現の個人差を克服する研究は，これまでPK研究を中心に発展し，各種病態，併用薬や遺伝子多型など薬物の血中濃度に影響を与える因子に関する多数の報告がなされている．さらに，薬物血中濃度モニタリングにより，PKを調節し薬物の効果および副作用をコントロールする技術も構築されてきている．一方で，PDの変動も薬効および副作用の個人差には重要なファクターであ

るが，PD 研究の報告は PK 研究に比べ少ないのが現状である．これまでに，セフェム系抗生物質セフォセリスによる中枢毒性のリスクファクターである腎障害が，薬物による中枢毒性発現の PD に影響を与えることや，スニチニブによる血小板減少の PD には大きな個人差があることが報告されている．これらの結果は，単純な血中濃度の調節のみで副作用を防ぐことができない可能性を示したものである．このように，副作用発現のリスクファクターが PK/PD それぞれに与える影響を区別して検討を行うことは，副作用の予測，予防を行ううえで非常に重要である．今後も薬物による副作用の予測と予防に向けて，PK/PD 理論に基づく薬物治療が発展することを期待する．

（参考）
　現在使用されている免疫抑制剤の中心は，カルシニューリン阻害剤とよばれるもので，シクロスポリン（ネオーラル®）とタクロリムス（プログラフ®）の2種類がある．このほかに，代謝拮抗剤（セルセプト®，ブレディニン®，イムラン®），ステロイド（メドロール®）がおもに用いられている．

　臓器移植を実施した場合，拒絶反応を抑える必要があるため，移植腎が機能している間は，免疫抑制剤を続けて内服する必要がある．一方で，免疫を強く抑制しすぎると，体に侵入した異物を排除するシステムが十分はたらかなくなり，細菌やウイルスなどの感染症にかかりやすくなる．また長期的には悪性腫瘍の発生頻度を増すと考えられている．免疫抑制剤の投与量は「多すぎず少なすぎず」のいわゆる「さじ加減」が重要となる．

【免疫抑制剤の名称（商品名と一般名）とおもな副作用】
・プログラフ®（一般名：タクロリムス，FK506）カルシニューリン阻害薬
副作用：腎毒性，振戦（手の震え），胸痛，血糖上昇
・ネオーラル®（一般名：シクロスポリン，CyA）カルシニューリン阻害薬
副作用：腎毒性，振戦，多毛，高血圧，歯肉肥厚，血糖上昇，肝障害，高脂血症
・セルセプト®（一般名：ミコフェノール酸モフェチル，MMF）代謝拮抗薬
副作用：下痢，白血球減少，食欲不振，貧血
・ブレディニン®（一般名：ミゾリビン，MZ）代謝拮抗薬
副作用：白血球減少，食欲不振
・イムラン®（一般名：アザチオプリン，AZ）代謝拮抗薬
副作用：白血球減少，吐き気，肝障害，食欲不振
・メドロール®（一般名：メチルプレドニゾロン，MP）副腎皮質ステロイド
副作用：胃十二指腸潰瘍，糖尿病，白内障，骨がもろくなる（骨粗しょう症，無菌性大腿骨頭壊死），満月様顔貌，肥満，にきび，精神症状，小児の成長障害
・シムレクト®（一般名：バシリキシマブ）抗 IL-2 受容体モノクローナル抗体
副作用：急性過敏症反応発疹，じんま疹
・サーティカン®（一般名：エベロリムス）mTOR 阻害薬
副作用：口内炎，皮膚障害，間質性肺炎

- アールブリン（一般名：ALG）抗リンパ球グロブリン
副作用：じんま疹，白血球減少，血小板減少，貧血
- スパニジン®（一般名：塩酸グスペリムス，デオキシスパーガリン，DSG）
副作用：白血球減少，血小板減少，しびれ感，吐き気，呼吸困難

Case Study

60歳男性．入院中に発熱，咳嗽，膿性痰，白血球数の上昇のため，細菌感染が疑われた．抗菌薬による治療を実施したが，症状の改善傾向はみられなかった．後日，胸部単純X線写真で浸潤陰影が認められ，さらに良質な喀痰を使用した喀痰培養および血液培養検査を実施した結果，メチシリン耐性黄色ブドウ球菌（MRSA）肺炎であると診断された．

【治療実施時の検査データ】
白血球 15,500/μL，Hb 13.2 g/dL，血小板 29.7×10^4/μL，AST 27 IU/L，ALT 25 IU/L，BUN 12.8 mg/dL，Scr 0.6 mg/dL

問1
本患者へ投与する治療薬として，最も適切なのはどれか．1つ選べ．
1. 注射用ベンジルペニシリンカリウム
2. 注射用テイコプラニン
3. バンコマイシン塩酸塩散
4. エファビレンツ錠

問2
前問で選択した薬剤および，抗菌薬のPK/PDパラメータに関する記述のうち，正しいのはどれか．2つ選べ．
1. 最小発育阻止濃度（MIC）は，PDパラメータである．
2. 最小発育阻止濃度（MIC）は，一般に耐性菌阻止濃度（MPC）よりも高い濃度である．
3. 前問で選択した薬剤は，トラフ値を60 μg/mL以上に保つよう投与する．
4. 前問で選択した薬剤は，腎障害を引き起こす可能性のある薬物との併用は避けることが望ましい．
5. 前問で選択した薬剤は，消失半減期が4～6時間と短いため負荷投与を行う必要はない．

解答
問1．2
問2．1，4

Column 抗菌薬TDM臨床実践ガイドライン2022改訂によりバンコマイシンの目標値が変更

　日本化学療法学会/日本TDM学会から出されている『抗菌薬TDM臨床実践ガイドライン』が2022年に6年ぶりに改訂された．そのなかで最も使用頻度の高いバンコマイシン（VCM）を例に説明する．

　VCMの投与設計には，従来トラフ値（投与直前の血中濃度）が用いられてきたが，2022年よりAUCを基準とした投与設計に切り替わった．AUCは血中濃度−時間曲線下側面積（area under the concentration-time curve）の意で，体内曝露量をあらわすパラメータである．抗菌効果に関しては以前よりAUCが指標となることが示されていたが，腎障害の副作用についてもAUCで評価可能であることがわかってきた．なお，シミュレーションソフトを使用することによりトラフ血中濃度からAUCは推定可能だが，採血ポイントはこれまでと同じトラフ値となる（トラフ1点でAUCの推定が難しい患者はピーク値の採血を行うこともある）．

①腎機能低下患者の場合
《改訂前（2016）》
目標トラフ値　10〜20 μg/mL（重症感染症：15〜20 μg/mL）
《改訂後（2022）》
目標AUC　400〜600 μg・hr/mL

②透析患者の場合
　VCMは腎臓から排泄されるので，腎機能の廃絶している透析（HD）患者への投与方法は通常とまったく異なる．基本的には，透析で除去されたVCMを透析後に補充して有効濃度を維持するという考え方になる．下記の投与量で開始し，目標血中濃度（HD前に採血）が維持できるようにHD後のVCM投与量を調節する．

初回量：25〜30 mg/kg
2回目以降：HD後に7.5〜10 mg/kg（非HD日は投与しない）
目標血中濃度：HD前採血で15〜25 μg/mL

章末問題

問1. 図Aは4つの投与量における時間–血中濃度曲線，図Bはその薬剤の濃度反応曲線で，図Cが図Aと図Bを合わせた時間反応曲線である．次の記述のうち正しいものには○，誤っているものには×をつけよ．

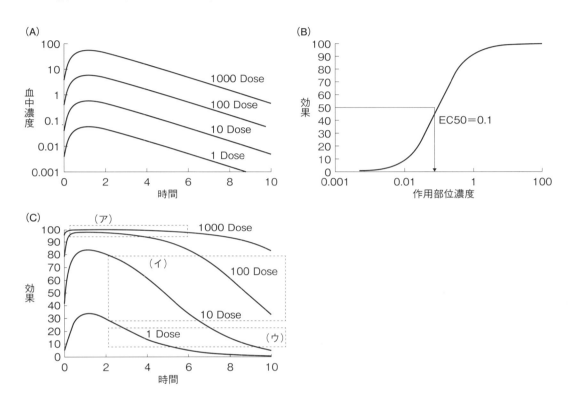

1. 1 Dose では EC_{50} の 0.1 の濃度に C_{max} においても達しておらず，効果があまり発現していない．
2. 10 Dose では血中濃度と対応するように効果があらわれている．
3. 1,000 Dose では，ほぼ 100 の効果を持続している．
4. 1,000 Dose を固定して，EC_{50} を 0.1, 1, 10, 100 と変化させてもまったく同じ図Cが描ける．
5. 1,000 Dose を固定して，EC_{50} を 0.1, 1, 10, 100 と変化させても同じ図Cは描けない．

問2. PK/PD モデリングに関する記述のうち，正しいものには○，誤っているものには×をつけよ．

1. 直接反応モデルは，血中濃度と作用部位濃度は瞬時に平衡となり，薬物が作用部位に移行するとただちに効果が発現されると仮定している
2. 間接反応モデルは，効果（反応）が酵素・生理活性物質などの変動を通して発現・変動するため，血中濃度変化がただちに効果に反映されないことが特徴となる．
3. ワルファリンを単回投与した場合，血中濃度は約5時間でピークに達するが，プロトロンビ

ン活性低下作用は12時間から数日間続く．これは間接反応モデルで説明される．
4. 血中濃度推移と効果の関係において，効果に時間のずれが生じる場合は濃度と反応の関係を時間経過でプロットしていくとヒステリシスループが描かれる．

問3．下記は抗菌薬のPK/PDパラメータを示している．

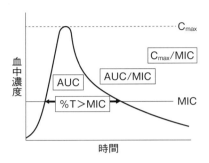

上図のパラメータが最も薬効に関係する薬剤群は次の組み合わせのうち，どれか．1つ選べ．

	%T>MIC	C$_{max}$/MIC	AUC/MIC
1	アミノグリコシド系	ニューキノロン系	βラクタム系
2	アミノグリコシド系	βラクタム系	ニューキノロン系
3	βラクタム系	アミノグリコシド系	ニューキノロン系
4	βラクタム系	ニューキノロン系	アミノグリコシド系
5	ニューキノロン系	βラクタム系	アミノグリコシド系
6	ニューキノロン系	アミノグリコシド系	βラクタム系

問4．アミノグリコシド薬剤を投与するにあたり，1日投与量は変更しないとした場合，一般に薬効を上げるために以下のどちらの方法がよいか．1つ選べ．
1. 1日投与回数を増やし，投与間隔を短くする．
2. 1日投与回数を減らし，投与間隔を長くする．

第4章
腎機能低下患者への薬物投与

キーワード

慢性腎臓病（CKD） 腎機能別薬物投与量 腎排泄率 腎機能評価 Ccr eGFR 腎排泄性腎機能低下減量必要薬

　腎臓は，肝臓とともに主となる薬物の消失器官（臓器）である．腎から排泄（消失）される薬は，慢性腎臓病（chronic kidney disease：CKD）により腎機能が低下すると体内に蓄積し，血中濃度が上昇するため，副作用が発現しやすくなる．そのため腎機能低下の程度に応じて減量が必要となる．また，腎機能が低下すると腎排泄性でない肝代謝性薬でも代謝が抑制されるなどして，血中濃度が上昇する場合もあり，減量が必要となる薬もある．本章では腎機能低下患者の薬物投与量調節の基本的な考え方を習得する．

　薬物投与量調節だけでなく，CKD患者に薬物療法を行うにあたり，以下の点に注意をする（表4-1）．本章では薬剤性腎障害の話は割愛するが腎機能が低下している患者に腎障害性薬を投与すると急激に腎機能が悪化するため，基本的には投与を避ける必要がある．やむをえず投与する場合は，減量を考慮し，腎機能のモニタリングを頻繁に実施する．また，CKD患者，特に重度の患者では薬の忍容性も低下しているため，有害事象があらわれやすいことも考慮する必要がある．

　薬剤師は処方薬が腎機能に応じた適正な投与量かどうかを表4-2の手順で確認している．本章も1〜3の順に沿って解説する（表4-2）．

表4-1　CKD患者に薬物療法を行うにあたり，注意すべき点

1. 腎機能低下時に血中濃度が上昇するため，減量が必要となる薬剤（おもに腎排泄性の薬剤，一部腎排泄性薬剤以外もあり）
2. 腎障害性薬剤の投与
3. 腎疾患の病態による薬剤への忍容性の低下

表4-2　腎機能低下患者の薬物投与量調節の手順

1. 患者腎機能の確認
2. 処方中に腎機能低下により減量が必要な薬があるか確認
3. 減量が必要な薬があれば，患者腎機能に基づく投与量・投与間隔の確認・設定

4-1 腎機能低下患者の投与量調節に使用する腎機能評価法

腎疾患の診断に用いられる腎機能の検査値（評価法）は様々なものがあるが，腎機能低下患者の投与量調節に使用する腎機能評価法はおもに糸球体ろ過量（GFR）かクレアチニンクリアランス（Ccr）が使用される（表4-3）．血清クレアチニン値（Scr）は薬物の排泄能を評価するGFRやCcrとは直線的な比例関係にないために投与量調節には使用しない（図4-1）．

腎機能別投与量調節に用いる腎機能評価がわかりにくい要因はおもに以下の3つである．
① GFRとCcrの混在
② CcrではJaffe法と酵素法の混在
③ 個別化腎機能（mL/min）と標準化腎機能（mL/min/1.73 m²）の混在

表4-3 腎機能別投与量設定のために使用される腎機能推算式

Ccr推算式（eCcr） （Cockcroft & Gault式）	Ccr（mL/min）=（140−年齢）×体重／（72×Scr） （×0.85：女性の場合）
Scrによる日本人の GFR推算式 （eGFRcr）	eGFRcr（mL/min/1.73 m²）= 194×Scr$^{-1.094}$×年齢$^{-0.287}$（×0.739：女性の場合） 腎機能別投与量の腎機能評価が標準化の場合：×体表面積／1.73（個別化へ変換）
シスタチンC（CysC） による日本人のGFR 推算式（eGFRcys）	eGFRcys（mL/min/1.73 m²） ={(104×CysC$^{-1.019}$×0.996^{年齢}（×0.929：女性の場合））−8} 腎機能別投与量の腎機能評価が標準化の場合：×体表面積／1.73（個別化へ変換）

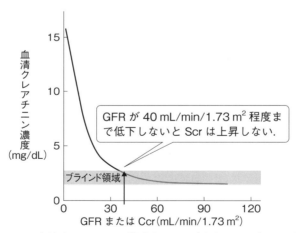

図4-1 血清クレアチニン濃度とGFR（またはCcr）の関係

4-1-1 GFRとCcr

正確な腎機能評価には糸球体でろ過され，尿細管で分泌も再吸収もされないイヌリンを用いた実測GFR（mGFR）が好ましいが，mGFRの測定は非常に煩雑であるため，日常臨床において腎機能低下患者の薬剤投与量調節のために実施することはなく，CKD患者や腎移植ドナーなど

厳密な腎機能評価が必要な場合に用いられる．また，実測による腎機能評価法としては実測クレアチニンクリアランス（mCcr）が古くから使用されている．Ccr（酵素法による真値の場合）ではクレアチニンが尿細管からも分泌されるためGFRよりも20～30％高い値となる．すなわちGFRの正常値は100 mL/minであるがCcr（酵素法）は120～130 mL/minとなる．mCcrはmGFRよりは簡便であるがやはり手間を要するため，腎機能別投与量設定のために測定することは少ない．よって，一般的には腎機能別薬剤投与量設定のためには推算GFR（eGFR）または推算Ccr（eCcr）の推算式を使用する．

　添付文書の腎機能評価はScrに基づくeGFRcrまたはCcrで評価されており，添付文書に記載されている臨床試験で用いられた腎機能評価法を使用することを原則とする（ただし，Ccr（Jaffe法）の場合は患者腎機能にはeGFRを使用：後述）．シスタチンCによるeGFRcysもあるが（表4-3），クレアチニンとは異なり筋肉量の影響を受けないため，極端に筋肉量が少ないサルコペニア，フレイル，痩せた高齢者などに適している．

4-1-2　CcrにおけるJaffe法（従来法）と酵素法（現行法）の混在によるCcrとGFRの関係

　酵素法（現行法）または酵素法に準ずる測定法では正確にScrが測定されているため，Ccrは尿細管分泌分だけGFRより高い（前述）．従来のJaffe法では血清Crは0.2 mg/dLほど高い値となる測定法のため（尿Crには影響がない），Ccrは真値（酵素法）より低く測定される．これらが，相殺されてGFRとほぼ同等（図4-2点線）となる．よって古くから使用されている薬の添付文書において腎機能別投与量がCcr$_{Jaffe}$の場合は添付文書の個別化Ccr（Jaffe法）（mL/min）≒患者腎機能：個別化eGFR（mL/min）とみなせる（図4-2）．

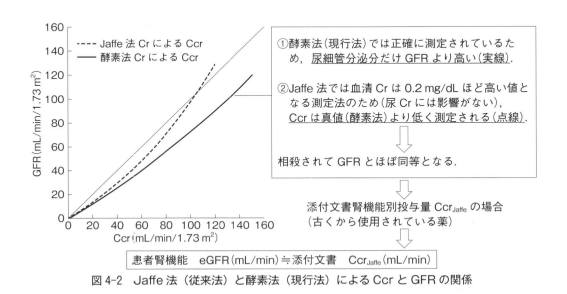

図4-2　Jaffe法（従来法）と酵素法（現行法）によるCcrとGFRの関係

　なお，添付文書の腎機能評価法がeGFRの場合はScrの測定法はすべて酵素法（現行法），またはそれに準ずる方法と考えてよいが，Ccrの場合は古くからの薬はJaffe法（従来法）であ

り，新しい薬剤では酵素法（現行法）である．しかし，各薬剤がどの Scr 測定法による Ccr かは測定法が変わる過渡期には不明である．日本でも 1990 年代が過渡期にあり，添付文書の腎機能別データは海外での治験も多く，実際は過渡期の薬ではどちらの検査法で治験を実施したか，混在していたかなど不明のものが多い．よって，Jaffe 法か酵素法か不明な場合は eGFR と eCcr の両方で算出することで対応するとよい．

4-1-3　標準化腎機能（mL/min/1.73 m^2）と個別化腎機能（mL/min）

> 標準化腎機能（mL/min/1.73 m^2）：1.73 m^2 を（標準）体格とした場合の腎機能
> 個別化腎機能（mL/min）：患者の体格が考慮された腎機能

　日本腎臓学会の CKD 重症度分類では標準化腎機能（mL/min/1.73 m^2）で示されている．自動車を例にすると，車体の大きさに見合ったエンジンで正常に車が走行できるように，腎臓も体格（肥満や極端な痩せは除く）に見合った腎機能（腎の大きさ）で正常に老廃物や代謝物を排泄処理ができる（図 4-3）．すなわち個別化腎機能（mL/min）では体格に適した個々の適正な腎機能を評価できないため，1.73 m^2 の標準体格に合わせた標準化腎機能（mL/min/1.73 m^2）を用いることで異なった体格でも相対的に腎機能を比較し評価できる．

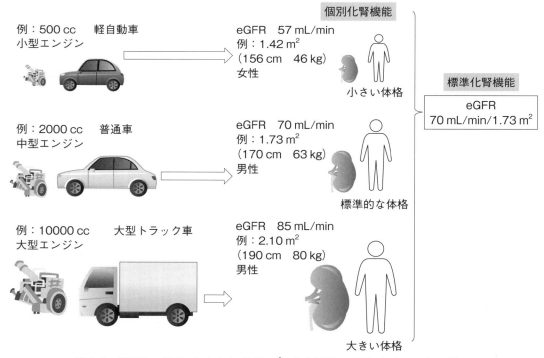

図 4-3　標準化 eGFR（mL/min/1.73 m^2）と個別化 eGFR（mL/min）の違い
体格の違いにより個別化腎機能は異なっていても標準化腎機能は同じである例．

一方で腎機能に応じた薬物投与量調節で，固定用量（例：mg/回，mg/日など）の場合では患者の体格を加味し，薬物排泄能に応じた減量が必要となる．現在，添付文書の腎機能別投与量設定に eGFR が使用されている場合は，ほぼ標準化 eGFR（mL/min/1.73 m²）で表記されている．この場合は 1.73 m² の体格にした場合の腎機能別投与量が示されているため，患者腎機能は標準化 eGFR（mL/min/1.73 m²）を使用する．固定用量においては，薬効または副作用が許容範囲内であれば，投与量の調節は必要ない．しかし，体格が標準から極端に外れている患者においては，体格に応じた投与量を考慮すべきである．よって，体格が標準から極端に外れている患者では，腎機能に関係なく体格に応じた減量がもともとされていなかった点を考慮し，投与量調節を考慮する必要がある（図 4-4）．

本来は Ccr と同様に eGFR においても添付文書の腎機能別投与量は個別化 eGFR（mL/min）にすべきであるが，今までは標準化 eGFR（mL/min/1.73 m²）で表記されてきた．医薬品開発時の腎機能別薬物投与量設定に関して欧州医薬品庁（EMA）では 2015 年にはすでに個別化 eGFR（mL/min）を推奨していたが，米国食品医薬品局（FDA）は 2020 年にようやく個別化 eGFR を推奨するようになった．その影響もあり，2022 年発売の新型コロナ治療薬のニルマトレルビル・リトナビル（パキロビッド®）では腎機能別投与量設定において個別化 eGFR（mL/min）が用いられている．今後の新薬は個別化 eGFR（mL/min）で表記されることが望まれる．

なお，添付文書記載が個別化 eGFR（mL/min）の場合は患者検査値の標準化 eGFR（mL/min/1.73 m²）に体表面積/1.73 を掛けた個別化腎機能（mL/min）を用いる．体格用量（mg/kg や mg/m²）で用量が定められている薬でも同様で，添付文書の腎機能別投与量設定に使用されている腎機能評価法を用いることが原則である．

図 4-4 添付文書の腎機能別投与量が標準化 eGFR：（mL/min/1.73 m²）の場合の考え方

4-1-4 特殊な体格の患者に用いる腎機能評価法

サルコペニアや長期臥床患者など筋肉量の少ない患者や肥満患者など標準体型から外れる特殊な体格の患者では，推算値は実測値との誤差が大きくなる．そのため，添付文書と同じ評価法（推算式）をそのまま腎機能別投与量に適応すること自体が問題となる．このような場合には，特殊な体格による誤差を少なくする対応を考慮する必要がある．

筋肉量が極端に少ない患者（サルコペニア，フレイル，四肢切断患者，痩せた高齢者，長期臥床患者など）では実測 Ccr を用いるか，シスタチン C による eGFR で腎機能を評価することが推奨される．Ccr は肥満患者では例えば体重が 2 倍になると Ccr も 2 倍になるなど過大評価されるため，補正または理想体重を用いる．肥満患者ではどの推算式の予測性も低いことを認識したうえで投与量を設定する必要がある．このような場合は eGFRcr と eGFRcys の平均値や eGFR と eCcr の両方法，かつ標準化，個別化の両方を算出しておき，その値の一致性や解離性を評価し，患者個々で評価するのもよいと考えられる．

ダビガトランの例（図 4-5）のように正しい腎機能評価法を用いないことにより，重大な副作用につながるため，特に体格が著しく標準から外れる患者では個別化と標準化の腎機能の確認を必ず行う．

日本腎臓病薬物療法学会のホームページではすべての腎機能評価の値を算出できるため，利用するとよい．高齢者は GFR が 60 mL/min/1.73 m^2 以下の患者が多く，必ず腎機能を確認する必要がある．

年齢(才)	88
性別	女性
体重(kg)	32.7
身長(cm)	−
Scr(mg/dL)	0.78

体表面積(Du Bois の式) = 0.85 m^2

腎機能評価	腎機能
個別化 eCcr	25.7 mL/min
個別化 eGFR	25.6 mL/min
標準化 eGFR	52.1 mL/min/1.73 m^2

2011 年 3 月発売：Ccr（酵素法と考えられる）

ダビガトランの腎機能に応じた用量設定
軽度：50 < Ccr ≤ 80　1 回 150 mg 1 日 2 回
中等度：30 < Ccr ≤ 50　1 回 110 mg 1 日 2 回
高度：≤ 30　　　　　禁忌

添付文書の腎機能評価が eCcr（酵素法）(mL/min) と考えられ，患者腎機能は同じ eCcr（酵素法）(mL/min) を使用すべきである

・重篤な出血事象発現：139 例
・76 例は腎障害患者
・22 例は投与禁忌である高度な腎障害患者
・この中の 15 名は高齢で小柄な患者
・eCcr (mL/min) では 30 mL/min 以下で禁忌となるが，標準化 eGFR (mL/min/1.73 m^2) では 30 mL/min/1.73 m^2 以上となり，禁忌とはならない症例であった．

原因として考えられること
・標準化 eGFR (mL/min/1.73 m^2) をそのまま使用してしまった
・筋肉量が少ない患者に Scr に基づく推算式を使用したこと　など

図 4-5　ダビガトラン投与時の重篤な出血例

薬物投与量設定における腎機能評価は以上の内容が複雑に絡み合っているため，極めてわかりづらくなっている．そのため，日常診療ではこれらを厳密に考慮して評価していくことは困難で

あるため,『エビデンスに基づいたCKD診療ガイドライン2023』でわかりやすく整理された(表4-4).

腎機能別投与量は治験の薬物動態試験で実施された腎機能評価法を用いた腎機能に応じたAUCの上昇率(クリアランスの低下度)に基づき,有効性・安全性も考慮に入れ投与量が設定されている.よって,腎機能別投与量の設定においては,投与量設定の根拠となった添付文書に記載されている腎機能評価法(治験時の評価法)を用いることが原則である(図4-6).

表4-4 添付文書の腎機能別投与量の腎機能評価法に使用する患者腎機能推算式の選択 (1)

		添付文書の腎機能別投与量の腎機能評価法		
		GFR	Ccr	
		eGFR mL/min/1.73 m²	eCcr_Jaffe mL/min	eCcr_enz mL/min
患者腎機能	eGFR (mL/min/1.73 m²)	そのまま適応*	×体表面積/1.73	– **
	eCcr_enz (mL/min)	– **	– **	そのまま適応
	薬剤例	バリシチニブ,オマリグリプチンなど	酵素法が普及する前の薬 ファモチジン,ガンシクロビル,バルガンシクロビルなど	酵素法が普及してからの薬 ミロガバリン,ダビガトランなど

*体格が標準から離れている場合は体格補正考慮.
**補正値や係数を利用することも可能だが,原則,腎機能別投与量を設定した腎機能評価法を用いる.腎機能別投与量設定に使用されている腎機能評価法を用いることが原則.ただし腎機能別投与量設定がeCcr_Jaffeの場合は患者腎機能はeGFRを使用.

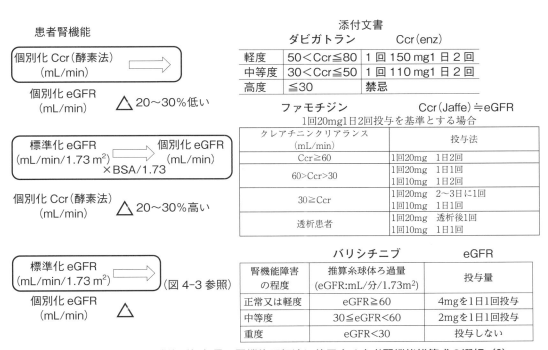

図4-6 添付文書の腎機能別投与量の腎機能評価法に使用する患者腎機能推算式の選択 (2)

4-2 腎機能低下により減量が必要な薬

腎機能低下時に用量調節が必要な薬剤には①腎排泄性薬，②腎不全により腎排泄性以外の体内動態が変化するため用量調節が必要な薬がある．また③腎障害性の薬剤のため，投与を避ける薬（やむをえず投与する場合は極力減量）も広い意味で用量調節が必要な薬剤ととらえることもできる（ただし，無尿の透析患者は除く）．

4-2-1 腎排泄性薬

代表的な腎排泄性薬を表4-5に示す．これらの薬は活性体がおもに腎から排泄されるため腎機能低下に応じて減量が必要となる（禁忌薬もあり）．腎排泄性薬剤の明確な定義はないが，臨床的には活性体（未変化体の場合が多い）が腎から排泄される寄与率が高い薬剤で，腎機能低下患者において投与量調節（減量または投与間隔延長）が必要な薬剤と考えてよい．しかし，腎（尿中）排泄率が高くても安全域が広い薬剤（フロセミド，ACE阻害薬など）では，あえて用量調節をしなくてもよい薬剤がある．一方で腎排泄率が低くても効果，副作用が強力な抗がん薬（メルファラン）などでは用量調節が必要となる薬剤がある．臨床上は腎排泄率の大きさが問題ではなく，投与量調節が必要か否かが重要である．尿中排泄率が40%以上になると腎不全患者では用量調節が必要になることが多い（後述）．

表4-5 代表的な腎排泄性薬

抗菌剤	アミノグリコシド系，ニューキノロン系（一部除く），グリコペプチド系，カルバペネム系，セフェム系，ペニシリン系
抗ウイルス剤	ガンシクロビル，アシクロビル，バラシクロビル，バルガンシクロビル，ファムシクロビル
強心配糖体	ジゴキシン
抗不整脈薬	ジソピラミド，プロカインアミド，シベンゾリン，ピルシカイニド
抗がん薬	メトトレキサート，白金製剤など
H_2ブロッカー	シメチジン，ファモチジン，ラニチジン
免疫抑制剤	ミゾリビン
抗躁薬	炭酸リチウム
尿酸合成阻害剤	アロプリノール
高脂血症治療薬	ベザフィブラート
抗凝固薬	ダビガトラン

4-2-2 腎機能低下患者における腎排泄低下以外の体内動態の変化

腎不全患者では，腎排泄性薬の腎排泄低下以外に吸収（absorption），分布（distribution），代謝（metabolism）などの体内動態が変化する薬剤があり，それらの薬のなかには投与量調節が必要となってくる場合がある．

1. 吸収の変化

腎不全では腎から水分の排泄も低下するため，溢水状態となる．フロセミドは消化管浮腫により半分程度に吸収が低下する．

2. 分布容積の変化

腎不全による溢水（浮腫）が起こると，タンパク結合率が低く，分布容積（V_d）が小さい（0.1〜0.3 L/kg）細胞外液のみに分布する水溶性薬剤（アミノグリコシド系，βラクタム系抗生物質など）では V_d が上昇するため，初期投与量の増量が必要となる．またジゴキシンは腎不全患者では V_d が低下する．

3. 代謝（腎外クリアランス）の変化

腎機能が低下し腎不全になると肝代謝性薬においても血中濃度が変化する薬がある（表4-6）．

表4-6 腎不全による代謝（腎外クリアランス）の変化

変化の種類	機序	変化	薬物例・備考
1. 尿毒症性物質・代謝物の蓄積による肝代謝への影響（初回通過効果含む）	代謝物蓄積→代謝酵素・トランスポーターの誘導・阻害 →代謝酵素阻害（初回通過効果↓） →代謝酵素誘導	腎外CL↓⇒(BA↑) ⇒血中濃度↑ 腎外CL↑ ⇒血中濃度↓	・BA↑：チザニジン，経口プロプラノロール，デュロキセチン（CYP1A2） ・腎外CL↑：アザチオプリン，6メルカプトプリン（TPMT）
2. グルクロン酸（GA）抱合体の蓄積による腸肝循環の影響	GA抱合体腎排泄↓ →GA抱合体胆汁排泄↑ →腸管βグルクロニダーゼにより脱抱合 →親薬物再吸収↑	腸肝循環↑ ⇒親薬物血中濃度↑	アセトアミノフェン，ミコフェノール酸など
3. 腎代謝性薬物への影響	腎での代謝↓	腎代謝CL↓	インスリン↑，活性ビタミンD_3↓，インターフェロン↑

1) 代謝物や尿毒症性物質の蓄積による肝代謝への影響

脂溶性である肝代謝性薬のなかで，代謝され水溶性になった代謝物は通常の腎機能であれば腎から排泄される．しかし，腎機能が低下した腎不全患者では，その腎排泄の代謝物が蓄積し，代謝酵素やトランスポーターを阻害するため，血中濃度が上昇する場合がある．特に肝固有クリアランス（肝抽出率）が大きい薬剤（チザニジン，プロプラノロール，デュロキセチン：いずれもCYP1A2でおもに代謝される）では，腎機能低下により初回通過効果が抑制されたような血中濃度上昇が認められる．これらの代謝酵素を阻害するものとしては，腎機能低下による蓄積した尿毒症性物質も原因として考えられている．また蓄積した代謝物が代謝酵素誘導を起こし，反対に血中濃度が低下する可能性もある．

2) グルクロン酸抱合体の蓄積による腸肝循環の影響

グルクロン酸（GA）抱合を受けるアセトアミノフェンやミコフェノール酸などの薬は，GA

抱合体が腎から排泄されるため，腎機能が低下すると腎排泄が低下し，胆汁排泄の寄与率が増加する．胆汁排泄されたGA抱合体は腸管βグルクロニダーゼにより脱抱合され，親薬物となり，再吸収され血中濃度が上昇する．ただし，この機序によるAUCの上昇は大きくはないが，使用状況により投与量調節を考慮する必要がある．

3）腎代謝性薬物への影響

薬物の代謝はおもに肝臓で行われるが腎臓にも代謝酵素は存在するため，腎機能が低下した患者では，代謝が低下して血中濃度が上昇するインスリンやインターフェロンなどの薬では減量などを考慮する場合がある．腎で25位が水酸化され活性化ビタミンD_3（VD_3）となるのも一例で，この場合は腎不全ではVD_3が活性化されないため，活性化VD_3製剤の投与が必要となる．

腎機能が低下すると血中濃度が上昇するため，投与量調節が必要な薬はおもに腎排泄性薬であるが，肝代謝性薬においても投与量の減量が必要な薬剤があるため，正確には「腎機能低下減量必要薬」などの表現が適切であろう．

4-3 腎機能低下患者の薬物投与量設定

通常，薬剤師は患者の腎機能を確認し，腎機能の低下があれば，処方薬の中に腎機能低下減量必要薬があるかどうかを確認する．該当する薬があれば，添付文書（図4-7（A））や腎機能別薬剤投与量一覧（日本腎臓病薬物療法学会編）（図4-7（B））などを用いて，腎機能に応じた投

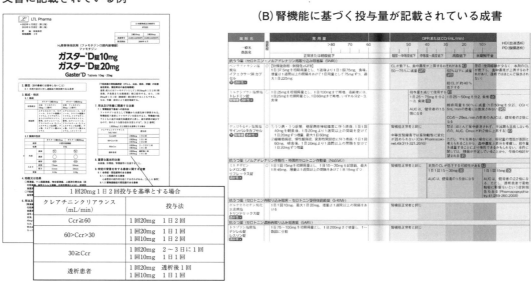

図4-7 腎機能に基づく投与量が記載されている資料
((A) ファモチジン（ガスター®D錠）添付文書，
(B) 日本腎臓病薬物療法学会 腎機能別薬剤投与方法一覧作成委員会編（2024）腎機能別薬剤投与量 POCKET BOOK 第5版，p.44-45，じほう）

与量や投与間隔を確認する．減量がされていない場合は医師に疑義照会などを行い投与量の修正を行っている．通常はこの手順で適切な投与量設定を提示できるが，薬学の専門家として，腎排泄性薬の腎機能別投与量設定の理論および実際に添付文書の腎機能別投与量はどのように決定されているかを知っておく必要があるため，本節ではそれらについて学ぶ．

4-3-1 理論に基づく腎機能低下患者の腎排泄性薬剤の投与量設定

理論的には腎排泄性薬は腎機能低下による腎クリアランスの低下の程度により投与量を設定すればよい．腎クリアランスの低下の程度は①薬物の尿中活性体（腎）排泄率（おもに未変化体）と②患者腎機能（eGFR または Ccr）の2つの因子で決定される．腎クリアランスの低下の程度を導く式として Giusti-Hayton 法があり，腎クリアランスの低下の程度を補正係数（R）として算出し，R（腎機能低下により1より小さい値となる）を常用量に乗じて腎機能低下患者の投与量を理論的に求めることができる（図4-8）．また通常の投与間隔時間を R で除すれば，1回量を常用量とした場合の延長すべき投与間隔時間を求めることができる．減量と投与間隔延長の両方の調整も可能である．Giusti-Hayton 法の2つの因子である薬剤の腎排泄率と患者腎機能の各値の R を表4-7 に示す．腎機能が低いほど，また尿中活性体排泄率が高いほど，R は小さくなる（表4-7 の矢印）．一般的には腎機能（eGFR または Ccr）は 60 mL/min 以下で減量する薬剤が多いが，尿中活性体（腎）排泄率が 80％以上では，その補正係数は 0.6 台であり，補正係数が 0.6 台程度で減量を考慮すると考えてよい．同様に尿中活性体（腎）排泄率が 40％以上で腎機能（eGFR または Ccr）が 20 mL/min 以下では，0.6 台の補正係数となるため，腎排泄率が 40％以上では減量を考慮する必要性が出てくると考えてよい（表4-7）．ただし，前述したように腎排泄率が高くても減量を必要としなくてもよいフロセミドのような薬剤や腎排泄率が 30％程度と低くても減量が必要となるメルファランのような薬剤がある．

半減期の延長度からも補正係数が求められる．

投与補正係数（R）＝腎機能正常時の $t_{1/2}$／腎機能低下時の $t_{1/2}$

①薬物尿中活性体排泄率（おもに未変化体）
②患者腎機能：Ccr または eGFR

①と②から補正係数を求め，用法用量を設定する方法
Giusti-Hayton 法

投与補正係数（R）＝ 1 － 尿中排泄率 × （1 － GFR*/100）

＊Ccr（Jaffe 法）

・投与量を減量する方法
　腎機能低下患者の投与量＝常用量 × R
・投与間隔を延長する方法
　腎機能低下患者の投与間隔＝通常投与間隔 × 1/R

・減量と投与間隔延長の両方で調節する方法

$$\frac{腎機能低下者の投与量}{腎機能低下者の投与間隔} = \frac{常用量}{通常投与間隔} \times R$$

図4-8　腎機能低下患者の腎排泄性薬剤の投与量・投与間隔調節を行うための理論的な算出法

表 4-7 Giusti-Hayton 法により算出した各腎機能と各腎排泄率（％）による補正係数

		Ccr(Jaffe)または eGFR(mL/min)										
		100	90	80	70	60	50	40	30	20	10	0
尿中活性体排泄率(fe)(%)	100	1	0.9	0.8	0.7	0.6	0.5	0.4	0.3	0.2	0.1	0
	90	1	0.91	0.82	0.73	0.64	0.55	0.46	0.37	0.28	0.19	0.1
	85	1	0.915	0.83	0.745	0.66	0.575	0.49	0.405	0.32	0.235	0.15
	80	1	0.92	0.84	0.76	0.68	0.6	0.52	0.44	0.36	0.28	0.2
	70	1	0.93	0.86	0.79	0.72	0.65	0.58	0.51	0.44	0.37	0.3
	60	1	0.94	0.88	0.82	0.76	0.7	0.64	0.58	0.52	0.46	0.4
	50	1	0.95	0.9	0.85	0.8	0.75	0.7	0.65	0.6	0.55	0.5
	40	1	0.96	0.92	0.88	0.84	0.8	0.76	0.72	0.68	0.64	0.6
	30	1	0.97	0.94	0.91	0.88	0.85	0.82	0.79	0.76	0.73	0.7
	20	1	0.98	0.96	0.94	0.92	0.9	0.88	0.86	0.84	0.82	0.8
	10	1	0.99	0.98	0.97	0.96	0.95	0.94	0.93	0.92	0.91	0.9
	0	1	1	1	1	1	1	1	1	1	1	1

尿中排泄率が40％以上になると腎不全では用量調節が必要になる．それ以下の尿中排泄率ならば投与量の減量が必要がない薬剤が多い．

4-3-2 投与量減量か投与間隔延長かの選択

腎機能低下患者に投与量を減量した場合と投与間隔を延長した場合の血中濃度推移を示す（図4-9）．投与量を減量するか，投与間隔を延長するかは，薬剤の至適体内動態が明らかなものは考慮する．抗菌薬を例とするとβラクタム系抗菌薬のような時間依存性薬ならば投与量の減量をし，アミドグリコシド系抗菌薬のような濃度依存性薬剤ならば投与間隔の延長をする．しかし，多くの薬剤では至適体内動態がなく（不明の場合もある），AUCが同等であれば減量か投与間隔延長のどちらでもよい薬が多い．例えばファモチジンは減量および投与間隔延長の両方が添付文書に記載されている．このような場合は常に効果・副作用，患者が服薬しやすい服用法（患者QOL），服薬間違えや服用忘れがないような服用法（医療安全）など全体を考えて，投与法の提案をしていくことが重要である（例：高齢者なら投与間隔を延長し服用回数を少なくするなど）．

4-3-3 添付文書に記載されている腎機能別薬物投与量の設定

添付文書に記載されている腎機能別薬物投与量は基本的には治験時における腎機能低下に応じたAUCの上昇率（曝露量の増加）に基づき，母集団薬物動態解析に基づいたシミュレーションなどを用いて設定される．腎排泄性薬でも腎外クリアランスの低下などによるAUC上昇も関与している可能性があり，治験時の実測データが基本となる．基準はないが一般的にAUCが2倍以上で減量が必要とされている．しかし，腎機能に応じた薬物曝露量（AUC）の上昇率のみで決

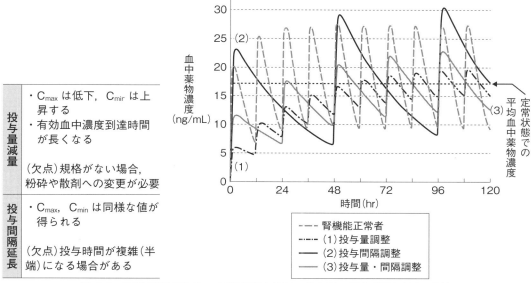

図 4-9　腎機能低下患者への腎排泄性薬剤の投与量・投与間隔延長の調節

定されるのではなく，最終的には曝露–反応関係および有効性と安全性（副作用）も考慮し総合的に投与量が設定される．例としてアメナメビルは肝代謝性薬だが重度腎機能障害患者ではAUCが2〜3倍上昇する．このAUCは健康成人にアメナメビルを通常投与量の3倍（1,200 mg）を投与したときのAUCに相当するが安全性に問題は認められなかったため，腎機能に応じた減量は設定されていない．

また，実際のデータは個人差も大きく，かつ少人数のデータなのでGiusti-Hayton法からも求める理論値（補正係数）と実際のデータを比較してみることは重要と考えられる．

そして，最終的には錠剤の規格（mg数）を考慮した段階的な腎機能別投与量が設定される．ファモチジンのAUCの上昇率に基づいた投与量，Giusti-Hayton法による補正係数から求めた投与量，実際の製剤の規格も考慮した添付文書の投与量の比較を図4-10に示したので参考にされたい．

未変化体尿中(腎)排泄率：80%

	Ccr(mL/min)										
	100	90	80	70	60	50	40	30	20	10	0
補正係数(R)	1	0.92	0.84	0.76	0.68	0.6	0.52	0.44	0.36	0.28	0.2
AUC(ng/mL) (AUC上昇率)	857			909 1.06倍		1,424 1.66倍				4,503 5.25倍	
添付文書の投与量	40 mg/日					20 mg/日				10 mg/日	
						1/2				1/4	

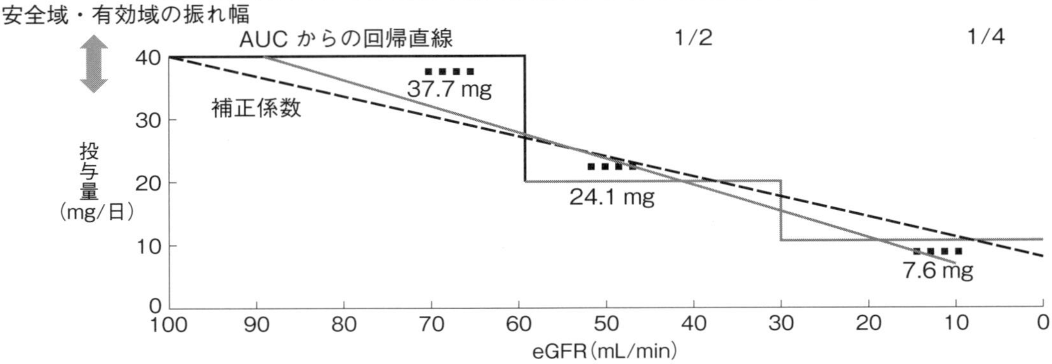

図4-10 ファモチジンの補正係数に基づく投与量およびAUC上昇率に基づく腎機能別投与量

4-3-4 腎機能別投与量を利用する場合の腎機能に応じた投与量設定の考え方

　以下のような限界があるため，腎機能低下患者に対する投与量設定はあくまで目安として，個々の患者に対応していく必要がある．
　①患者腎機能はあくまで推定式である（実測値自体の変動も大きい）．
　②臨床試験自体が少数のデータによるものである（十分なn数(6〜8名)で実施はされている）．
　③腎機能に応じたAUCの上昇率を基本として，曝露-反応関係および有効性・安全性および薬剤規格も考慮に入れ投与量が設定されている．
　④設定された用量も腎機能に応じて，製剤の規格などで段階的に区切られ，連続的ではない．
　このようなことから極端に過大投与や過小投与にならないことが重要である．安全域が広い薬に関しては，どの評価法を使用しても問題がないことが多いと考えられるが，ハイリスク薬や特殊な体格では，より慎重に腎機能評価を行い，個々の患者の体格，病態を加味した投与量の設定が必要である．
　例えば，投与量一覧表の投与量変更値付近のGFR（Ccr）の場合は患者の病状と副作用のリスクおよび治療的重要性を考慮する．重症感染症など生命に関わる病態などの治療なら，投与量の多いほうに舵をとり，慢性疾患，病状が安定した疾患の治療薬で副作用の危険性が高い場合には投与量の少ないほうに舵をとり，経過観察しながら増量するなどの臨床的対応をすることが重要である．

Essence

　添付文書の腎機能別投与量設定に記載されている腎機能評価法にはeGFRとCcrの混在，CcrではさらにJaffe法と酵素法の混在，またeGFRとCcrで個別化腎機能（mL/min）と標準化腎機能（mL/min/1.73 m^2）の混在など，極めてわかりづらい．一方で，現在の患者腎機能はeGFRまたはCcr（酵素法）で示される．表4-4に示したように腎機能別投与量の設定においては，投与量設定の根拠となった添付文書に記載されている腎機能評価法（治験時の評価法）を用いることを原則とする．また，腎機能低下患者で投与量調節が必要な薬は活性体の腎排泄率が高い薬だけではなく，肝代謝性薬でも血中濃度が上昇するため，減量が必要な薬が存在する．添付文書に記載されている腎機能別薬物投与量の設定は基本的には治験時における腎機能低下に応じたAUCの上昇率に基づき，母集団薬物体内動態解析に基づいたシミュレーションを用いて投与量が設定される．しかし，腎機能に応じた薬物曝露量（AUC）の上昇率のみで決定されるのではなく，最終的には曝露-反応関係および有効性と安全性（副作用）を考慮し，さらに薬剤の規格も加味して総合的に投与量が設定される．腎機能低下患者に対する投与量設定はあくまで目安であり，極端に過量投与や過小投与にならないことが重要である．安全域が広い薬に関しては，どの評価法を使用しても問題がないことが多いと考えられるが，ハイリスク薬や特殊な体格では，より慎重に腎機能評価を行い，個々の患者の体格，病態を加味した投与量の設定が必要である．投与量一覧表の投与量変更値付近の腎機能の場合は患者の病状と副作用のリスク，および治療的重要性を考慮する．

Case Study

患者：75歳，女性で身長 152 cm，体重 39 kg，Scr 値は 1.0 mg/dL

　胃炎（胃潰瘍）症状にファモチジン錠が追加処方されたため，用法用量の確認をした．患者インタビューでは服用忘れが多いとのことだった．正常腎機能患者の投与法は，1回20 mg を1日2回経口投与とする．

既往歴：高血圧症，脂質異常症
処方内容：
　1）オルメサルタン OD 錠 20 mg　　　　　1回1錠　1日1回朝食後
　2）ピタバスタチンカルシウム OD 錠 1 mg　1回1錠　1日1回朝食後
　3）ファモチジン OD 錠 20 mg　　　　　　1回1錠　1日2回朝夕食後

問1
　処方薬のなかで用量を減量すべき薬はどれか．

問2
　本患者の個別化腎機能（eGFR・eCcr）を求めなさい．患者腎機能の計算は日本腎臓病薬物療法学会ホームページ（https://www.jsnp.org/egfr/）の eGFR・eCcr の計算などを使用してよい．

問3
　この患者における腎機能低下減量必要薬の適正な1日投与量を Giusti-Hayton 法を用いて求めなさい．ただし，該当薬の尿中未変化体（活性体）排泄率は80％とする．

問4
　この患者の場合は1日投与量を1回で投与したほうがよいか，1日2回の分割投与がよいか．あなたならどう提案するか述べなさい．

問5
　本患者の腎機能は投与量変更付近の数値であった．高用量側に舵をとる因子と低用量側に舵をとる因子を掲げ，あなたなら高用量と低用量のどちらを選択するかその理由を記載しなさい．

解答
問1．ファモチジン OD 錠
問2．eGFR＝31.2（mL/min），Ccr＝29.9（mL/min）
問3．20 mg/日
問4．解説参照

問5. 解説参照

解説

問2. 表4-3参照.

eGFR（mL/min）＝194×Scr$^{-1.094}$×年齢$^{-0.287}$×0.739（女性の場合）
＝194×1.0 mg/dL$^{-1.094}$×75歳$^{-0.287}$×0.739×(1.3 m^2/1.73)＝31.2（mL/min）
Ccr（mL/min）＝(140－年齢)×体重/(72×Scr)×0.85（女性の場合）
＝(140－75歳)×39 kg/(72×1.0 mg/dL)×0.85＝29.9（mL/min）

問3. 図4-8のGiust-Hayton法（GH法）より求める．ファモチジンの①尿中未変化体（活性体）排泄率は0.8，②患者腎機能はeGFR（mL/min）＝31.2（mL/min）を用いると
補正係数（R）＝1－尿中排泄率×(1－GFR/100)＝1－0.8×(1－31.2 mL/min/100)＝0.45
腎機能低下患者の投与量＝常用量×R＝40 mg×0.45＝18 mg
→錠剤の規格を考慮すると20 mg/日

問4. 投与量を減量するか，投与間隔を延長するかは，抗菌薬など薬剤の至適体内動態が明らかなものは考慮するが，AUCが同等であればどちらでもよい薬剤が多い．その場合は患者が服薬しやすい服用法（患者QOL），服薬間違えや服用忘れがないような服用法（医療安全）など全体を考えて，投与法の提案をしていく（例：高齢者なら投与間隔を延長し服用回数を少なくするなど）．

問5.

	高用量側に舵をとる因子	低用量側に舵をとる因子
ファモチジン	20 mg/日 ・胃炎（胃潰瘍）症状の改善期待 ・GH法（理論値）：補正係数0.45（18 mg/日）	10 mg/日 ・小柄な体格（BSA：1.3 m^2） ・高齢（75歳）
	・GFR（Ccr（Jaffe））30 mL/minの実際のAUC上昇率データはなし	

本症例におけるeGFR（mL/min）は31.2であり，Ccr（Jaffe）とほぼ等しい．個別化腎機能は30 mL/minで用量切替のカットオフ値付近であった．症状の程度や副作用のリスクを考慮し，「ファモチジンOD錠10 mgまたは20 mgを1日1回夕食後か朝食後」とする疑義照会・処方提案を行った．100%の正しい提案はない．

Column　シスタチンCとは？

シスタチンCは分子量13kDaの低分子タンパクで全身の有核細胞に発現している。糸球体でろ過され，ほとんどが近位尿細管で再吸収されるが，そこでアミノ酸に分解されるので，血中には戻らないため，糸球体ろ過量（GFR）のマーカーとして使用される。

血清シスタチンC（Scys）は，Scrと異なり，筋肉量に影響されない。また，産生量も一定であり，食事，年齢，炎症などの影響を受けにくい。ScrはGFRが40 mL/min/1.73 m^{2}程度以上にならないと上昇しないが，ScysはGFRが70 mL/min/1.73 m^{2}程度まで低下すると上昇するため，早期の腎機能マーカーとして有用である（下図）。ただし，腎機能が低下しすぎると値が頭打ちになるため，進行した腎不全では正しい腎機能を評価できない。また，3か月に1回の測定しか保険診療で認められていないため，使用する機会は限られる。また甲状腺機能，副腎皮質ステロイド，シクロスポリンの併用により濃度が影響を受けるとする報告がある。

eGFRcysは筋肉量の影響を受けにくいため，ScrによるeGFRでは評価が困難な患者に有用である。筋肉量が標準から外れる患者では，実測Ccrを用いるか，シスタチンCによるeGFRで腎機能を評価することが推奨される。

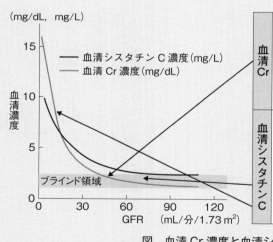

図　血清Cr濃度と血清シスタチン濃度の特徴

章末問題

問1. 腎機能低下時の薬物投与設計に使用する腎機能の評価に関する記述のうち，正しいものはどれか．2つ選べ．

1. 糸球体ろ過量（GFR）やクレアチニンクリアランス（Ccr）は実測値を使用するのが一般的である．
2. GFR は Ccr より 20〜30％高い値となる．
3. 推算 Ccr（CG 式）は肥満患者では過小評価になる．
4. シスタチン C による eGFRcys は筋肉量による影響を受けにくいので，サルコペニアなどの患者に適している．
5. 腎機能別投与量の腎機能評価が個別化 Ccr（mL/min）の場合は，患者腎機能 eGFR（mL/min/1.73 m^2）の体表面積を個別化し（×患者体表面積/1.73），患者の体格を考慮した GFR（mL/min）を用いる．

問2. 次の患者にダビガトランを投与する場合，最も正しい提案はどれか．1つ選べ．
患者：80歳，女性，身長 147 cm，体重 39 kg，Scr 値は 1.0 mg/dL

ダビガトランの腎機能に応じた用量設定

軽度	50＜Ccr≦80	1回 150 mg 1日 2回
中等度	30＜Ccr≦50	1回 110 mg 1日 2回
高度	≦30	禁忌

各推算式で算出した腎機能

腎機能評価	算出された患者の腎機能
eCcr（CG 式）	27.6 mL/min
eGFR（患者体表面積値）	29.9 mL/min
eGFR 推算式（体表面積補正値）	40.8 mL/min/1.73 m^2

1. 1回 150 mg を 1日 2回で投与することを提案する．
2. 1回 110 mg を 1日 2回で投与することを提案する．
3. ダビガトランは投与しないで他剤への変更を提案する．

問3. 次の薬物のうち，腎機能低下時に減量が必要でない薬はどれか．1つ選べ．

1. デュロキセチン
2. ファモチジン
3. バラシクロビル
4. ゾルピデム
5. ダビガトラン

問4. 腎排泄性薬はGiusti-Hayton法により，薬物尿中（腎）排泄率と患者腎機能eGFRによって，腎機能に応じた投与量や投与間隔を求めることができる．プレガバリンの正常腎機能患者への投与を300 mg/日とするとき，eGFR45 mL/minの腎機能の患者の至適投与量（mg/日）に最も近いものを選べ（プレガバリンの尿中未変化体（活性体）排泄率90％）．
1. 75
2. 100
3. 150
4. 200
5. 300

第5章 腎機能低下患者への薬物投与（2）
血液浄化療法施行患者の薬物投与設計

キーワード

血液浄化療法　血液透析（HD）　血液ろ過透析（HDF）　末期腎不全（ESKD）
慢性腎臓病（CKD）　腎機能別薬物投与量　腹膜透析（PD）　持続的携行式腹膜透析（CAPD）
持続的血液透析ろ過（CHDF）　透析性　透析除去率　ダイアライザー

　慢性腎臓病（CKD）が進行し，末期腎不全（end stage kidney disease：ESKD）になると血液透析（hemodialysis：HD），腹膜透析（peritoneal dialysis：PD），または腎移植のいずれかの腎代替療法が必要となる．このうち，HDとPDにおいては，老廃物や尿毒症性毒素などとともに投与された薬物も除去されるため，投与量や投与タイミングを考慮しなければならない薬剤が存在する．そこで本章では血液浄化療法施行患者（おもに血液透析）の薬物投与量調節の考え方を習得する．

5-1　血液浄化療法

　血液から老廃物や尿毒症性毒素などの不要な物質の除去，電解質・酸塩基平衡の調整，除水によって体液の調整を行う治療法を総称して血液浄化療法という．

5-1-1　血液浄化療法の目的

　臨床では大きく2つに分けられ，①腎臓機能の代替と②炎症や免疫学的な急性病態における原因物質や関連物質の除去となる．
　①末期腎不全患者に対して腎機能の代替補助として行われ，血液透析が最も一般的である．近年では血液透析に血液ろ過も加えた血液ろ過透析を施行する患者が最も多い．
　②急性病態（急性腎障害（AKI）や敗血症）などの原因として炎症を仲介・促進する炎症性サイトカインなどのメディエーターの除去（non-renal indication）などを行う．

5-1-2　血液浄化療法の種類

　血液浄化療法には表5-1のような種類がある．維持血液浄化療法はおもに末期腎不全患者が継続的に実施する腎代替療法である．一方，急性血液浄化療法（持続的腎代替療法）は何らかの原

因により急激に患者体内に病因物質または毒性物質が蓄積することにより患者体液の恒常性が破れ，生命の維持にも影響があらわれた場合に，おもに体外循環的手法により，血液を通して対象物質を除去し，体液の恒常性と生命予後の延長を目指す治療法である．

表 5-1　血液浄化療法の種類

維持血液浄化療法
・**血液透析（hemodialysis：HD）**：透析の原理により物質を除去．小分子の物質を効率よく除去できる．
・血液ろ過（hemofiltration：HF）：限外ろ過の原理により物質を除去．中分子の物質を効率よく除去できる．置換液が必要．
・**血液透析ろ過（hemodiafiltration：HDF）**：HDによる小分子量物質除去とHFによる中分子量物質除去の両方の特徴をあわせもつ．
・**腹膜透析（peritoneal dialysis：PD）**：腹膜を透析膜として使用．
・持続的携行式腹膜透析（continuous ambulatory peritoneal dialysis：CAPD）
・自動腹膜透析（automated peritoneal dialysis：APD）
急性血液浄化療法[*1]
・持続的血液透析（continuous hemodialysis：CHD）
・持続的血液ろ過（continuous hemofiltration：CHF）
・**持続的血液透析ろ過（continuous hemodiafiltration：CHDF）**
特殊な血液浄化療法
・限外ろ過：水分だけを除去．
・血漿交換
・単純血漿交換（plasma exchange：PE）
・二重ろ過血漿交換（double filtration plasmapheresis：DFPP）
・吸着療法
・血液吸着（hemoadsorption）：エンドトキシン吸着療法，活性炭吸着療法，免疫吸着療法
・血漿吸着（plasma adsorption）：LDL吸着療法，ビリルビン吸着
・血球吸着（cytapheresis）：白血球吸着療法，顆粒球吸着療法

[*1] HD，HF，HDFも急性血液浄化療法に用いられる．

このように様々な血液浄化療法があるが，本章では各血液浄化療法の詳細については割愛する．腎機能低下患者薬物投与設計において臨床で最も多く遭遇する血液透析についておもに記載する．薬物投与設計を考える場合は血液透析ろ過は血液透析と同様と考えてよい．

5-2　透析療法

5-2-1　日本の透析患者数

日本の慢性透析患者数は34万7,474人であり，HDが41.5％，HDFが55.1％，PDが2.4％でHDおよびHDFで96.6％を占めている（2022年日本透析医学会統計調査報告書）．

5-2-2　血液透析

腎臓本来の機能である水分や老廃物などの除去，電解質の調節を代替するものである．透析療

法では尿毒症物質や老廃物の除去，電解質の補正，酸塩基平衡の補正，体液量の調節などは代替できるが，腎臓のすべての機能を代替できるわけではない．その他の機能についてはエリスロポエチン，活性化ビタミンD製剤，降圧薬などの薬剤を投与することで代替を行う．

1. 血液透析の特徴

血液と透析液との間の半透膜（透析膜）を介した物質の移動によって行われる．拡散によって血液中に不足しているものを透析液から血液へ補充することも可能となる．

2. 血液透析の役割

体内にたまった尿毒症の原因物質や老廃物の排泄のほか，血中Na・K・Ca・Pといった電解質の補正・排泄の役割をもつ．また，酸性・アルカリ性のバランスの維持や，体液量調節の役割もある．

図5-1のように患者血液を体外に循環させ，ダイアライザーにて，対向側から流れる透析液へ拡散および限外ろ過の原理によって，不要な物質や老廃物を体外に排泄する．また不足している電解質などは拡散の原理で透析液側から血液に補給することもできる．透析膜を通過できるものとできないものを表5-2に記載している．

3. 血液透析ろ過（HDF）

この物質移動は，おもに拡散と限外ろ過の2つの機序による．HDによる小分子量物質除去とHFによる中分子量物質除去の両方の特徴をあわせもつ血液浄化療法で，近年では最も多くの患者で実施されている透析療法である．

5-2-3 腹膜透析（図5-2）

腹膜透析では，腹膜が半透膜のはたらきをするため，腹膜を利用して透析を行うことで体内の不要な物質や老廃物を除去することができる．腹腔内に透析液を注入し，一定時間滞留させることで，血液中の老廃物を腹膜を介した拡散により腹膜透析液中に移動させ，その腹膜透析液を体外へ排液する．これを繰り返して不要な物質や老廃物を除去する．そのため，体外循環を必要としない．

腹膜のポアサイズは透析膜に比べて大きいため，分子量1,500～5,000 Daの中分子量物質の除去に優れているが，タンパク質の漏出量も多い．持続的であるため，腎虚血が起こりにくく，尿量を保てること，心臓に負担をかけないことなどが利点である．

腹膜透析には持続的携行式腹膜透析（continuous ambulatory peritoneal dialysis：CAPD）と自動腹膜透析（automated peritoneal dialysis：APD）がある（図5-3）．

①持続的携行式腹膜透析（CAPD）

通常成人では，1.5Lまたは2.0Lの透析液を1日3～5回の交換を行う方法が一般的であり，液の交換1回には約30分程度を要する．

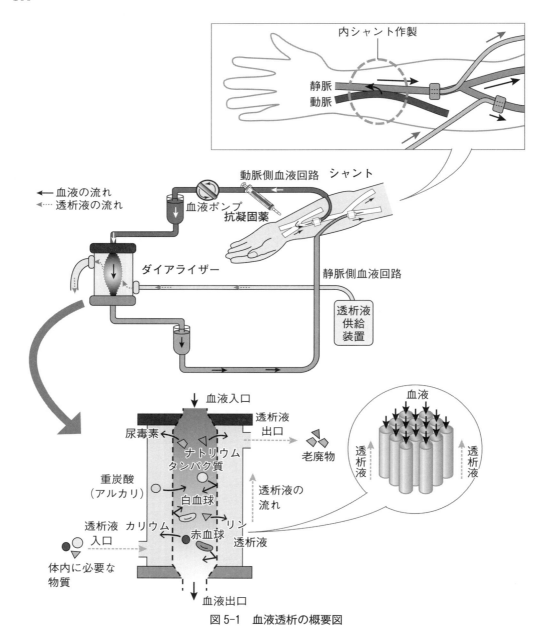

図 5-1 血液透析の概要図

表 5-2 透析膜を通過できるものとできないもの

透析膜を通過できるもの
尿毒素（尿素・クレアチニン・尿酸など），電解質（ナトリウム・カリウム・カルシウム・リンなど），パイロジェン（細菌が出す毒素）
透析膜を通過できないもの
赤血球，白血球，タンパク質（低分子タンパクでは通るものがある），細菌，ウイルス

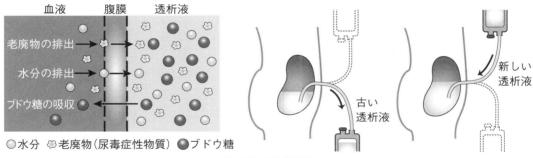

図 5-2 腹膜透析

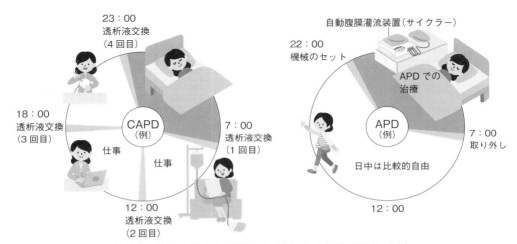

図 5-3 持続的携行式腹膜透析（左）と自動腹膜透析（右）

②自動腹膜透析（APD）

自動腹膜灌流装置（サイクラー）を用い，注液・貯留・排液を自動的に一定時間間隔で行うもので，おもに夜間の6〜8時間でこれを数回繰り返し行う．昼間の交換が少なくなるため日中の自由時間を多く確保することができ，活動性が向上する利点がある．

5-2-4 持続的血液透析ろ過（CHDF）

拡散と限外ろ過による除去を組み合わせた方法で小分子量から中分子量の溶質除去が可能である．持続的に実施され，流量/時間が低いため，循環器系への負担が少ない．各種病態における急性腎不全や腎機能低下による重症心不全，脳，心臓・大血管手術における術後管理に効果がある．敗血症，多臓器不全，全身性炎症反応症候群（SIRS）などの高サイトカイン血症が病態に大きく関係している疾患に対して，腎不全の有無にかかわらず，急性膵炎や重症肝不全などでもCHDFによるサイトカイン除去が病態の改善に有効と考えられている．

5-3　血液透析患者の投与量調節の考え方

　血液浄化療法を受けている患者では，血液浄化療法により投与された薬物が除去されるか否か，除去される場合はどの程度除去されるのかなど薬物投与設計に関わってくる．本節では臨床で最も多く遭遇する血液透析療法（血液ろ過透析は薬物投与設計において血液透析と同様と考えてよい）について学ぶ．臨床では腎機能低下患者の投与量調節と同様に腎機能別薬剤投与量一覧などの書籍に透析施行患者の投与量も記載されているため，それらを使用すれば投与量調節は可能だが，血液透析患者の薬物投与設計における基本的な理論・考え方を身につけておくことで，より個々の患者に応じた投与量調節が可能となる．

5-3-1　透析性に影響する薬物の特性

　薬物の透析性に影響する因子は表5-3に示すように①薬物の特性，②ダイアライザーの性能，③透析条件，④患者状態などがある．これらの因子によって，ある程度薬物の透析性を予測でき，各薬剤の投与量調節に応用できるため，これらの特性を知っておくことは重要である．薬物の特性が透析性に影響を与える要因としては，特にタンパク結合率（PBR）と分布容積（V_d）の寄与が大きい．PBRが高いと透析では除去されにくく（例：ワルファリン，オメプラゾー

表5-3　透析による薬物除去能に影響する因子

分類	因子
薬物の特性	タンパク結合率（PBR）：PBRが高いと除去されにくい 分布容積（V_d）：V_dが大きいと除去されにくい 分子量（MW）：大きいほど透析性は低くなる 脂溶性／水溶性（O/W係数）：脂溶性が高いと除去されにくい ※透析で除去されにくい薬物の条件 ①$V_d≧2\,L/kg$　②$PBR≧90\%$　③$V_d≧1\,L/kg$で$PBR≧80\%$ ④分子量$≧2,000\,Da$（透析膜の種類で異なる）
ダイアライザーの性能	ダイアライザーの機能分類 透析膜の孔径（ポアサイズ） 透析膜付着（対称膜） 透析膜面積 透析膜の膜厚 透析膜の含水 膜の開口率（単位面積あたりの孔の数） 透析膜の荷電による薬物吸着 非対称膜
透析条件	血流量 透析液流量 透析時間 限外ろ過圧 拡散とコンベクション（溶質除去）の寄与
患者状態	体格 残存機能 病態

ル，バルプロ酸など），V_d が大きいと組織から血中への薬物が移行しにくいため，除去されにくい（ジゴキシン，シベンゾリン，プラミペキソールなど）．

また薬物の特性に関しての一般論として脂溶性薬物と水溶性薬物に分けて考えるとわかりやすい．脂溶性薬物は V_d や PBR が高い薬が多く（アミトリプチリン，アミオダロン，シクロスポリンなど），透析では除去されにくい．PBR が高い薬では，組織へ移行しづらいため，V_d は小さくなる薬もあるが，孔を通過できず透析で除去されにくい．水溶性薬物は V_d と PBR が低い薬が多く，透析で除去されやすい．また分子量の大きい薬物は，透析膜孔径より大きい高分子量である場合は孔を通過できず，拡散による機序では，分子量が大きいほど膜内の移動速度が遅くなり，透析性は低くなる（抗体製剤，タンパク質製剤など）．近年はろ過性能・拡散性能の高い高性能膜が使用されているため，$β_2$-ミクログロブリン（分子量 11,800 Da）などの低分子タンパクを除去することができ，分子量だけでは透析性の大小の判定は難しくなってきている．各血液浄化療法における分子量とクリアランス（CL）の関係を図 5-4 に示す．HD では拡散による除去のため，分子量が大きくなるほど CL は低下する．一方，HF では限外ろ過で除去されるため，膜孔径より小さい薬物であれば分子量によらず一定で，膜孔径より大きい分子量になると急激に CL は低下する．

また，透析条件によって薬物の除去量は異なるが，CL においては最も流速が遅いものが律速因子となるため，HD では通常は血流量（BQ）200 mL/min と透析液流量（DQ）500 mL/min のうち，CL は血流量に依存する．

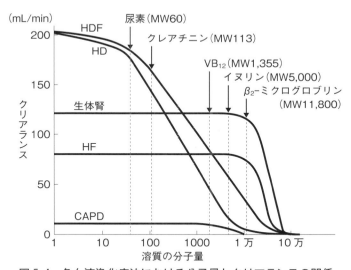

図 5-4　各血液浄化療法における分子量とクリアランスの関係
（平田純生（2017）透析患者への投薬ガイドブック改訂 3 版，p.125，図 21，じほうを一部改変）

HD：拡散で除去→分子量が大きくなるほど CL が低下する．HF：限外ろ過で除去→膜孔径より小さい薬物であれば分子量によらず一定．ただし除去している時間は生体腎，CAPD ともに 24 時間持続しているが，HD，HF，HDF は間歇的（一定時間のみ）であることを考慮する（例：通常 HD 1 日 4 h/週 3 回→ 12 h/168 h＝7％）．

5-3-2 血液透析による薬物除去能の評価

血液透析の除去能の評価には透析クリアランス（CL_{HD}）および透析除去率がおもに用いられる（図5-5）.

透析（HD）時の全身クリアランス（CL_{tot}）は非腎クリアランス（CL_{NR}）+腎クリアランス（CL_R）+HDクリアランス（CL_{HD}）で示される（図5-5式1）.透析患者であっても残存腎機能（CL_R）がある患者では，理論的には残存腎機能も考慮する必要がある.しかし，実際は通常，維持透析患者の残存腎機能（CL_R）は腎機能正常者の10%未満であることが多く，残存腎機能は投与量を大きく変更するほどの影響はないと考えてよい.HD時CL_{tot}はCL_{NR}およびCL_R（残存腎機能がある場合）もクリアランスに関与するため，CL_{HD}はHD時CL_{tot}－非HD時CL_{tot}（図5-5式2）で算出される.またCL_{HD}はダイアライザーによる除去率（抽出率）に血液流量（Q）を乗じて算出でき（図5-5式3），式2と式3は等しい.

HD前後の血漿濃度変化率（図5-5式5）は透析により組織から血中に薬物が移行するために起こるリバウンド現象があるため，正しい透析除去率を示さない.よって正確な透析除去率は外挿されたC_3'を使用し，図5-5式4として透析除去率を評価する.透析除去率はCL_{HD}以外の

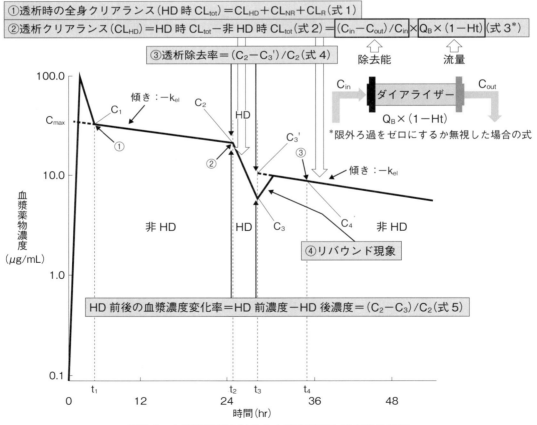

図5-5　血液透析における血中濃度推移と除去能の評価
（竹内裕紀（2023）月刊薬事 Vol.65 No.12, p.2395, 図1, じほうを一部改変）

CL_{NR} や CL_R の寄与を含めて評価されている点に注意する．また小さい体格の患者では除去率が大きくなりやすく，さらに透析中の補液や除水による血液の希釈・濃縮の影響を受ける場合もある．これらの式を日々の臨床で計算して使用することはないが，透析による薬物除去を薬剤師として理論的に知っておく必要がある．

5-3-3 血液透析患者の薬物投与量調節の基本的な考え方

1. 透析除去率の高い薬剤においても透析による除去量の寄与は少ないため，高度腎機能低下患者と同等の投与量とする場合が多い

血液透析患者の薬物投与量調節を考える場合は①高度腎機能低下患者であること（CL_R ＜10 mL）が前提にあり，そこに②透析による除去（CL_{HD}）が加わる．そのため，高度腎機能低下患者の投与量を基準に血液透析による除去量がどの程度であるか，また投与タイミングをどうするべきかを考慮することで多くの薬物投与設計が可能となる．

一般的な血液透析において透析性が高い薬物による CL_{HD} は正常腎機能に対してどの程度の除去能の寄与があるか，ファモチジンを例に考えてみる（図5-6）．ファモチジンの正常腎機能における CL_R は 304 mL/min であるが，CL_{HD} は 120 mL/min と約 1/3 程度のクリアランスである．しかし，通常の血液透析は 1 回 4 時間を週 3 回で行われることが多く，持続的に除去される正常腎のクリアランスと比べ，わずか 12 時間（4 時間×3 回）/168 時間（1 週間）＝7％の時間しか除去されないため，透析以外の時間も含めた透析による CL_{HD} は 8.6 mL/min しかなく，補充を必要とするような除去量にはならない．このため，ファモチジンの添付文書では，クレアチニンクリアランス（Ccr）≦30 の高度腎機能低下患者と透析患者の投与量は同じになっている（図5-6）．このように一般的な血液透析の透析条件では，多くの薬剤において透析による除去量

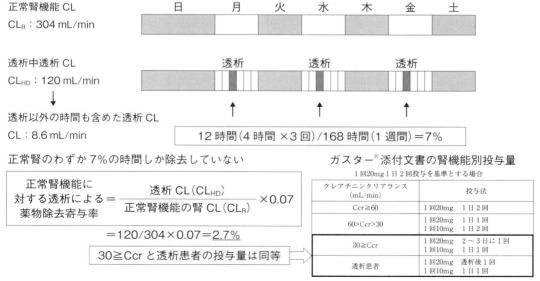

図5-6 ファモチジンの正常腎機能に対する血液透析による薬物除去寄与率
（竹内裕紀（2023）月刊薬事 Vol.65 No.12, p.2396, 図2, じほうを一部改変）

は補充を必要とするほどの除去量にはならず，透析によるクリアランスは通常では無視できる程度である．すなわち，血液透析患者ではCcr換算で約10〜15 mL/min程度の腎機能（CKDステージG5）の投与量となり，透析除去率の高い薬剤においても高度腎機能低下患者と同等の投与量が推奨される場合がほとんどである．

2．透析除去率の高い薬剤は透析後に投与することが原則である

　透析では水溶性薬物が除去されやすいため，透析除去率が高い薬剤は腎排泄率（尿中活性体排泄率）が高い場合が多く，腎機能低下により，血中濃度の減少速度が緩やかになり，半減期は大きく延長する（図5-5の非HD時 CL_{tot}）．このため，透析除去率が高い薬では透析終了後に投与することで，AUCおよび有効血中濃度を維持できる場合が多い．すなわち，透析除去率が高い薬剤を透析前の近い時間に投与すると血中濃度が高いため，より多くの薬物量が透析により除去されてしまう．そのため，透析除去率が高い薬剤は透析後に投与することが原則である．例としてプレガバリンは添付文書で血液透析後の補充用量が記載されているが，これは透析実施6時間前の服用としたシミュレーションに基づいて設定されたものであり，透析前の服用タイミングでは有効血中濃度以下になる時間が長くなり，AUCも低下する（図5-7（A））．一方で透析後に投与した場合は，非透析時の消失速度は遅いため，AUCを低下させず，透析施行中以外では有効血中濃度以下にはならず，透析後の追加投与は必要ないと考えられる（図5-7（B））．実際の例としてプレガバリンを透析終了後に投与し血中濃度を測定した結果，透析日における非透析日に対する推定AUCは90％以上あり，透析後に投与した場合には必ずしも補充投与は必要ないことが報告されている．

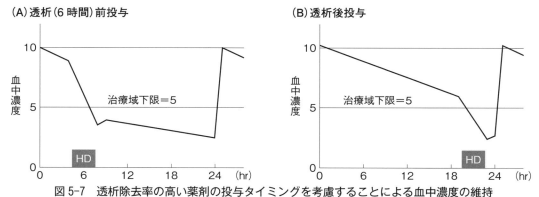

図5-7　透析除去率の高い薬剤の投与タイミングを考慮することによる血中濃度の維持
（日本腎臓病薬物療法学会編（2022）腎臓病薬物療法ガイドブック第2版，p.270，図2，じほうを一部改変）
(A) プレガバリンの添付文書ではHD実施6時間前服用のシミュレーションに基づき追加用量設定→有効血中濃度以下となる時間が長くなる．(B) HD後に投与すれば，非HD時の消失速度は遅いため，AUCを維持でき，有効血中濃度以下にはHD中以外ではならず，透析後の追加投与は必要はなくなる．

3. 透析除去率が高い薬剤で有効血中濃度以下になることで，病態に影響する場合は補充投与を行う

前述したように通常，透析除去率が高い薬剤は透析後に投与されているので，あえて透析後の補充投与は必要とならないことが多い．しかし，透析施行中に血中濃度が有効濃度以下に低下し，病態に影響するような場合（例えば痙攣発作など）では，透析前に補充投与し，最低有効血中濃度を維持する必要がある．PK/PDモデルの直接反応型のように血中濃度と作用組織濃度が時間差なく平衡に達し薬効を示すとは限らず，直接反応型でない薬剤では，透析施行中に最低有効血中濃度になった場合でも透析施行中は病態に影響しないで遅れて影響があらわれることも考えられる．その場合は遅れて薬効が減弱する可能性があるため，透析終了後の補充投与も有用と考えられる．例としてフェノバルビタールでは透析療法の影響で痙攣が出現する場合には透析前，透析中もしくは透析後の補充投与を考慮する．

4. 各血液浄化療法における薬物投与量設定の目安

今までHD（HDFも含む）患者について述べてきたが，臨床現場ではPDとCHDFを施行した患者に遭遇する機会も少なくないため，HD，PD，CHDFを比較することで，PD，CHDFの薬物投与量設定の大まかな目安となる考え方を示す．図5-8に腎不全患者における各血液浄化療法による腎排泄性薬の血中濃度推移を示した．HD患者の非HD時の消失速度は腎機能が低下しているため，延長しているが，HD時は急激に血中濃度が減少する．HD時間は通常4時間程度の短時間のため，48時間のAUCはCHDFに比べ高くなる．一方でCAPDでは持続的に血液浄

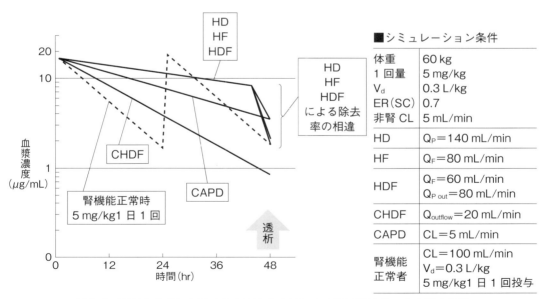

図5-8　腎不全患者における各血液浄化療法による腎排泄性薬の血中濃度推移
（日本腎臓病薬物療法学会編（2022）腎臓病薬物療法ガイドブック第2版，p.257，図3，じほうを一部改変）
HD，HF，HDFの非実施時の消失速度は腎機能が低下しているため，延長している．CHDFでは生体腎より消失速度は劣るものの，持続的に除去しているため，HD患者の透析時の消失より緩徐な低下だが，非透析時の消失遅延があるため，48時間後の血漿濃度はHDより低くなる．CAPDでは持続的に血液浄化が行われているがその除去能は低いため，この条件の場合は48時間後の血漿濃度はHDより高くなる．

化が行われているが，そのCLは10 mL/min以下と低く，結果的にHDとほぼ同等のAUCとなる．CHDFでは生体腎より消失速度は劣るものの，持続的に除去され，HDやCAPDよりCLは高く，48時間のAUCはHDより低くなる．これらからもわかるように血液浄化療法の実施時間とCLで除去量は決まるため，薬物投与量設定において，HDとPDのCLは同等でCHDFではHD，PDより高い．よって薬物投与量設定の目安としてはHDとPDがCcr≦10 mL/min，CHDFはCcr＝10〜50 mL/minの腎機能の投与量設定になると考えてよい（表5-4）．ただしCHDFに関しては流量などの透析条件が患者によって大きく異なるため，Ccrに幅があり，患者ごとに透析条件を把握した投与量設定が必要である．

表5-4 HD，CAPD，CHDFの違いによる薬物投与量設定の目安

	HD	CAPD	CHDF
Q_B（mL/min）	**200**	50〜100	80〜120
Q_D＋（Q_F）（mL/min）	500	≦10	10〜13 （20〜25）
HD時間/1週間	7.1%	100%	100%
薬物投与量設定の目安 Ccr（mL/min）	≦10	≦10	10〜50

Q_B：血液流量　Q_D：透析液流量　Q_F：ろ過流量　太字が律速因子　　　　　残存機能を考慮
　　　　　　　　　　　　　　　　　　　　　　　　　　　　　　　　　　　　　　透析条件を考慮

5. おわりに

長時間の夜間透析，短時間連日透析，在宅透析など様々な条件の透析が選択できるようになってきた．これらは一般的な血液透析とは薬物除去に影響する条件が異なることが考えられる．透析条件や患者状態など透析クリアランスに影響を与える因子が違ってくれば，それに応じた対応が必要である．日常業務において，基本的には添付文書や腎機能別投与量一覧などの書籍を参考にしながら，これらの基本的なポイントをもとに個々の血液透析患者の薬物体内動態を推測し，投与量や投与タイミング，補充投与の必要性などを考え，対応できるような薬剤師になることが重要である．

Essence

　分布容積やタンパク結合率など透析性に影響する薬物側の特性を理解する．透析除去率の高い薬剤においても1週間あたりの透析除去量は補充を必要とするほどではないため，高度腎機能低下患者と同等の投与量が推奨される場合が多い．透析除去率の高い薬剤は透析後に投与することでAUCおよび有効血中濃度を維持できることが多いため，透析後に投与することが原則である．透析除去率が高い薬剤で有効血中濃度以下になることで，病態に影響する場合は補充投与を行う．

Case Study

患者:70歳,男性で身長165 cm,体重55 kg,透析前Scr値は6.5 mg/dL

慢性腎不全のため,週3回1日4時間の午前透析を1年前から施行している.

今回,胃炎(胃潰瘍)症状にファモチジン錠が以下の内容で追加処方された.正常腎機能患者の投与法は,1回20 mgを1日2回経口投与とする.

処方)ファモチジンOD錠10 mg　1回1錠　1日1回朝食後

問1

ファモチジンの透析性に関係する因子は以下のとおりである.以下の選択肢で誤っているものはどれか.1つ選べ.

- 分子量=337.45
- オクタノール層/水層の分配係数(pH3~9)=2.6~5.0×10^{-3}
- 分布容積(V_d)=1.14±0.27 L/kg
- 血漿タンパク結合率(PBR)=19.3%
- 未変化体(活性体)尿中排泄率=80%

1. 分子量は小さいため透析されやすい.
2. 脂溶性が高いため,透析されやすい.
3. V_dは透析されやすい範囲にある.
4. PBRが低いため,透析されやすい.
5. 尿中排泄率が高く,透析されやすい.

問2-3

ファモチジンの正常腎機能のクリアランスは304 mL/min,透析中の透析クリアランスは120 mL/minとし,透析は1週間(168時間)に3回,4時間の透析(12時間)施行する場合とする.

問2

ファモチジンの透析施行時間以外も含めた1週間の血液透析による透析クリアランスに最も近い値はどれか.1つ選べ.

1. 6 mL/min
2. 9 mL/min
3. 60 mL/min
4. 90 mL/min
5. 120 mL/min

問3
ファモチジンの正常腎機能に対する透析による薬物除去寄与率の値として近いものはどれか．1つ選べ．
1. 1%
2. 3%
3. 5%
4. 10%
5. 30%

問4
本患者の処方は10 mg錠を1日1回1錠朝食後の処方であった．次の選択肢のなかでよりAUCを維持するために好ましいタイミングはどれか．2つ選べ．
1. このままの投与量，投与タイミングでよい．
2. 1日投与量を5 mgに減量する．
3. 投与タイミングを透析日のみ透析後にする．
4. 投与タイミングを毎日，昼食後にする．
5. 透析日透析後のみ20 mg（2〜3日に1回）とする．

解答
問1．2
問2．2
問3．2
問4．4, 5

解説
問1．
1．（正）分子量は小さいため透析されやすい（表5-3参照）．
2．（誤）分配係数は小さく，水に溶けやすく水溶性が高いため，透析されやすい．
3．（正）$V_d ≦ 2$ L/kgで透析されやすい範囲にある（表5-3参照）．
4．（正）PBRはPBR≦90%と低いため，透析されやすい（表5-3参照）．
5．（正）尿中排泄率が高い薬剤は，一般に透析もされやすい薬剤が多い．

問2．図5-6参照．
透析中透析CL×1週間の透析施行時間/1週間（時間）
＝120×12（4時間×3回）/168 ≒ 8.6 mL/min

問3 図5-6参照．

$$\text{正常腎機能に対する透析による薬物除去寄与率} = \frac{\text{透析CL}(CL_{HD})}{\text{正常腎機能の腎CL}(CL_R)} \times 0.07$$

$= 120 (\text{mL/min}) / 304 (\text{mL/min}) \times 0.07 = \mathbf{2.7\%}$

問 4.
1. （誤）午前透析のため，朝食後投与では透析日は投与後すぐの HD となり，血中濃度が大きく低下するため，好ましくない．
2. （誤）1 日投与量は 10 mg で適切である．
3. （△）投与タイミングを透析日だけ透析後にすることは，AUC の維持には最も効果的である．ただし，非透析日が朝食後の服用では服用法が複雑となるため，現実的な投与方法とはいえない．
4. （正）投与タイミングを毎日，昼食後とすることで，非透析日，透析日ともに同じ時間帯に服用でき，透析日も最も AUC が維持できる投与法となるため好ましい．ただし毎日夕食後としても朝食後よりよい．
5. （正）透析日透析後のみ 20 mg（2〜3 日に 1 回）とする．AUC を維持でき，服用回数も減らせるため，好ましい（添付文書記載の投与法）．ただし，HD 日のみのため，服用忘れに対する注意が必要である．

Column　リバウンド現象

　体外循環による血液浄化療法は，血液を浄化しているのであり，組織中の薬物までは浄化能がほとんど及ばない．つまり，透析により血漿中薬物濃度が低下したとしても，透析後に組織中や細胞内から血漿中への薬物の戻り（再分布）が生じて，透析後の血漿中薬物濃度が透析終了直後よりも上昇する現象をリバウンド現象という．

　リバウンド現象は V_d が大きく（組織移行性が高い），分布に時間がかかるような薬物において観察されやすい．また，血液浄化療法によっても起こりやすさは異なり，低除去率で長時間実施する持続的血液浄化療法（CHF や PD）では起こりにくく，高除去率で短時間実施する短時間血液浄化療法では起こりやすい．これは血中と組織中の平衡状態にかかる速度と，透析による除去速度の関係で理解できる．程度の差はあるがすべての薬物にリバウンド現象があると考えてよい．

> **Column** AN69膜による透析あるいはデキストラン硫酸固定化セルロースを用いたLDLアフェレーシスとACE阻害薬の相互作用
>
> 陰性荷電を有するAN69膜あるいはデキストラン硫酸固定化セルロースを用いたLDLアフェレーシスによって，血中キニン代謝が亢進し，ブラジキニンの産生が陰性荷電により増大する．さらにACE阻害薬はブラジキニンの代謝を阻害するためブラジキニンの蓄積によってアナフィラキシー様症状の発現が起こることがあるため，これらの血液浄化療法を施行中の患者にはACE阻害薬は使用禁忌になっている．

章末問題

問1．薬物の透析性を決める薬物側の因子に関する記載のうち，正しいものはどれか．2つ選べ．
1. 分子量が大きいほど透析で除去されやすい．
2. 分布容積が大きいと透析で除去されやすい．
3. 血漿中のタンパク結合率が高いと透析で除去されやすい．
4. ジゴキシンは分布容積が大きいため，透析で抜けにくい．
5. ワルファリンはタンパク結合率が高いため，透析で抜けにくい．

問2．血液透析に関する記述のうち，正しいものはどれか．1つ選べ．
1. 末期腎不全の腎代替療法としては持続的携行式腹膜透析（CAPD）を施行している患者が最も多い．
2. 血液透析はおもにろ過の原理で，腎不全で蓄積した物質を血液から透析液へ移動させ除去する．
3. 血液透析では，分子量に関係なく，膜を通過する大きさの分子量までは一定のクリアランスがある．
4. わが国の血液透析では一般に血液流量200〜250 mL/min，透析流量500 mL/minのため，透析流量によりクリアランスが規定される．
5. 血液透析では透析の原理により血中で濃度が低下（不足）している物質を透析液に入れることで補充もできる．

問3．薬物の透析による除去に関する記載のうち，正しいものはどれか．2つ選べ．
1. 血液透析終了直後の血中濃度は，その後上昇しない（リバウンド現象はない）．
2. 一般的な条件の血液透析によるクリアランスは通常では無視することができる程度の場合が多く，重度腎機能低下患者の投与量・投与間隔をそのまま使用できる場合がほとんどである．
3. 透析除去率が高い薬剤では腎排泄率が高い薬が多く，その場合は透析終了後に投与することで有効血中濃度を保てることが多い．

4. AN69膜による透析あるいはデキストラン硫酸固定化セルロースを用いたLDLアフェレーシスを施行している患者にはCa拮抗薬は禁忌となっている．
5. 持続的血液透析ろ過（CHDF）では，血液透析（HD）や持続的携行式腹膜透析（CAPD）より，薬物は除去される割合が少ないため，GFRまたはCcrが10 mL/min以下の腎機能として投与量を設定する場合が多い．

問4. プレガバリンの透析施行時間以外も含めた1週間での血液透析による透析クリアランス（mL/min）に最も近い値はどれか，1つ選べ．ただし，正常腎機能のクリアランスは75 mL/min，透析中の透析クリアランスは192 mL/minとし，透析は1週間（168時間）に3回，4時間の透析（12時間）施行する場合とする．

1. 6
2. 14
3. 18
4. 39
5. 75

第6章
肝機能低下患者への薬物投与

キーワード

門脈　初回通過効果　グルクロン酸抱合　アセチル抱合　硫酸抱合　グルタチオン抱合　アミノ酸抱合　シトクロムP450　肝クリアランス　血流律速型薬物　腹水　門脈圧　胆汁　低アルブミン血症　急性肝炎　慢性肝炎　肝硬変　劇症肝炎　脂肪肝

　肝機能低下時における薬物の投与量減量の必要性については，腎機能低下時のように明確な基準がないため，あまり認識されていない．しかし，「重篤な肝障害のある患者」への投与を禁忌としている薬剤は多い．本章では，肝代謝のメカニズムを説明したうえで，薬剤の特徴に基づいた肝機能低下時の投与設定について示す．

6-1 薬物治療における肝臓の役割

　肝疾患では肝代謝や薬物結合タンパクであるアルブミンなどの減少，胆汁排泄障害，水分貯留などのため，薬物動態に複雑な影響を及ぼす可能性がある．薬物代謝に影響を及ぼす因子としては，消化管吸収，血漿タンパク結合，肝抽出率，肝血流量，門脈大循環シャント，胆汁排泄，腸肝循環，腎クリアランスなどの変化がある．こうした変化により体内の薬物量が増加する結果，通常量の投与でも副作用が生じることがある．しかしながら，個々の薬物の濃度や作用を予測することは困難であり，肝障害の種類，重症度，肝機能検査の結果と完全に相関するわけではなく，統一された投与量の決まりはない．本節では，肝代謝の基本と肝疾患時の注意点について示す．

6-1-1 バイオアベイラビリティ

　経口投与された薬は，すべてが血中に移行するわけではなく，おもに小腸で吸収され，門脈を経由して肝臓に入り，ここで薬の一部，あるいは大半が代謝を受け，水溶化された代謝物の多くは腎臓から排出（排泄）される．薬物は，通常は身体の中に存在しない異物でもあるため，必要な期間だけ体内で薬効を発揮し，その後は体内から消失する必要がある．薬物を体内から消失させるのに最も寄与する臓器として，肝臓と腎臓が挙げられる．すなわち，これらの臓器が機能低下を起こすと，薬物の代謝や排泄機能が下がり，薬物の血中濃度が必要以上に高まり，副作用を招くことがある．投与された薬物のうち，血中に届いた薬物の割合を生物学的利用率（バイオアベイラビリティ）とよび，この値をもとに投与量が決定される．血中に直接投与される注射薬の

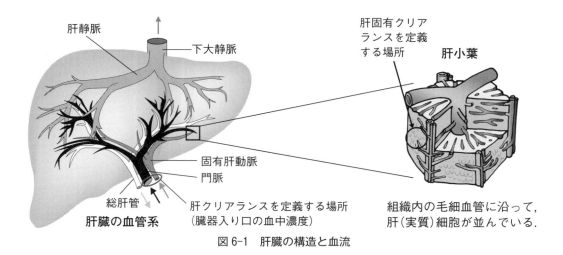

図 6-1 肝臓の構造と血流

バイオアベイラビリティは 100％ ということになる.
　初回通過効果などでバイオアベイラビリティが低い薬や，速効性が求められる薬は，門脈を経由する経口投与ではなく，舌下剤，噴霧剤，坐剤や注射剤として投与する（図 6-2）.
　なお一部の薬は，胆汁と一緒に消化管へ入り，便とともに排泄される．また，量的には多くはないが，唾液や汗，呼気，母乳から排出される薬もある．このため，授乳中は服用できない薬や唾液に苦みが出る薬，汗に色がつく薬も存在する.

6-1-2　血液検査値

　肝臓には，肝細胞・胆管細胞に接するように血液の通り道があり，それぞれの細胞が血液の通り道に接しているため，肝細胞や胆管細胞に問題が起こると，肝臓内の酵素などの物質が血液中に漏れ出す．そのため，肝臓から漏れ出た物質の種類と量（検査値）を測ることで肝機能を測ることができる．肝機能の代表的な検査項目と基準値は，AST（30 U/L 以下），ALT（30 U/L 以下），γ-GTP（50 U/L 以下），ALP（100～325 U/L 以下），総ビリルビン（0.2～1.2 mg/dL）となるため，これらが高値を示した場合は，肝臓に何らかの疾患を有する可能性がある.

6-1-3　肝機能低下の原因

　肝機能障害の原因はおもに以下の 5 種類に分けられる.
①ウイルス性肝炎
　肝炎を引き起こすウイルスにはおもに A 型，B 型，C 型，D 型，E 型の 5 種類があるが，B 型肝炎ウイルス（HBV）か C 型肝炎ウイルス（HCV）の場合がほとんどである．HBV および HCV は，感染者の血液や体液への接触が原因となり，注射針の使いまわしや入れ墨，性行為などによって感染することが多い．HCV は近年，根治しうる治療薬が開発され，患者数は激減している.

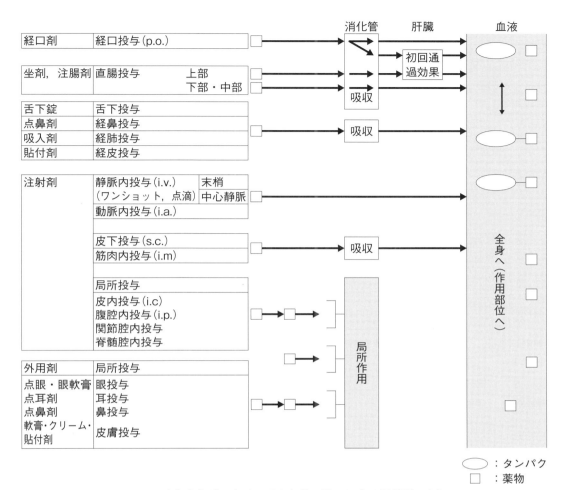

図6-2 各投与経路における吸収部位の違いによる肝代謝の有無

②アルコール性肝障害

　多量のアルコールを摂取し続けることで，肝細胞は変性や壊死を起こし，さらに細胞間質の線維化を起こすことで，次第に肝臓のはたらきが低下し，アルコール性肝障害となる．アルコール性肝障害では，最初にアルコール性脂肪肝を発症し，アルコール性肝炎やアルコール性肝線維症へと病気が進行し，最終的にアルコール性肝硬変へと至る．改善のためには禁酒や節酒が必要となる．

③非アルコール性脂肪性肝疾患（non-alcoholic fatty liver disease：NAFLD）

　飲酒をまったくしていない人，または少量しか飲まない人の肝臓に脂肪がたまる疾患である．NAFLDのうちの10～20％は進行性の脂肪肝であり，非アルコール性脂肪性肝炎（non-alcoholic steatohepatitis：NASH）に分類される．多くの場合は生活習慣病が原因となるが，様々な原因が考えられる．

④薬物性肝障害

　薬によって肝臓に障害が起こることがあり，特に抗生物質，解熱鎮痛剤，精神神経系薬や抗が

ん剤などは注意が必要である．漢方薬や健康食品，サプリメントなどでも起こりうる．
⑤自己免疫性肝炎

自己の免疫異常が関連して肝臓に障害が起こる国の難病指定を受けている疾患で，発症する人は中年以降の女性が多いとされている．

6-1-4　肝機能低下時の薬物動態に関する変化

肝硬変などの重度の肝機能障害になるとはじめて，薬物の代謝機能が下がり，薬物血中濃度が高くなる（図6-3）．

①肝実質細胞の減少

肝臓に慢性的に炎症が起こり，肝細胞の破壊と再生が繰り返されると，徐々に線維化が進み，通常の機能が果たせない肝硬変の状態になる．また，肝臓本来の細胞の構造が破壊されていくため，薬物の代謝機能が下がり，副作用が起こりやすくなると考えられる．

②肝血流量の低下

肝硬変になると血液が肝臓に流入しづらくなり，血液の流れが悪くなることで，肝血流依存性薬物のクリアランスは低下する．本来肝臓に流入するはずの血液が違うルート（側副血行路；シャント）に流れるようになるため，肝代謝を受ける薬物の代謝が遅れ，薬物の血中濃度（生体利用率）が高くなる．

③血中アルブミンの減少

アルブミンはほとんどが肝臓で産生されているため，肝硬変や肝臓がんなど，肝機能に障害が出ると，アルブミンが十分に産生されず，アルブミン値が低下する．この結果，血漿中アルブミン濃度が下がり，遊離型薬物が増加し，副作用の原因となる．特に3.5 g/dL以下の場合には注

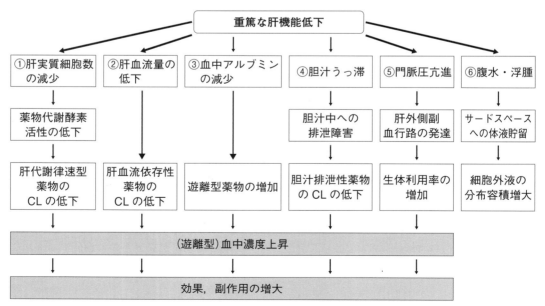

図6-3　肝機能低下による薬物動態の変化

意が必要となる．
④胆汁うっ滞
　原因は，肝細胞に由来するものと，胆道系に由来するものの二つに分類され，①肝細胞の障害を伴う，急性肝炎，アルコール性肝疾患，胆管炎，B型またはC型肝炎による肝硬変と，②胆道系の障害により起こる，胆管結石，胆管狭窄，胆管がん，膵臓がん，膵炎などがある．うっ滞した胆汁中のビリルビンが血中に逆流することで，血中ビリルビン値が高値になる．併せて，胆汁排泄されていた薬物のクリアランスが下がる．症状が進むと黄疸症状が出る．
⑤門脈圧亢進
　肝硬変になると肝臓内に線維化が広がり，組織全体が硬くなる．その結果，門脈を通して全身へ血液を送ることが難しくなり，門脈圧の上昇が引き起こされる．その結果，肝臓を迂回する新しい静脈として，側副血行路が形成される．門脈圧亢進により食道静脈瘤や胃静脈瘤などが生じ，最終的には，破裂による大量の吐血や下血が起こり死に至る場合がある．
⑥腹水・浮腫
　軽症の場合，ほとんど自覚症状はない．しかし，上昇した門脈圧によって，肝臓や腸の表面からタンパク質を含む体液が漏れ出て，腹部に水が溜まった状態（腹水）があらわれることがある．水溶性薬物では分布容積が上がり，薬の効果が出にくくなると考えられる．大量に水が溜まってくると腹部が膨らんで見え，重症化すると，腹部が張って呼吸困難を起こすこともある．

6-2　代表的な肝疾患病態における薬物動態への影響

6-2-1　代表的な肝疾患での投与設計

　肝臓の病態によって，薬物動態は大きく変わり，病態が重症化するほど，代謝機能が低下するため，投与量の調整が必要になる．しかし肝臓の場合は腎臓のように，薬の排泄を良好に調節したり，適切な投与量を算出する簡単な方法はないといえる．この項では，それぞれ肝障害の重症度に分けて，薬物投与量への影響を示す．

1. 急性肝炎患者における薬物動態への影響

　急性肝炎では，肝炎ウイルス，薬物（アセトアミノフェンなど），アルコール大量摂取などにより，肝逸脱酵素の上昇と高ビリルビン血症（黄疸）が生じる．軽～中等症の急性肝炎による高ビリルビン血症の本態は直接型（抱合型）ビリルビンの上昇であることから，抱合反応活性の低下ではなく，毛細胆管における抱合型ビリルビンの胆汁排泄障害をあらわしている．したがって，肝炎に伴う直接型優位の高ビリルビン血症は物理的胆管閉塞が関係していると考えられる．
　ともに肝代謝型のトルブタミドとアンチピリンの肝クリアランス（CL）を，肝炎の前後で比較すると，トルブタミドでは，臨床的には有意な CL 変化が認められない一方，アンチピリンのように 35～70％程度の肝 CL 減少が生じるとの報告がある（図 6-4）．この結果から，特に治療域が狭い薬物でない限り，薬効に臨床的意義のある変化はみられないものと予測される．

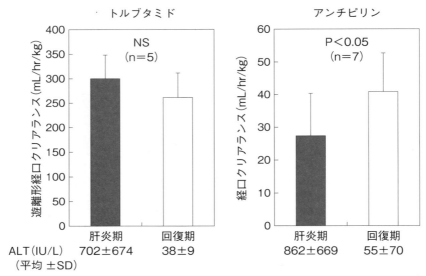

図6-4 急性肝炎での肝クリアランスの変化
(Williams RL., et al. (1977) Clinical Pharmacology, vol.21 (3), p.301-309 および
Burnett DA., et al. (1976) Gut, vol.17 (5), p.341-344 を改変)

2. 慢性肝炎における肝代謝型薬物の薬物動態の変化

　肝組織に著明な線維化がみられない慢性肝炎では，アンチピリンの経口 CL は健常人と差がないとする報告がある一方，鎮痛薬スルピリンの活性代謝体である 4-メチルアミノピリンの CL が35%程度低下しているとの報告もある．また，線維化が進み，非代償期まで重症化すると，CL の有意な低下が認められた（図6-5）．いずれにしても，臨床検査および肝臓の形態から評価して，代償期の肝硬変に至る以前の慢性肝炎であれば，薬物動態への影響は臨床的に意義は少ないと考えられる．

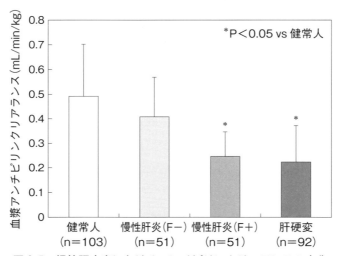

図6-5 慢性肝疾患におけるアンチピリンクリアランスの変化
(Grieco A., et al. (1998) J Gastroenterol Hepatol, vol.13 (5), p.460-466 を改変)

3. 肝硬変症における肝代謝型薬物の薬物動態の変化

　慢性肝疾患の終末病態が肝硬変症（liver cirrhosis）であり，機能肝細胞の脱落により肝薬物酵素量（肝固有CL）は健常人の50％以下に低下する．慢性炎症の修復過程で増生した線維組織により肝小葉内類洞の肝細胞表面が覆われると血漿中の薬物の肝細胞内拡散の障壁を形成する．門脈血流系の血流抵抗が増加するため，門脈循環は肝外に側副血行路を形成する．代謝律速型薬物であるアンチピリンの経口CLは，線維化進行に伴い低下し，肝硬変では50％以下となる．同様の変化が酸化代謝を受けるベンゾジアゼピン系薬物（ジアゼパム，クロルジアゼポキシド）などの薬物でも報告されている．

　一方，肝硬変病態における薬物代謝酵素（肝固有CL）低下の程度は，酵素分子種で差がある．シトクロムP450系では肝機能の低下に伴いCYP2C19の活性低下が，CYP3AやCYP2D6などの分子種より早期に生じると報告されている．抱合代謝系では硫酸転移酵素，アセチル転移酵素，グルタチオン転移酵素活性は，慢性肝炎や肝硬変患者の肝生検組織中で低下しているが，グルクロン酸転移酵素活性は，健常人と差がないと報告されている．グルクロン酸抱合でおもに代謝される薬物は肝硬変でもCLに大きな差がないので使用しやすいとされている．

1）肝硬変患者のグルクロン酸抱合能

　ベンゾジアゼピン系鎮静薬のうち，グルクロン酸抱合代謝を受けるオキサゼパムやロラゼパムのCLは，代償的な肝硬変患者では健常人と大きな差がないとする報告があり，肝硬変患者の治療でベンゾジアゼピン系薬剤を使用する場合，よい代替薬となる．Child-Pugh分類でClass Cに相当する非代償性肝硬変患者では，モルヒネ，オキサゼパム，ゾメピラック，ジドブジン，オルニダゾールなどの，主としてグルクロン酸抱合代謝を受ける薬物のCLも低下することが報告されており，非代償性肝硬変ではグルクロン酸抱合代謝薬物といえども，用量を減じて慎重に使用する必要があることを示唆している．そのため腎や肝の機能障害を有する患者の場合は，ロルメタゼパムやロラゼパムを使用することを検討する．

2）肝硬変患者における門脈血流の肝外シャントの影響

　肝硬変患者においては，門脈血流の側副血行率は最大50％前後まで増加するので，消化管吸収後に肝臓を経由せずに，大循環に到達する薬物が投与量の最大50％程度まで増加する．肝初回通過効果のために経口バイオアベイラビリティが低い（F＜30％）薬物では，肝硬変患者で経口投与後のAUCが数倍に増加することもまれでない．例えば，Ca拮抗薬のベラパミルの経口バイオアベイラビリティは，健常人と比較して2.5倍増加し，全身クリアランスも50％減少していたとする報告がある．門脈血流の側副血行の影響は，肝初回通過効果の高い薬物，すなわち肝血流依存性薬物が受けやすい．

3）肝硬変患者の薬物代謝のまとめ

①代謝を行う肝細胞自体が減少している肝硬変の状態では，肝代謝性薬物のCLは減少する．
②肝硬変時におけるCLの低下の程度はCYPの分子種で差がある．
③UDP-グルクロン酸転移酵素（UGT）活性は代償性肝硬変患者では健常者と差がないと報告

されており，グルクロン酸抱合のみで代謝される薬剤は，肝機能低下時でも使用しやすい．

④血流律速型薬物の経口投与では，側副血行路の形成による初回通過効果と肝代謝クリアランスが減少するので，初回投与後から著明なバイオアベイラビリティ（AUC）の増加があり，過剰な薬効，副作用が生じる可能性がある．

⑤肝代謝律速型薬物ではクリアランス低下の影響は，繰り返し投与による蓄積効果としてあらわれる．

4. 劇症肝炎における肝代謝型薬物の薬物動態の変化

劇症肝炎では肝全体に広範な炎症と肝細胞の壊死・脱落が短期間に生じ，わずかに残存する機能肝細胞ではタンパク合成とアンモニア分解などが代償できず，低アルブミン血症，腹水，血液凝固不全，肝性脳症などを生じる．また，肝固有CLが著明に減少し，肝血流律速型薬物も，代謝律速型となり，肝初回通過効果は，ほぼ消失すると推定される．また，血漿タンパク低下により，遊離型薬剤が増加するため，薬効・副作用が増大する．例えば，劇症肝炎患者で肝移植の対象となった患者の肝臓組織で測定された酸化およびグルクロン酸転移酵素活性は，ほとんど消失していた．このため，劇症肝炎患者ではすべての肝代謝型薬物は，CLが著しく低下しているものと想定して，ごく低用量から投与を開始すべきと考えられる．

5. 脂肪肝における肝代謝型薬物の薬物動態の変化

脂肪肝（fatty liver）とは，肝細胞内に主として中性脂肪が過剰に蓄積する病態で，アルコール性と非アルコール性に大別される．最近では飲酒歴がなく，ウイルス性肝炎や自己免疫性肝炎などの特定病態を除外した病態を，非アルコール性脂肪性肝疾患（NAFLD）と分類している．この病態は重大な肝機能障害を起こすことは少なく，利尿薬のフロセミド，抗菌薬のセフトリアキソン，鎮静薬のシクロバルビタールの薬物動態は，ほとんど変化しないことが確認されている．重篤な肝機能障害を招くNAFLDの重症型である非アルコール性脂肪性肝炎（NASH）などでの薬物動態変化については，十分な検討がなされていない．

6-2-2　肝機能低下患者の投与設計

肝臓は薬物代謝を行う主たる臓器であるため，肝硬変などの重篤な肝疾患になると薬物代謝能（CL）が低下するため，肝代謝性薬物を投与する場合は減量をしないと過剰な血中濃度の上昇により，薬効や副作用が過剰にあらわれやすくなる．肝細胞の障害の指標であるASTやALTが多少上昇する程度の急性・慢性の肝障害では，薬物代謝能は保たれ，肝代謝薬物の体内動態に大きな変化はない（図6-6）．さらに病状が進み，肝実質細胞が減少して，組織が線維化した状態になった肝硬変など，重度な肝機能低下時に，はじめて薬物代謝能が低下してくる．

1. 肝障害時の薬物投与設計のための肝機能指標

腎排泄性薬の場合，腎排泄能を評価できる腎機能マーカー（eGFR，Ccr）があるため，腎機能に応じた投与量調節が可能であるが，肝代謝性薬の場合，様々な代謝経路と代謝酵素の分子種

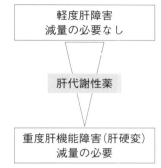

図 6-6　肝障害時の投与設計の考え方

があり，さらに代謝能力の個人差や CL の薬物間の差が大きく，代謝能を的確に定量化できるマーカーはない．このため，肝機能障害の程度による共通化された投与量調節ができるまでには至っていない．つまり，汎用性のある肝薬物排泄能の予測の指標はない．どのくらいの肝機能低下時から肝代謝性薬物の減量などの対処が必要なのか，またどれくらいの用量にすべきなのかは臨床症状などを観察しながら調節していくしかないのが現状といえる．

1）薬物代謝活性の変化を予測する肝機能評価の指標

肝硬変は，Child-Pugh（チャイルド・ピュー）分類という，複数の臨床所見と検査値を組み合わせてスコア化した指標を用いて重症度分類され，治療法を決定する．分類は，表の項目に合わせた検査結果を基準として，5 項目の合計点数により 3 段階に分類される（表 6-1）．Child-Pugh 分類では，臨床的に肝薬物代謝能の減少があると予想されるのは，①肝タンパク合成能の指標である血清アルブミン値が 3.0 g/dL 以下に低下する場合，②プロトロンビン活性値が正常値の 70％以下に低下するような病態，③ Child-Pugh 分類で，中等度以上（Class B）と考えられている．

表 6-1　肝機能を評価する Child-Pugh 分類

スコア	1 点	2 点	3 点
脳症	なし	軽度（Ⅰ・Ⅱ）	昏睡（Ⅲ以上）
腹水	なし	軽度	中等度以上
血清ビリルビン（Bil）（mg/dL）	<2	2〜3	3<
血清アルブミン（g/dL）	3.5<	2.8〜3.5	<2.8
プロトロンビン活性値（％） INR（％）	70< <1.7	40〜70 1.7〜2.3	<40 2.3<
PBC では Bil（mg/dL）	1〜4	4〜10	10<

PBC：原発性胆汁性肝硬変
INR：International normalized ratio

Class A（5〜6 点）：軽度の肝硬変で肝臓の機能がなんとか保たれている状態で，代償性肝硬変という．
Class B（7〜9 点）：中程度の肝硬変で，軽度な合併症（症状）がみられ，非代償性肝硬変という．
Class C（10〜15 点）：重度の肝硬変で肝臓の機能が維持できなくなり，様々な合併症があらわれる．

通常，新規医薬品開発の肝機能障害患者に関する臨床試験では Class B 程度までの患者を対象

として薬物動態試験が行われる．しかし薬物の肝クリアランスが著明に低下するのは Class C 段階からであるので注意が必要である．一方で，Child-Pugh スコアの臨床指標評価にはバイアスが入りやすいこと，軽度および中等度の肝硬変に対して感度が低いことが課題であり，肝移植待機患者の予後を評価するために開発された，臨床検査値のみに基づく MELD（model for end-stage liver disease）スコアが注目されている．

2）MELD スコア

アメリカの臓器移植ネットワークでの肝移植登録患者（12歳以上）の重症度の判定に用いられ，この点数で移植優先順位が決定される．MELD スコアは，血中ビリルビン，プロトロンビン時間（INR），血中クレアチニン（透析治療の有無）で計算される．

MELDスコア＝

$(0.957×\ln(血中クレアチニン)+0.378×\ln(血中ビリルビン)+1.120×\ln(INR)+0.643)×10$

検査値が 1.0 以下の場合には 1 とし，透析治療では，Cre＝4.0 として計算する．MELD スコア<10，10〜15，>15 が従来の Child-Pugh スコアの A，B，C の重症度にほぼ相当する．

2. 添付文書における Child-Pugh スコアに基づいた肝機能低下患者の投与量設定例

例としてエベロリムス（サーティカン®）の添付文書では，肝機能障害を有する患者への投与に関して，「本剤の血中トラフ濃度を頻繁に測定すること．軽度又は中等度の肝機能障害（Child-Pugh 分類クラス A 又は B）を有する患者が以下の 3 項目の内 2 項目以上に該当する場合には，用量を通常量の約半量に減量すること：ビリルビン>2 mg/dL，アルブミン<3.5 g/dL，プロトロンビン時間>1.3 INR（4秒を超える延長）．更に，本剤の血中濃度に基づいて用量調節を行うこと．」と記載されている．このように最近では多くの肝代謝性薬物で Child-Pugh スコアによる投与量の設定が記載されるようになった．

6-2-3　肝硬変患者の投与量設定

血流律速型か肝代謝律速型かの律速段階の違いにより，薬物の血中濃度の推移や投与設計が異なる．

1. 血流律速型薬物

経口血流律速型薬物，特に肝固有 CL の高い薬は，初回通過効果の減少により，初回投与後から著明に BA（AUC）が増加し，過剰な薬効，副作用が生じる可能性があるので，初期から投与量に十分注意する必要がある．薬物の血中濃度は，急激に上昇すると考えられる．

2. 肝代謝律速型薬物

CL 低下の影響は繰り返し投与による蓄積効果としてあらわれるので，徐々に上昇する点に注意する必要がある．すなわち，定常状態時の血中濃度が高くなるので，投与開始当初は問題がなくても，その後徐々に副作用が出てくる場合がある．肝硬変時における CL の低下の程度は

CYPの分子種で差があるので，用量調整は難しい．グルクロン酸抱合のみで代謝される薬剤は，重篤な肝機能低下時でも使用しやすいとされている．

6-2-4　肝疾患による薬物感受性の変化

　肝疾患患者では肝障害による体内薬物動態の変化だけでなく，薬物に対する感受性が亢進している例がある．非代償性の肝硬変の患者では，モルヒネ，クロルプロマジン，ジアゼパムなどの薬物による中枢神経抑制効果が健常人より強く発現し，通常量でも肝性脳症が誘発されることが報告されている．この病態では，肝臓の解毒機能低下のため内因性の中枢神経毒性物質（アンモニアなど）の中枢濃度が増加するために，薬物の中枢神経抑制作用が増強されると考えられるが，この予測を実証した研究は少ない．

Essence

　肝機能の指標となる血液検査値について以下に示す．診断は医師が行うものであるが，重要な検査値については，増減の理由や基準値を理解しておく必要がある．また病態の判断は，すべての検査値や，患者からの聞き取りが必要なので，単一の検査値だけで患者の恐怖を煽ることは避けるべきである．また，各機関や検査会社によって基準値は若干異なるので，参考としてほしい（巻末付録に検査値表あり）．

①ZTT（血清膠質反応検査）

　血清に試薬を加え，濁度により測定する方法．血液中のタンパクには，大きく分けてアルブミンとグロブリンがあるが，血清の濁度は，グロブリンに比例する．アルブミンは，おもに肝臓でつくられるタンパクで，肝機能が低下するとアルブミンが減少し，相対的にグロブリンが増加して，血清の濁りが強くなる．基準値より高い場合には，「慢性肝炎か肝硬変」が疑われる．そのほか，「肺結核，膠原病」などで数値が高くなることもある．

②ALT

　ALTは，腎臓にもわずかにあるが，ほとんどは肝細胞に含まれている酵素なので，これが高い場合は，ほぼ「肝臓に異常がある」と考えられる．500単位以上の上昇がみられる場合は，「急性肝炎」，100～500単位程度の上昇であれば「脂肪肝やアルコール性肝障害，慢性肝炎」が疑われる．150単位以下の上昇の場合，「肝硬変や肝臓がん」が考えられる．

③AST

　ASTは，肝細胞に多く含まれている酵素で，肝細胞が破壊されると血液中に放出されて，数値が高くなる．しかし，ASTは肝臓だけでなく，骨格筋や心臓の筋肉などにも含まれており，これらが障害された場合にも数値が高くなる．そのため，激しい運動の後に高値を示すことがあるため，ALTの検査値と比較して，病気の種類を推測する必要がある．500単位以上の場合は，「急性肝炎」が疑われ，100～500単位程度の上昇がありALTのほうが高いときは，「非アルコール性脂肪肝，慢性肝炎」が考えられる．逆にASTのほうが高い場合は，「アルコール性の肝障害」が考えられる．どちらの値も150単位以下で，ASTのほうが高い場合は，「肝硬変や肝臓がん」が疑われる．このほか，「心筋梗塞，筋ジストロフィー多発性筋炎などの筋肉の病気」の可能性もあり，この場合，おもにASTの上昇がみられ，ALTはわずかに上昇するかまったく上昇しない．どちらも基準値より低い場合は問題ない．

④γ-GTP

　γ-GTPは，肝臓の解毒作用に関係する酵素で，「肝臓病」のほか，「胆道系（胆管から胆のうを経て十二指腸に至るまでの胆汁の通り道）の病気」があると，検査値が上昇する．基準値より高い場合に考えられる病気は，「急性肝炎，慢性肝炎，アルコール性肝障害，薬物性肝障害，肝硬変，肝臓がん，胆道疾患（炎症，結石，がん），膵臓がん」などがある．ただし，ほかの肝機能検査で問題がなく，γ-GTPの値だけが高い場合は，「過度の飲酒」が原因と考えられる．また，「長期間の薬の服用」で数値が高くなることもある．

⑤ LDH

LDH（乳酸脱水素酵素）は，体内のブドウ糖がエネルギーに変わるときにはたらく酵素で，体中の多くの組織に存在している．そのため検査値が高くても，どこに異常があるのかは特定できない．しかしLDHには，分子構造の異なる五つの種類があり，そのうちどれが上昇しているかを調べれば，病変部位を推測することができる．基準値より高い場合は，「筋肉疾患，溶血性貧血，急性肝炎，慢性肝炎，肝硬変，心筋梗塞，がん」などが疑われる．また正常であっても，激しい運動後は，上昇することもある．

⑥ ALP

ALP（アルカリ・ホスファターゼ）は，肝臓のほか，骨，腸，腎臓など，多くの臓器に含まれている酵素で，これらの臓器が障害を受けると血液中に漏出する．またALPは，おもに胆汁中に排出されるので，「胆道の閉塞」があっても検査値が上昇する．基準値より高い場合は，「急性肝炎，慢性肝炎，肝硬変，肝臓がん，胆道疾患」などが疑われる．また「骨の病気」などでも検査値が高くなる．ただし，検査の数時間前に脂肪の多い食事をとると，これらの病気がなくても検査値が高くなることがある．

Case Study

肝代謝のみで消失する薬物400 mgをヒトに単回静脈内投与した際，下図に示す血中濃度推移が得られた．この薬物の体内動態は線形性を示し，経口投与時に門脈血中に移行する割合は100％である．この薬物を反復経口投与し，定常状態での平均血中薬物濃度を3.5 µg/mLとしたい．この薬物の肝クリアランス（L/h）および1日あたりの投与量（mg）の組合せとして最も適切なのはどれか．1つ選べ．なお，肝血流速度は80 L/h，ln2＝0.693とする．

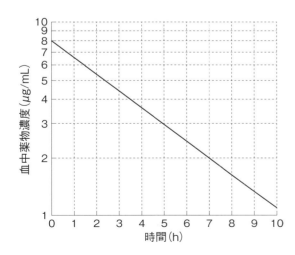

	肝クリアランス (L/h)	1日あたりの投与量 (mg)
1	5	500
2	5	950
3	5	1,100
4	10	500
5	10	950
6	10	1,100

解答

5

解説

【肝クリアランス】

①全身クリアランス CL_{tot} を求める

　図より $8\,\mu g/mL \to 4\,\mu g/mL$ になる時間が 3.5 h であることから，半減期 $t_{1/2}$ は 3.5 時間である．$t_{1/2}$ より消失速度定数 k_e を下記のように求めることができる．

$$k_e = \frac{\ln 2}{t_{1/2}} = \frac{0.693}{3.5\,h} \fallingdotseq 0.2\,h^{-1}$$

　400 mg 投与時の初濃度が $8\,\mu g/mL$ であることから，分布容積 $V_d = D/C_0 = 400\,mg/8\,\mu g/mL = 50\,L$ となる．

$CL_{tot} = k_e \cdot V$ であるため，$CL_{tot} = 0.2\,h^{-1} \cdot 50\,L = 10\,L/h$ となる．

②肝クリアランス（$CL_{肝}$）を求める

　肝代謝のみで消失することから，$CL_{tot} = CL_{肝}$ となるため，$CL_{肝}$ は 10 L/h となる．

【1 日あたりの投与量】

①肝抽出率（$E_{肝}$）を求める

　$E_{肝}$ は，$CL_{肝}$ と肝血流量 $Q_{肝}$ より下記のように求めることができる．

$$E_{肝} = \frac{CL_{肝}}{Q_{肝}} = \frac{10\,L/h}{80\,L/h} = 0.125$$

②バイオアベイラビリティ F を求める

　粘膜透過率を F_a，小腸で代謝をまぬがれた割合（小腸バイオアベイラビリティ）を F_g，肝臓で代謝をまぬがれた割合（肝臓バイアベイラビリティ）を F_h とすると，F は，$F = F_a \cdot F_g \cdot F_h$ となる．また，F_h は $1 - E_{肝}$ となる．

　問題文に「経口投与時に門脈血中に移行する割合は 100%」とあることから，F を下記のように求めることができる．

$F = F_a \cdot F_g \cdot F_h = F_a \cdot F_g \cdot (1 - E_{肝}) = 1 \cdot 1 \cdot (1 - 0.125) = 0.875$

③1 日あたりの投与量（mg）を求める

　繰り返し経口投与時の投与量 D は，以下の式で求められる．

$$D = \frac{CL_{tot} \cdot \overline{C}_{ss} \cdot \tau}{F} \qquad \begin{array}{l}\tau：投与間隔\\ \overline{C}_{ss}：定常状態における平均血中濃度\end{array}$$

　繰り返し経口投与時の投与量 D を求める式に条件を当てはめると D を下記のように計算することができる．

$$D = \frac{10\,L \cdot h^{-1} \cdot 3.5\,\mu g/mL \cdot 24\,h}{0.875} = 960\,mg$$

Column 加齢による肝機能の低下についての報告 毎年，約0.8%ずつ低下する？

　千葉大学大学院薬学研究院の樋坂章博教授らの研究グループは，加齢による肝臓の能力の変化について，18薬剤の情報を独自の方法で統合して解析した結果，40歳から年に0.8%の割合で薬物処理能力が低下することをはじめて明らかにした．これにより，薬物処理能力の変化は加齢による肝臓の重量や血流量の変化と合理的に対応することがわかり，その機能を把握することで，薬の服用量を調節することが可能になると考えられる．一般に老年者に特有な肝臓病はなく，循環器疾患のように年齢が進むと著しく増加する傾向もない．しかし，最近の平均余命の延長で老年者が肝疾患を有している場合が増えてきた．そういった意味からも老年者の肝疾患が増加している．肝臓は一般に予備能が大きい臓器で，老化のあらわれにくい臓器である．しかし，剖検例での肝重量は加齢とともに軽くなっており，80歳台では10〜30%減少して，700〜800gと報告されている．肝/体重比は加齢とともに減少していく．肝の萎縮は肝細胞数の減少や肝血流の減少に起因するといわれ，個々の肝細胞は大きく，多倍体の細胞が増加しており，再生の悪いことを示している．血管系では肝動脈の細少，屈曲蛇行，広狭不整を認めているが，動脈硬化の有無については病理学的に明らかでないといわれている．生理機能面における肝の加齢変化としては，アルブミンやコリンエステラーゼ合成の低下，薬物代謝能の低下がある．薬物代謝能の低下は，服薬用量の決定にも関わることで重要である．アルブミンと結合する薬物の投与に際しては加齢によるアルブミン低下で血中に遊離型の薬物の濃度が増加し，副作用発現の増加につながる．肝疾患の成立には肝外の諸変化も関与するが，なかでも免疫系の変化は肝炎や肝がんの病態に深く関わる．ヒトの免疫系は加齢によりT細胞機能やNK活性が低下し，かわりに胸腺外リンパの

γδ-T細胞数が多くなる．特に急性肝炎ではNK細胞のような非特異的な抗ウイルス防御機転が減弱すれば，ウイルスの侵入を容易にするであろう．またT細胞のサプレッサー機能低下は自己抗体の産生増加の形であらわれる．

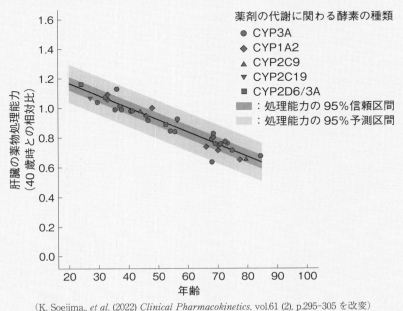

(K. Soejima., et al. (2022) Clinical Pharmacokinetics, vol.61 (2), p.295-305 を改変)

章末問題

問1．肝機能低下時の薬物投与設計に関する以下の記載について，正しいものには○，誤っているものには×をつけよ．
1. 毛細胆管膜上に発現している BSEP，MRP2 などのトランスポーターが抱合体ビリルビンや薬物の胆汁中への排泄に関係している．
2. 胆汁排泄型薬剤として第3世代セフェム系抗菌薬であるセフトリアキソン，セフォペラゾンがある．
3. ロラゼパムは肝および腎機能低下のある患者でも使用しやすい．
4. 肝機能低下時の薬物投与設計では，CYP の活性により代謝能を的確に定量化できるため，投与量調節ができる．

問2．肝機能低下時の薬物投与設計に関する以下の記載について，正しいものには○，誤っているものには×をつけよ．
1. 肝細胞の障害の指標である AST や ALT が多少上昇する程度の急性・慢性の肝障害でも通常，肝代謝性薬物の減量をする．
2. 通常，肝硬変では肝代謝性薬物の減量を考慮することが生じてくる．
3. 肝硬変では，薬物代謝酵素（肝固有クリアランス）低下の程度は酵素分子種で差がある．
4. 肝硬変（Child-Pugh B）ではグルクロン酸転移酵素活性は保たれ代謝低下の影響が低い．
5. 薬物代謝の予測に Child-Pugh 分類や MELD スコアの使用が試みられている．

問3．肝機能低下時には薬物体内動態が変化するが，次の変化のうち，血中濃度が低下する変化はどれか．1つ選べ．
1. 薬物代謝酵素活性の低下
2. 肝血流量の低下
3. 血中アルブミンの減少
4. 胆汁うっ滞
5. 門脈圧亢進による肝外側副血行路の発達
6. 腹水・浮腫

問4．消失経路の観点から，肝障害時に投与量の調整が必要な薬物はどれか．1つ選べ．
1. ジゴキシン
2. バンコマイシン塩酸塩
3. 炭酸リチウム
4. リドカイン塩酸塩
5. アテノロール

第7章
妊婦，授乳婦における薬物療法

キーワード

妊娠の成立と経過　排卵・受精　着床　妊娠と薬剤　器官形成期　催奇形性
ベースラインリスク　胎児毒性　胎盤移行性　母乳移行性　サリドマイド　先天異常
出生時欠損　母乳／血漿薬物濃度比　相対的乳児投与量

　妊娠，授乳の状況下での薬物治療は，特別な配慮を必要とする個別化医療の重要な一領域である．妊婦がもつ疾患をコントロールして無事に出産を迎え，安全かつ安心して授乳を行えるようにするために，科学的知見に基づいた薬物治療の実践が求められる．この領域では，薬が母体に及ぼすメリットと，胎児・乳児へ与えるデメリットを十分に検討したうえで薬物治療が選択される．本章では，妊娠や授乳の生理的なプロセスや，妊娠と授乳に与える薬物の影響についての基本事項を中心に述べる．

7-1　妊娠の成立と経過

7-1-1　排卵・受精・着床

　月経の2週間後の排卵期に，卵子は卵巣より排卵されて腹腔内に移行し，後に卵管采に捕捉されて卵管に取り込まれる．卵子は卵管膨大部で精子と受精する．受精卵は，受精から5日前後には桑実胚として子宮内腔に達し，6～7日前後に胚盤胞として子宮内膜に着床，埋没し分化する（図7-1）．その頃に妊娠3週となる．妊娠が成立しなかった場合には排卵の2週間後に次の月経が始まる．

7-1-2　妊娠週数の数え方と妊娠の時期

　月経や妊娠の経過を計算する際は，28日周期の女性を基準にする．月経開始日を妊娠第1日とし，次の月経開始前日までが1周期となる．28日周期の女性が排卵するのは，通常月経14日目である．

　妊娠を週日で数える際は，最終月経の開始日を0週0日として0週6日まで数え，その後1週0日（0週7日）と数える．分娩（出産）予定日は40週0日になる．妊娠37～41週での出産を正期産とよび，80％以上の妊娠でこの時期に分娩する．妊娠22週以降37週未満の分娩を早産，42週以降の分娩を過期産とよぶ．

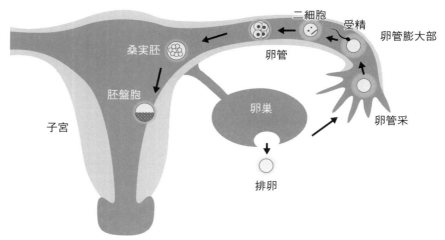

図 7-1 排卵，受精，着床の過程

　妊娠を月数で数える場合，最終月経開始から 4 週間が妊娠 1 か月となる（週数の 0 週 0 日～3 週 6 日までに相当）．すなわち，妊娠の月数は「満」ではなく「数え」で表現する．

　妊娠時期を，妊娠初期（妊娠 14 週未満），中期（14～28 週未満），後期（28 週以降）と分類する方法がある．欧米では，同じ期間を 3 半期に分けて first-trimester（second-, third-）とそれぞれよぶ．

　また，胎児の観点からは，着床前期（受精後 2 週間以内），胎芽期（受精後 2～8 週未満，妊娠 4～9 週），胎児期（妊娠 10 週以降）とよばれる．

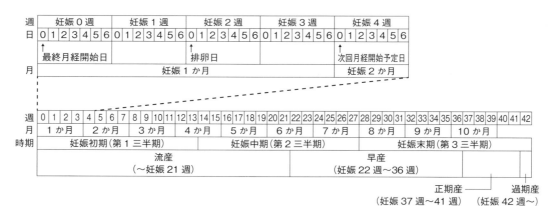

図 7-2 妊娠週数と時期の関係

7-2 妊娠時期と薬剤の影響

　妊娠は，薬剤の影響の観点から大きく 3 つの時期に分けられる．すなわち，1）全か無か（all or none）の法則がはたらく時期，2）催奇形性が問題になる時期，さらに，3）胎児毒性が問題になる時期である（図 7-3）．薬剤により生じる胎児の発達障害は，奇形の発生と胎児毒性の 2

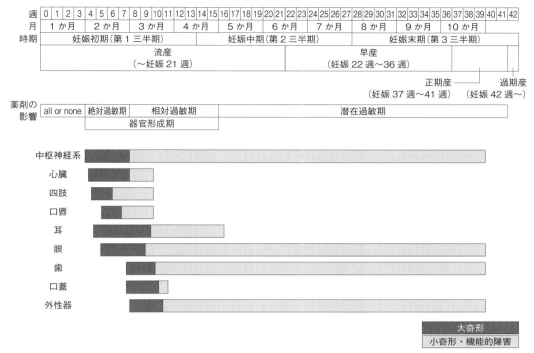

図 7-3 発生時期と薬剤の影響

つに分けられる.

　奇形とは，出生児に存在する形態学的な異常を指す．奇形には外表奇形（手足の欠損，口唇裂など）と内臓奇形（心臓の異常など）があり，出生時に診断できる先天異常の多くは外表奇形である．一部の内臓奇形も出生前や出生直後に臨床的な症状が出現して診断される場合がある．胎児毒性とは，胎児の発育や機能に悪影響を及ぼすものである．

7-2-1　妊娠前

　妊娠前の男女に投与された薬剤が配偶子（精子，卵子）に影響する場合，その受精能力が失われるか，受精した場合でも着床に至らなかったり，妊娠早期に流産として淘汰されると考えられる．出生に至る可能性があるとすれば，配偶子に染色体異常か遺伝子レベルの異常が引き起こされた場合に限られるが，これまでにヒトにおいて妊娠前の投与で児に異常が起こったとする疫学報告はない．

　動物実験の結果から，一部の医薬品の添付文書上，男性が使用した際の避妊が指示されている（表 7-1）．ヒトにおいて妊娠前の薬剤の影響を受けた遺伝的変化が児に受け継がれたという事例は示されていない．しかしながら，情報が少ないため，原則として添付文書上の記載に従うことが望ましい．

　また，妊孕性を低下する薬物として，卵巣毒性があるシクロホスファミドなどの抗がん薬がある．

表 7-1　男性の薬物使用時の避妊が記載されている薬剤

サリドマイド, レナリドミド, リバビリン, アザチオプリン, エトレチナート, メトトレキサート, レフルノミド, ガンシクロビル, バルガンシクロビル, タミバロテン, ミグルスタット

7-2-2　受精後〜妊娠1か月（妊娠3週6日）頃

　この時期は，全か無か（all or none）の時期とよばれ，薬剤の影響を受けた受精卵は，着床しないか，妊娠早期に流産となり失われるため妊娠は継続しない．もし妊娠が継続した場合は，薬剤による影響が完全に修復しているとされる．all or none の時期を過ぎると，胎児は最も催奇形性の影響を受けやすい器官形成期に入る．

　多くの薬剤は24時間以内に母体血中から消失するため，この時期の薬剤の投与が胎児へ影響する可能性はほぼないが，残留性のあるエトレチナートなどの一部の薬剤については注意が必要である．また，妊娠初期は妊娠週数が確定していない場合があるため注意が必要である．

7-2-3　器官形成期

　胎児は体の様々な器官を形成する器官形成期（およそ妊娠2〜4か月，妊娠4〜15週）に入る．器官形成期は，胎児が催奇形性の点で薬剤に敏感な時期であり，臨界期，あるいは過敏期ともよばれる．この時期には，胎児の主要な器官のもとになる細胞群（原基）が生じて構造の基本が整う．器官形成期は，絶対過敏期と，相対過敏期に分けられる．疾患がなく，薬物治療を受けていない女性の妊娠の場合でも，約3％の割合で先天異常を生じるとされており，これをベース

表 7-2　妊娠初期における催奇形性の危険が高い薬剤

分類	一般名	催奇形性
ビタミンAまたは誘導体	ビタミンA（大量）	催奇形性
	エトレチナート	レチノイド胎児症
サリドマイド	サリドマイド	サリドマイド胎芽病
抗甲状腺薬	チアマゾール	チアマゾール奇形症候群
抗がん薬	シクロホスファミド	催奇形性
抗てんかん薬	カルバマゼピン	催奇形性
	バルプロ酸	二分脊椎，胎児バルプロ酸症候群
	トリメタジオン	胎児トリメタジオン症候群
	フェニトイン	胎児ヒダントイン症候群
	フェノバルビタール	口唇口蓋裂ほか
男性ホルモン	ダナゾール	女児外性器の男性化
免疫抑制薬	ミコフェノール酸モフェチル	外耳，顔面，形態異常
	メトトレキサート	メトトレキサート胎芽病
プロスタグランジン製剤	ミソプロストール	メビウス症候群，四肢切断，子宮収縮，流産
抗凝固薬	ワルファリン	ワルファリン胎芽病

ラインリスクとよぶ．薬物の影響はこれと比較して論じる必要がある．妊娠初期における催奇形性の危険が高い薬剤の例を表7-2に示す．

1. 絶対過敏期（妊娠2か月，4週から7週末まで）に投与された薬剤の影響

このときに中枢神経，心臓，消化器，四肢などの重要臓器が発生・分化するため，最も催奇形性に敏感な時期である（図7-3）．妊娠初期にサリドマイドを服用したことにより，20％以上の頻度で奇形が発生したことが知られている．メトトレキサート，ミコフェノール酸モフェチル，バルプロ酸などの薬物はベースラインリスクを上回る頻度で胎児に異常を生じさせる．

2. 相対過敏期（妊娠3～4か月，8週から15週末まで）に投与された薬剤の影響

この時期には重要な器官の形成は終えているが，性器の分化や口蓋の閉鎖などが続いている（図7-3）．薬剤による催奇形性に対する感受性は次第に低下するが，催奇形性の危険性が高い薬剤の投与は慎重にすべきである．

7-2-4 胎児の機能的成熟期（妊娠5か月以降，16週以降）

妊娠16週（妊娠5か月）頃には，胎児形態の細部での発生・分化がほぼ終わり，この頃からは各器官の機能的な成熟期に入る．胎外生活が可能となるように各器官の機能が次第に完成されていく．それ以後，薬剤の影響として，胎児毒性が問題となる．胎児の機能的発育の障害や抑制，胎児死亡につながるほか，分娩直前では新生児の適応障害，薬剤の離脱障害なども関係する．妊娠中期～末期にかけて，胎児毒性を起こすことが知られている薬物を示す（表7-3）．

1. 非ステロイド性抗炎症薬（NSAIDs）による胎児動脈管収縮

胎児心臓にある動脈管は，出生前は開いているが，出生後は肺呼吸の開始とともに速やかに収縮し閉鎖する．プロスタグランジン（PG）EやPGIが，動脈管の開存に関与している．妊娠後期での母親のNSAIDs服用によりPG合成阻害が起こり，胎内では開いているはずの胎児の動脈管が収縮する．その結果，胎児の血液循環が損なわれ，胎児死亡を引き起こすことがある．そ

表7-3 妊娠中期・末期における胎児毒性を起こす薬物の例

分類	胎児毒性
アンジオテンシン変換酵素阻害薬（ACE阻害薬）	胎児腎障害，無尿・羊水過少，肺低形成，
アンジオテンシンⅡ受容体拮抗薬（ARB）	ポッター症候群，胎児発育不全
テトラサイクリン系抗菌薬（ミノマイシン，アクロマイシン，レダマイシン）	歯牙の着色，エナメル質形成不全
アミノグリコシド系抗結核薬（カナマイシン，ストレプトマイシン）	非可逆的第8脳神経障害，先天性聴力障害
非ステロイド性抗炎症薬（NSAIDs）	動脈管収縮，新生児遷延性肺高血圧，羊水過少，新生児壊死性腸炎
ミソプロストール（PG製剤）	子宮収縮，流早産

のため，妊娠中に解熱鎮痛薬が必要な場合はNSAIDsを避け，アセトアミノフェンを使うことが勧められる．

2. アンジオテンシン変換酵素阻害薬，アンジオテンシンⅡ受容体拮抗薬による胎児毒性

妊娠中期から末期のACE阻害薬やARBは胎児腎障害を引き起こす．同じ作用機序からレニン阻害薬も同様の影響が想定される．羊水は胎児の肺の形成や四肢の発達に重要であるため，ACE阻害薬，ARBにより羊水が減少すると肺低形成や，胎児発育不全が起こる．妊娠中の使用に特に注意しなければならない降圧薬である．

7-3 先天異常と出生時欠損

先天異常あるいは出生時欠損とは，出生前の段階で生じる形態的，機能的な異常のことである．出生時の先天異常の頻度は約1/30（3％）程度と考えられている．精神遅滞などその後に明らかになる異常を含めると，自然発生頻度として先天異常リスクは3～5％程度存在する．その原因は，単一遺伝子の変異，染色体異常，環境要因に分類される．薬剤による影響はそのうち1％程度である．先天異常の5～6割は原因不明である．また，流産の自然発生率は約15％である．

児に異常が認められた場合，それがすぐに薬剤の影響と断定することはできない．薬剤を服用していない場合の先天異常の発生率と比較して，服用していた際の発生率が高い場合に，その影響を考えることができる．薬剤の投与目的である原疾患の影響も考慮される必要がある．

先天異常のうち，わが国で報告が多いのは，心室中隔欠損症，動脈管開存症，トリソミー（染色体が3本ある状態）などである．ダウン症候群は，21番目の染色体が3本あり，21トリソミーともよばれる．

7-4 薬剤の胎盤移行性

妊娠中に母体に投与された薬剤は，母体血中に入り胎盤を通過して胎児へ到達する．物質が胎盤を通過する機構として，単純拡散，促進拡散，能動輸送，飲作用（ピノサイトーシス）などがある．大部分の薬剤は単純拡散によって通過する．単純拡散は次式によるFickの法則に従う．薬物輸送トランスポーターも胎盤における薬物輸送に関与している．

$$\text{Fickの式} \qquad Q/t = K \cdot \frac{A \cdot (C_m - C_f)}{D}$$

Q/t：時間あたりの胎盤通過量
K：分子量やイオン化の程度，脂溶性の程度などによって規定される拡散係数
A：拡散に関与する表面積
C_m：母体血中の濃度，C_f：胎児血中の濃度，D：通過する膜の厚さ

胎盤通過性を規定する薬剤の一般的な物理的・化学的性質として，以下のものが知られている．
①分子量：分子量が600以下の薬剤は通過しやすく，分子量が1,000以上のものは通過しにくい．
②脂溶性：脂溶性の高い薬剤ほど通過性が高い．
③分子型とイオン型：薬剤は分子型で胎盤を通過する．イオン型は，母児間の血液 pH の差によって通過しやすさが決まる．一般に胎児血（約 pH7.3）は母体血（pH7.4）に比べて酸性である．pH 分配仮説より，弱塩基性薬剤は胎児側に移行しやすい．
④血漿タンパク結合率：遊離型薬剤が胎盤を通過する．母体血中でタンパク結合率の低いものほど胎児に移行しやすい．

表 7-4　薬物の胎盤通過性

胎盤を通過しやすい薬物	多くの低分子医薬品，IgG 抗体薬，ベタメタゾン，デキサメタゾン，ワルファリン
胎盤を通過しにくい薬物	多くの高分子医薬品，インスリン，ヘパリン，ジゴキシン，グリベンクラミド，プレドニゾロン，メチルプレドニゾロン

　胎盤通過性を考慮して薬剤選択が行われている例として，次のものがある．抗凝固薬を必要とする妊婦では，胎盤通過性の高いワルファリンではなく，通過性の少ないヘパリンを選択する．妊娠時糖尿病の薬物治療において，胎盤透過性をもつ経口糖尿病薬ではなく，通過しにくいインスリンを使用する．副腎皮質ステロイド薬は胎盤に発現する代謝酵素により不活性化されやすさが異なる．全身性エリテマトーデスなどの自己免疫疾患で母体を治療する目的ではプレドニゾロンを用いる．一方，胎児の肺成熟を促進する目的では，胎盤で代謝されにくいデキサメサゾンやベタメタゾンを使用する．

7-5　妊娠中の薬剤によるリスクと添付文書

　妊婦は治験の対象外であることから，妊娠中の薬物使用に伴う安全性情報は少なく，添付文書に記載されている情報は，動物での安全性試験の結果に基づくものが基本となっている．種差や実験に用いた投与量と臨床的投与量の違いなどから，動物実験での結果をそのままヒトにあてはめてリスクを評価することは困難である．添付文書の記載は，「有益性が危険性を上回ると判断される場合にのみ投与すること」と記載されていることが多い（有益性投与）．日本の添付文書では，海外と比較して妊婦に禁忌となっている薬剤が多く存在する．これらの情報は，薬剤を使用する前の注意事項であり，使用後の影響について判断するための情報として十分ではないことに留意する．妊婦授乳婦の領域では，添付文書の情報のみを当てにするのではなく，医薬品ごとに書籍や信頼できる情報源を根拠にする必要がある．

7-6 授乳と医薬品

7-6-1 母乳の特色と母乳育児の利点

母乳の分泌量は，初乳とよばれる出産後2〜3日間は少ないが，およそ1か月後には1日約600 mLとなり，その後600〜1,000 mLとなる．分泌量には日内変動があり，午前6時頃に最大量となり，午後6〜10時頃に最小量となる．母乳は人工乳に比べ，含有するタンパク質や電解質濃度，エネルギーが少ないことから，児に与える負担が少ない．また，初乳には，免疫グロブリンのIgAや，ラクトフェリンなどの感染防御物質が多く含まれる．母乳育児は，母体や児の双方において様々な疾患の発症リスクの低下に関係するという疫学調査がある．

これまでの日本の医薬品の添付文書では，「薬物投与中は授乳は避けること」と記載されている場合でも，乳汁中の薬物濃度などの科学的根拠が乏しいものが少なくなかった．薬物治療中であることを理由に一律に授乳を避けることは，母乳育児のメリットを損なうことになる．

7-6-2 薬剤の母乳移行性

多くの薬剤は母乳に移行することが知られているが，その量はいずれも母体に対する投与量の1％未満とわずかである．授乳中の薬剤使用の考え方は，妊娠中とは大きく異なり，授乳中の薬剤使用が問題となる例は少ない．しかしながら，一部の薬剤については注意が必要である．

薬剤が乳児に影響を与える要因は，母体側，薬剤側，乳児側要因に大別される．

1．母体側の要因

母乳は，母体の乳腺における乳腺上皮細胞が産生，分泌する．乳腺は，単層の乳腺上皮細胞とそれを網目状に取り巻く筋上皮，さらに脂肪層から構成される．乳腺中の血管内皮から間質へ浸透した薬物は，乳腺上皮細胞にある薬物輸送トランスポーターなど，複数の経路で乳汁中に移行する．

母乳pHは6.8〜7.2付近であり，血液中（pH7.4）よりも酸性である．そのため，薬物の物理化学的性質により母乳移行性が影響する．さらに，特定の薬物ではBCRP（breast cancer resistance protein）などの薬物輸送トランスポーターの乳腺上皮細胞における発現が，母乳中の薬物濃度に影響する．

2．薬剤の要因

母乳への移行性が高い薬剤の性質として，①低分子量（200以下は移行性が高い），②血漿タンパクへの低結合率，③高脂溶性，④弱塩基性，⑤長い血中半減期，⑥高い生体内利用率などが挙げられる．

3．乳児側の要因

新生児や乳児側の薬物速度論的特徴として，大人に比べ体重あたりの薬剤分布容積が大きいこ

とや，体重あたりのクリアランスが小さいことが挙げられる．また，新生児や乳児では，肝臓，腎臓での代謝排泄能力が低い．これらの影響により，薬の代謝や排泄が遅れ，薬の消失半減期が延長していることが多い．

また，児が成長するにつれ，代謝能やクリアランスが増加するため，乳児の初期（新生児期の初期）と発達した後では薬剤処理能力に開きがある．これらの要因が複合的に作用して，乳児での薬効や副作用の発現に影響することが想定される．

7-6-3 母乳を介した乳児の薬物曝露の指標

1. 母乳／血漿薬物濃度比（M/P 比）

母乳と母体血漿の薬物濃度-時間曲線下面積（AUC）の比率を M/P 比（milk to plasma ratio）とよぶ．M/P 比が高いことは，血漿中から母乳中への薬剤が移行しやすいことをあらわす．M/P 比が 1 以下の薬剤は移行が少なく，1〜5 の薬剤は移行が多いと考えられるが，母体の血漿中濃度が低ければ，薬剤の M/P 比の値が高くても乳児へ影響しない場合がほとんどである．

2. 相対的乳児投与量（RID）

RID（relative infant dose）は，母親への薬物投与量に対する乳児の摂取量の割合を意味する．RID が 10％未満の薬剤は通常安全とされている．多くの薬剤は RID＜1％である．RID は，薬剤が母乳に移行するか否かを評価するのではなく，移行の程度が重大かどうかを評価するものである．

$$相対的乳児投与量(RID) = \frac{乳児の母乳を介した薬物摂取量(mg/kg/day)}{母親の薬物投与量(mg/kg/day)} \times 100$$

乳児の摂取量（mg/kg/day）は，母乳中濃度（mg/mL）と哺乳量（mL/kg/day）（通常は 150 mL/kg/day）の積で計算される（母親への投与量が通常量であることを条件とする）．

RID が 10％を超える薬剤例として，フェノバルビタール，フルコナゾール，メトロニダゾール，アテノロール，炭酸リチウムなどが知られている．

表 7-5 授乳の中止または慎重な検討を要する薬物

使用中の授乳中止を検討する薬物
抗悪性腫瘍薬，放射性物質（放射性ヨウ素など），アミオダロン
授乳中の使用について慎重に検討する薬物
抗てんかん薬（フェノバルビタール，エトスクシミド，プリミドン，ラモトリギン），抗うつ薬，炭酸リチウム，抗不安薬，鎮静薬（ジアゼパム，アルプラゾラム），鎮痛薬，オピオイド，無機ヨウ素

Essence

　国内外で妊婦授乳婦における安全性情報の記載の見直しがされている．日本では，2019年4月より，医療用医薬品添付文書の新記載要領が適用され，これまでの「使用上の注意」の妊婦，産婦，授乳婦等への投与の欄から「特定の背景を有する患者に関する注意」の妊婦の項へ記載されることとなった（5年間は移行期間）．臨床での使用経験に基づき，妊娠，胎児，出生児への影響を考慮して必要事項を記載することになった．授乳に関しては，母乳中に移行の有無に基づく記載ではなく，児の曝露量を考慮した記載に変更する措置となった．
　また，米国食品医薬品局（FDA）の胎児リスク分類は，ヒトでの疫学研究や動物実験の情報などをもとに，医薬品ごとの胎児への影響ごとにA，B，C，D，Xの5つのカテゴリーに分類するものであったが，2015年に廃止された．記号が危険度の順位を示すという誤解を生むことや，同じカテゴリーにある医薬品間で情報に偏りがあるなどの理由のためである．その後，医薬品ごとに具体的な安全性とリスク評価を記載するようになった．オーストラリア分類は，A，B1，B2，B3，C，D，XとFDA分類より細分化されたものである．同様にカテゴリーの表記が必ずしも危険度の大きさの順位をあらわしていないことに留意する．

Case Study

問1

　ドラッグストアにて女性が歯痛のため痛み止めのOTC医薬品の購入を希望した．女性の話から妊娠35週であることが判明した．この女性に勧められる医薬品は次のうちどれか．
1. ロキソプロフェンナトリウム錠
2. アセトアミノフェン錠
3. インドメタシン坐剤

問2

　38歳女性．妊娠初期に妊娠糖尿病と診断され，血糖コントロールが不良となったため，薬物療法の開始が検討された．この患者に用いる薬物として適切なものはどれか．
1. グリクラジド
2. メトホルミン塩酸塩
3. ヒトインスリン

問3

　27歳女性．高血圧症にて以下の処方薬を服用していた．
（処方）

　　テルミサルタン錠40 mg　　1回1錠（1日1錠）　　1日1回朝食後90日分

ある日薬局にて，患者から近く子どもをもつことを希望していることが伝えられた．薬剤師は，患者が処方期間中に妊娠する可能性を考え，処方医へ薬剤変更を提案することにした．次のうち，提案する薬物として，最も適切な薬物はどれか．
1. メチルドパ水和物
2. エナラプリル
3. カンデサルタン シレキセチル

解答
問 1． 2
問 2． 3
問 3． 1

解説
問 1． 妊娠中は口腔内環境の変化により齲歯など口腔トラブルの発生が少なくない．妊娠後期（28 週以降）における NSAIDs の使用は胎児動脈管閉鎖症のリスクとなることから，ロキソプロフェンナトリウムは使用できない．坐剤であっても全身に薬剤が移行することから，インドメタシンの坐剤も使用禁忌となっている．アセトアミノフェンは NSAIDs とは異なり，妊娠中の使用において安全性が高い医薬品である．

問 2． 高血糖は明確な催奇形性因子であり，巨大児，難産のリスクにつながる．そのため，妊娠中は厳格な血糖コントロールが行われる．経口血糖降下薬の多くは胎児に移行するため，妊娠糖尿病に使用されない．胎盤移行性がないインスリン製剤を用いる．

問 3． 妊娠時の高血圧治療としては，レニンアンジオテンシン系の阻害薬は使用禁忌となる．メチルドパは安全性が高く，妊娠初期を含めた妊娠高血圧に使用される．

Column　妊娠と葉酸の摂取

受精 15 日目頃に胎芽の中央部分に中枢のもととなる神経溝が発生し，受精 25 日目頃になると神経溝が閉鎖し始めて，神経管という管が形成される．妊娠初期における神経管の閉鎖が，何らかの理由により障害を受けると，神経管閉鎖不全として児の脳や脊椎，脊髄に障害がもたらされる．

神経管閉鎖不全の原因の 1 つに葉酸の欠乏が知られている．妊娠前と妊娠初期の葉酸の摂取は神経管閉鎖不全のリスクを減らすことが明らかとなっており，妊娠を計画している女性や妊娠初期の葉酸摂取が推奨されている．

> ### Column　サリドマイド
>
> 　催奇形性が明らかにされた薬剤にサリドマイドがある．サリドマイドは，1950 年代末から 1960 年代初めに，鎮静，催眠薬として販売され，妊娠悪阻の薬剤としても処方された．その結果，世界で数千〜10,000 人の胎児に四肢奇形などの深刻な先天異常が生じた．日本でも死産を含めて約 1,000 人の胎児が被害にあったと推定されている．サリドマイドによる奇形の発生は，最終月経から数えて 35 日目から 50 日目に服用した妊婦に生じており（研究により数日の差がある），このことからヒトにおける臨界期が明らかになった．その後，サリドマイドは，再発性・難治性の多発性骨髄腫などの疾患の治療に有効であることが示され，厳重な管理のもと，医療現場で使用されている．

章末問題

以下の説明で，正しいものには○，誤っているものには×をつけよ．

問 1．自然発生頻度として先天異常リスクは 3〜5％程度存在する．
問 2．薬剤の服用中に子どもに異常があった場合は，薬剤の影響と断定できる．
問 3．妊娠 2 か月の期間中は，all or none の法則が当てはまり，薬剤の影響が残らない時期である．
問 4．妊娠 4〜7 週は絶対過敏期であり，最も薬物による催奇形性の影響を受けやすい．
問 5．妊娠 8〜15 週は相対過敏期であり，性器の分化や口蓋の閉鎖が起こる時期である．
問 6．ダナゾールは女性ホルモン誘導体であり，男児の外陰部を女性化する．
問 7．妊娠時のアミノグリコシド系抗生物質により，胎児の聴覚障害が起こることがある．
問 8．薬物の時間あたりの胎盤通過量は，母体血中濃度と胎児血中濃度の差に反比例する．
問 9．薬物の時間あたりの胎盤通過量は，通過する膜の厚さに反比例する．
問10．一般に胎児血は母体血に比べて酸性であるため，弱塩基性薬剤は胎児に移行しやすい．
問11．抗凝固薬を必要とする妊婦では胎盤通過性の高いヘパリンではなく，通過性の少ないワルファリンが選択される．
問12．妊娠中の母体治療にはデキサメタゾンやベタメタゾンが用いられ，胎児の治療にはプレドニゾロンが用いられる．
問13．M/P 比は，母体血漿中濃度／母乳中濃度比のことであり，1 以下の薬剤では母乳中への移行が少ない．
問14．相対乳児摂取量（RID）は，乳児の摂取量／母親の投与量×100 で計算され，乳児の摂取量は母乳中濃度と哺乳量の積で表される．
問15．相対乳児摂取量（RID）を指標としたとき，注意を要する薬物としてフェノバルビタール，フルコナゾール，炭酸リチウム，アテノロールなどがある．

第8章
新生児，小児における薬物療法

キーワード

未熟児・新生児　アロメトリー則　小児薬用量　ファーマコメトリクス
モデリング＆シミュレーション　生理学的薬物動態（PBPK）モデル解析
母集団薬物動態解析（PPK）

　小児における有効で安全な用法用量も，成人と同様に各小児期における用量反応性や有効性・安全性を確認する臨床試験によって決定されることが理想である．しかし，これらすべてを実施するのは現実的でなく，成人の投与量を基準にして決められていることが多い．成人において汎用されている薬物の多くは新生児・小児に対する使用が認められておらず，小児における薬物療法はtherapeutic orphan（治療上の見捨てられた領域）の状況にある．小児の薬物療法において，その発達段階で代謝・排泄能は異なり，輸送担体や薬物代謝酵素系などの発達が影響する．また，小児期の薬物動態は，個人差に関係するそれらの遺伝子多型よりも発達の影響が大きい．

8-1　新生児・小児における薬物動態

8-1-1　新生児の薬物動態

　在胎37週未満の児は早産児に区分されるが，在胎22週からが治療対象となる．しかしながら，在胎28週未満の超早産児は薬物療法において不明な点が多い．新生児期の薬物動態は，吸収・分布・代謝・排泄において，それぞれに発達的特徴がある．新生児は，出生後28日未満とされているが，生後7日未満の早期新生児の薬物療法が重要である．新生児期や乳児期の薬用量は発達的変化による差が極めて大きいため，その蓄積による副作用に注意する必要がある．

1．吸収

　新生児期の吸収において胃内pHは6〜8（出生直後）と高く，胃酸に不安定なペニシリンやアンピシリンのような薬物は，生物学的利用率が高くなる．直腸を含む消化管からの吸収が不安定であるため，この時期の薬物治療は一部の薬物を除いて，静脈内注射で行われることが多い．新生児では胆汁の産生量が少なく，生後1年以内に成人の胆汁酸産生能に近づいていく．ミセルを形成して吸収される脂溶性薬剤の吸収低下などを考慮する必要がある．体重に比して皮膚の体表面積が大きいことにより皮膚からの吸収が大である．薬物塗布において未熟児ほど吸収がよく

なることが一般的である．これは薬物の皮膚吸収は角質層を拡散しながら吸収されるのに対し，未熟児の表皮は十分に形成されていないことによる．

2．分布

体水分に対する細胞外液の割合は正期産新生児が約40%と成人の倍である．このため，細胞外液に分布する薬物は，体重あたりの投与量を成人と同量にすると，血中濃度が成人の約半分になる．一方，血漿中の薬物の結合タンパクである血清アルブミンやα1-酸性糖タンパクの濃度が成人より低く，薬効と最も関係する遊離薬物濃度は新生児で高値になる．結合タンパクに対して競合する遊離脂肪酸や非抱合ビリルビンなども高値を示す．黄疸を呈する新生児では，スルフィソキサゾール，サリチル酸塩などに代表される薬剤において，投与された薬剤の多くがビリルビンの置換体としてはたらくため，遊離ビリルビンの増加に伴う脳障害（核黄疸）を発症する危険性を考慮する必要がある．体全体の臓器組織に対する中枢系への分布割合は新生児が成人の6倍と高い．

アミノ配糖体系抗菌薬は水溶性薬剤であるため，体内水分割合の高い新生児期においては，分布容積が大きくなるためピーク値が低下するおそれがある．同様に，バンコマイシンは濃度依存的薬剤である．治療濃度域が狭い薬剤であるため，血中濃度を測定し，投与量を調節する必要がある．小児腎不全患者において浮腫が存在するとき，バンコマイシンの分布容積は上昇する．

3．代謝

薬物代謝は，脂溶性の薬物を水溶性に高める反応である．第Ⅰ相反応では分子中に水酸基，カルボキシ基，アミノ基などの官能基を酸化・還元・加水分解などにより付加することで水溶性にする．第Ⅱ相反応ではさらに水溶性を高めるために，糖，硫酸，アミノ酸を結合させる反応（抱合反応）となる．第Ⅰ相に関わる酵素としては，シトクロムP450，モノアミンオキシダーゼ，エステラーゼなどが挙げられる．新生児期における第Ⅰ相反応系の発達は比較的良好である．新生児期において，未熟児の無呼吸発作に使用されるテオフィリンは，7位のメチル化によってカフェインが生合成される．メチル化の活発な時期であるため，特有な活性代謝産物に注意する必要がある．しかし，脂溶性の薬物を注射剤として使用できるようにリン酸やコハク酸などとエステル結合されたプロドラッグは，新生児期にはエステラーゼ活性が低いため，プロドラッグのままで体外へ排泄される量が多くなり，薬物のAUCが低下する可能性がある．また，第Ⅱ相反応のグルクロン酸抱合の発達は極めて遅いものの，硫酸抱合は比較的良好である．これらのことより，未熟児・新生児では，クロラムフェニコールなどおもにグルクロン酸抱合されて排泄される薬物は蓄積傾向が強い．

4．排泄

小児では腎臓機能の成熟度が薬物の排泄を左右する．新生児の腎機能の成熟は特に複雑だが重要なことは，受胎後どの程度経っているかということである．受胎後週数（PCA）は在胎週数（GA）と生後週数（PNA）を合算したもので，母体に長く滞在していたか，早く出てきたかの違いだけで，同じ成熟度となる時点のPCA（≈GA＋PNA）に依存する．胎児では在胎9週程

度から腎が形成されはじめ，36週でほぼネフロンの分化が完成する．この時点ではまだ成人と比べ，機能的には著しく劣っており，在胎36週以降も経時的に糸球体・尿細管機能は発達する．GFRは在胎34〜35週以降急激に上昇していく．出生後は成長に伴い，心拍出量の増加，末梢血管抵抗の減少により腎血流量が増加し，腎機能が上昇してくる．新生児期のGFRは成人の1/5程度で始まり，1歳半〜2歳にほぼ成人と同等の値となる．

腎機能の変化の大きい時期である新生児の腎機能評価は血清クレアチニン値（Scr）と身長を用いた小児のGFRの推定式であるSchwarzの式が使用される．

Schwarzの式：eGFR（mL/min/1.73 m^2）= k × 身長（cm）/（Scr + 0.2）（mg/dL）
早期産児：k = 0.33，正期産児：k = 0.45，2週〜2歳未満：k = 0.45
　Scrを酵素法で測定した場合の式：酵素法のScrに0.2を加えてJaffe法のScrに補正

腎の排泄機能は，糸球体ろ過，尿細管分泌，尿細管再吸収からなる．アミノ配糖体系抗菌薬はタンパク結合がほとんどなく，糸球体ろ過で排泄される．ペニシリン系の抗菌薬は尿細管分泌によって排泄されるが，この時期の腎臓は，腎毒性のある薬物によって障害されやすい．

8-1-2　小児における薬物動態

新生児期を過ぎた小児は，乳幼児（20日から23か月），児童（2歳から11歳），青少年（12歳から16または18歳）に区分される．12歳以上は成人とほぼ同じ生理機能とみなせる．薬物治療は，この時期から経口投与による治療に変化する．薬物投与法については，抗生物質，ジゴキシン，テオフィリン，抗てんかん薬，抗腫瘍薬の一部や臓器移植後の免疫抑制薬について発達薬理学的な検討がなされている．

1．吸収

薬物の消化管からの吸収率は生物学的利用率の重要な要素となりうる．消化管からの吸収率には，発育に伴う生理的な消化管機能の変化（唾液分泌とその成分，胃内pH，胃内容排泄時間，腸管通過時間，腸管・肝の代謝酵素やトランスポーター，胆汁分泌能，腸内細菌叢，腸肝循環など）が影響を及ぼす．胃内pHは，成人の胃酸分泌に近づくのは生後数か月から3歳くらいまでといわれている．また，腸管運動も成人と異なり，胃内容物排出速度と消化管通過時間は相反する挙動を示す．すなわち，ゆっくり小腸に入り，入れば早く出ていく．消化管通過時間は成人になるにつれ，長くなっていく．

2．分布

細胞外液の割合は，生後3か月までが大きく変動し，その後徐々に成人の20％に低下していく．細胞内液の割合は，生後3か月で最大となり，1歳までにかけて低下した後に，再び成人の40％まで上昇する．

3. 代謝

薬物代謝酵素系の発達変化は，個々の酵素で異なる．胎生期のみに発現しているCYP3A7は出生後活性が低下し，CYP3A4が早期に上昇する．その後，CYP2C2やCYP2C19，CYP1A2が続く．一方，UGT1A1の活性は生後約100日で成人活性になる．テオフィリンは主としてCYP1A2で代謝されるが，テオフィリンのクリアランスは，1〜2歳のときがピークで成人の2倍になる．多くの酵素活性が4歳くらいまでにピークとなり，思春期から成人に向けて低下する．

4. 排泄

体表面積あたりの糸球体ろ過量（GFR）は，正期産出生時に成人の20％で，生後2か月頃に50％に，1〜2歳で成人の値になる．尿細管の分泌と再吸収は，一般的にGFRの発達より遅れているといわれている．小児における腎機能評価は，日本小児腎臓学会の日本人小児のeGFRを求める式を使用する．ただし対象年齢は2〜11歳に対応した式である．

日本人小児（2〜11歳）のeGFR式

eGFR（mL/min/1.73 m^2）＝k×身長（cm）/Scr（mg/dL）（k＝0.35）

8-1-3　医原性疾患

発育に影響する薬物として，テトラサイクリン系の抗生物質は，歯牙や骨のカルシウムへのキレート作用があり，歯が黄染されるため，9歳未満の児への投与は推奨されない．フルオロキノロン系の抗生物質は，成長期の軟骨への毒性があるため，小児期に使用しない．小児期は脳のドパミンD$_2$受容体が多いため，その受容体に拮抗作用のあるフェノチアジン系の鎮吐剤やハロペリドールは錐体外路症状を生じやすい．アトロピンやスコポラミンのような抗コリン剤も，乳幼児は成人に比べて急性の中枢神経症状や高熱反応をきたしやすい．1歳未満の児において，コデインやデキストロメトルファンといったオピオイドは呼吸抑制をきたしやすく，その投与は推奨されない．同様に，上室性の不整脈に使用されるベラパミルもこの時期には心停止の危険がある．バルプロ酸による高アンモニア血症を伴うライ様症候群も5歳未満の児で特に多剤併用の場合に発症しやすい．

中耳炎などの感染症の治療に汎用されるピボキシル基を有する抗菌薬が，小児に投与した際に，カルニチン排泄が亢進し，重篤な低カルニチン血症に伴って低血糖症，痙攣，脳症などを起こし，後遺症が残ることがある．

8-2　新生児・小児における薬用量

小児の薬用量は，年齢，体重，体表面積からの算定法が報告されている．例えば静脈注射された薬物が，血管内と同じ濃度で血管外の一定容積の仮想の空間に一様に分布したと仮定すると，投与量＝分布容積×血中濃度の関係が成り立つ．すなわち，投与量は分布容積に比例し，成人より細胞外液の割合が高い新生児・小児では，体表面積と細胞外液の発達的変化はほぼ一致するこ

とから，小児の投与量＝（児の体表面積/成人の体表面積）×（成人の投与量）の式が成り立つ．

成人の体表面積を $1.81 m^2$ として，小児の体表面積をモノグラフより求める方法や体重（W）から体表面積＝$(4W+7)/(W+90)$ を計算する方法がある．年齢からより簡単に算出する方法として，Augsberger の算定法（II式）＝（年齢×4+20）/100×（成人薬用量）が有名である（後述）．この算定法は体表面積の発達的変動と比較的近似している．表8-1には同様な算定方法として von Harnack の成人に対する薬用量の比率を示した．

表 8-1 体重，細胞外液量，体表面積と投与量との関係

年齢（歳）	投与量の決め方 （von Harnack による）： 成人の投与量に対する割合	小児の体重 / 成人の体重	比 （単位体重あたりの成人の値 に対する各年齢のその比）	
			体表面積	細胞外液
2/12	1/6	1/13	2.0	2.0
6/12	1/5	1/9	1.8	1.8
1	1/4	1/7	1.6	1.6
3	1/3	1/5	1.4	1.6
7	1/2	1/3	1.4	1.4
12	2/3	3/5	1.2	1.2
成人	1	1	1	1

（大西鐘壽・伊藤進　日本臨床薬理学会編（1996）新生児・小児における薬物投与計画　臨床薬理学, p.294, 表II-26, 医学書院）

8-2-1 成人薬用量から小児薬用量を求める考え方

成人薬用量から小児薬用量を考えるとき，臨床現場での簡便性から，体重の利用が圧倒的に多く，臨床では体重あたりの投与量でなされていることが多い．しかしながら，体重あたりの投与量を成人と同量にした場合には，血中濃度は成人と比べて低くなる．薬物の代謝や排泄を担う臓器重量（すなわち肝臓や腎臓）の全体重に占める割合は，特に2〜4歳頃の幼児期で大きい．体重あたりの体表面積の発達的変化は，新生児期が一番大きく1歳まで急速に低下し，以後ゆるやかに減少し，成人の値に達する．体表面積の変化は，これらの臓器重量の変化に概ねよく相関している．このため，たいていの薬剤において，体表面積を用いて小児用量を推定するほうが，成人と同程度の血中濃度を保つことができる．

8-2-2 成長と発達の概念で小児薬用量を理解する試み

体の成長に伴い，肝臓や腎臓も大きくなる．また，発達に伴い，臓器に発現する薬物代謝酵素やトランスポーターの量が変化し，機能が充実してくる．例えば腎臓の場合，糸球体ろ過などの機能は生後1〜2歳頃までに成熟する．一方，2歳以降も腎臓の大きさは体の成長に伴い大きくなる．薬物代謝酵素に関しても，ほぼ同様である．薬物代謝酵素の発現は，出生後に急激に増加し，1歳で単位臓器重量あたりおよそ70〜80％に達する分子種が多い．肝臓におけるCYP3A4

やCYP2C9などの発現量は概ねこのような推移をたどり，2歳頃までにはおよそ100％に到達する．さらに腎臓同様，2歳以降も肝臓の大きさは体の成長に伴い大きくなる．2～4歳以上では体表面積が臓器の成長とよく相関しているため，体表面積による補正が血中濃度を一定に保つという点で有用である．一方，2歳以下の場合は，臓器機能が発達途上になることから，通常の体表面積による補正よりも投与量を低く見積もる必要がある．

8-2-3 アロメトリー則に基づく小児薬用量の推定

アロメトリー則に基づいた小児薬用量推定法がある．アロメトリー則とは，生物の機能と大きさ（体重）との関係を示す生物学的な法則のことであり，例えば，生物体の基礎代謝量（E）は，大きさ（W）の0.75乗に比例するといわれている．小児における薬物クリアランスを推定する際に，アロメトリー則が適用される．よって，薬物クリアランスは，身体の大きさ（体重W）の0.75乗に比例するものとして記述できるとされている．多くの場合，クリアランスと必要投与量は比例関係にあることから，小児において対象薬物のクリアランスと体重との関係が明確でない場合には，0.75を仮定し，アロメトリー則に基づく小児薬用量推定や薬物動態解析が行われる．

$$\text{小児薬用量}_{体重} = \text{成人の標準用量}_{体重70\,kg} \times (\text{体重}/70)^{0.75}$$

アロメトリー則（体重の0.75乗）に基づき補正した薬用量は，体表面積で補正した薬用量とほぼ同様の推移を示す．さらにAugsbergerの式やvon Harnackの換算表に基づく薬用量も，アロメトリー則に基づく薬用量とほぼ同等の推移を示す．

Augsberger-Ⅰ式： 小児薬用量＝（小児体重(kg)×1.5＋10）/100×成人用量
Augsberger-Ⅱ式： 小児薬用量＝（年齢×4＋20）/100×成人用量

成人薬用量を体重の0.75乗で補正した推定小児薬用量は，現在臨床で使用されている小児薬用量とよく相関している．アロメトリー則に基づく体重の0.75乗による補正に発達度の係数をかけ合わせて小児薬用量を推定する方法は，全小児期を通じて年齢や体重に応じたクリアランスを成長と発達の概念で理論的かつ定量的に理解する助けとなる．成人と同等の有効血中濃度を目標とする場合の小児薬用量の根拠となる．

8-2-4 発達度に基づく小児クリアランス・小児薬用量の補正

2歳以下の小児，すなわち新生児・乳幼児では薬用量を考える際には，臓器機能の発達を考慮する必要がある．そのため，アロメトリー則による成長（量的変化）の記述に加え，発達度（質的変化）を記述するシグモイド関数を組み合わせた方法が考案されている．Hill係数は，週齢の増加に合わせて0から1の間の値をとる．

新生児・乳幼児クリアランス＝標準体重70 kgにおけるクリアランス×（体重/70）$^{0.75}$×発達度
新生児・乳幼児薬用量$_{体重}$＝成人の標準用量$_{体重70kg}$×（体重/70）$^{0.75}$×発達度
発達度＝週齢^{Hill}/(TM$_{50}$^{Hill}＋週齢^{Hill})

　TM$_{50}$：成人の50％に発達する週齢，Hill：シグモイド関数のHill係数

　腎排泄型薬物の用量に関しては，図8-1に示した糸球体ろ過量（GFR）の発達度を用いる．腎臓組織におけるネフロンの形成は胎児期の早期から始まる．このため，GFRの発達度を算出する場合には，出生時の在胎週数によって，腎機能の発達度が異なることを考慮する必要がある．このため，妊娠週数（PMA）が用いられる．なお，GFRのTM$_{50}$は，47.6週である．

　肝消失型（肝代謝・胆汁排泄）の薬物についても，同様に代謝酵素活性の発達度を用いることができる．肝薬物代謝酵素は分子種ごとの発現様式を考慮する必要がある．しかしながら，肝薬物代謝酵素は出生後から発現が上昇することが多いため，出生後年齢（post-natal age：PNA）を用いる．

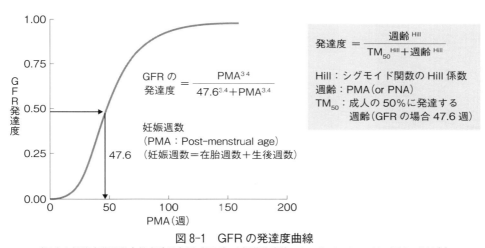

図8-1　GFRの発達度曲線
（日本小児臨床薬理学会教育委員会編（2017）小児薬物療法テキストブック，p.34，図4，じほう）

　医薬品規制調和国際会議（ICH）において定められた「小児集団における医薬品の臨床試験に関するガイダンス」（ICH-E11）のなかで，小児成熟度分類別の薬物動態上の特徴が示されている（表8-2）．出生時点での肝および腎クリアランス機能は未熟であるが，出生後には急速に成熟する．薬物のクリアランスについて，体重あたりの比例補正を行うと，1～2歳では成人値を上回る可能性がある．児童期には，肝および腎クリアランスに関与する経路が成熟するため，多くの薬物の体重あたりのクリアランスは成人値を上回る．

表 8-2 ICH-E11 による小児成熟度分類別の薬物動態上の特徴

早産児
　肝および腎機能は未成熟で，在胎期間，出生後年齢および受胎後週齢で大きく異なる．

正期産新生児（0 から 27 日）
　肝および腎機能は早産児より成熟度は高いものの未成熟であり，かつ急速に変化する．分布容積も体重補正のみでは，より年長の小児患者と一致しないことがある．

乳幼児（28 日〜23 か月）
　肝および腎機能は急速に成熟し続けるが，1〜2 歳までに体重当たりで示される多くの薬物のクリアランスは成人値を上回る可能性がある．

児童（2 歳〜11 歳）
　薬物クリアランスのほとんどの経路（肝臓および腎臓）は成熟し，体重当たりのクリアランスはしばしば成人値を上回る．薬物クリアランスの変動は個々の代謝経路の成熟度に依存する．

青少年（12 歳から 16 または 18 歳）
　成人とほぼ同じ生理機能とみなせる．

（矢野育子ほか（2016）臨床薬理 Vol 47, No.3, p.92, 表 1, 日本臨床薬理学会）

Essence

小児薬用量を決める因子

　小児薬用量を正確に解釈するためには，薬物投与量から効果発現までの機序を科学的に理解することが大切である．さらに，小児に関しては生理学的因子や生体側の関連分子の発育に伴う変化を考慮することが求められる．

小児薬用量に影響を及ぼす因子

・薬物側の物理化学的因子
　薬物動態学的特性：ADME
　製剤学的特性：剤形・投与経路の違い
・生理学的（人側の）因子
　薬物動態に関わる成長・発達様式：体重・臓器重量の増加，体内水分量の変化，腎機能・肝機能の発達（肝代謝酵素発現）
　薬理・薬力学に関わる発達様式：結合タンパク，受容体，トランスポーター，酵素
　疾患の影響：診断名が同じでも成人と小児ではその特徴が異なる場合がある．
　　　　　　　またステージ（重篤度）により影響が異なる．
　遺伝的影響：遺伝的素因（代謝能に関する人種差や遺伝子多型），遺伝的疾患

Case Study

問 1

小児患者にテオフィリンの経口投与を行う場合，投与間隔内の血漿中テオフィリン濃度の振れ幅をできるだけ小さくするために，どのような方法がよいか検討しなさい．

問 2

一定の投与間隔で経口投与を受けている患者のテオフィリン濃度を測定するためには，血漿試料をいつ採取すればよいか検討しなさい．

問 3

体重 31 kg の小児喘息患者．数日間にわたってアミノフィリン 200 mg を 6 時間ごとに内服投与されている．予定された投与の直前に採取した血漿中テオフィリン濃度は 5.0 mg/L であった．各投与後の血漿中ピーク濃度と半減期の予測値を，トラフ濃度の測定値に基づいて推定しなさい．

解答・解説

問 1. 投与間隔が 6 時間以上のときには，テオフィリンの半減期が 6 時間未満の患者ではピーク値の血漿中濃度は比較的高く，トラフ値の血漿中濃度は比較的低い．テオフィリンのクリアランスが大きい患者ほど，半減期が短いといえる．未熟児・新生児期は，タンパク結合率が低く，細胞外液量が大きいことから，テオフィリンの分布容積は 0.5 L/kg と比較的細胞外液への分布率が高いので分布容積は大きくなる．テオフィリンは肝代謝型の薬物であり，出生後急激に上昇し，1 歳から 2 歳時がピークで，成人の約 2 倍のクリアランスになる．以降は減少し，成人の値に達する．このように，小児患者は平均的な成人よりもテオフィリンクリアランスが高いため，半減期が短い．投与間隔を短縮させる，あるいは徐放性製剤を処方することで，血漿中濃度の振れ幅を小さくできる．

【参考】
テオフィリンのクリアランス（成人）：0.04 L/hr/kg
テオフィリンの半減期（成人）：8 時間
＊テオフィリンの代謝酵素である CYP1A2 や CYP2E1 が誘導されると半減期は短くなる．
$t_{1/2} = (0.693 \times V)/CL$
分布容積（成人）：0.5 L/kg

問 2. トラフ濃度はピーク濃度より予測性がよいことから，血漿試料は予定された投与の直前に採取すべきである．血漿中ピーク濃度は，吸収が遅い場合には到達する時間が遅くなり，かなりの誤差が生じる．
　テオフィリンの毒性は，トラフ濃度を通常の治療域である 10〜20 mg/L の範囲になるように投与量を増量したときによくみられる．

治療域　8〜20 mg/L
小児において副作用が発現しやすいことから，成人よりも血中濃度は低く設定される．
小児：5〜15 mg/L（乳児：5〜15 mg/L，未熟児無呼吸症状：6〜11 mg/L）

問3. 報告された 5.0 mg/L という血漿中テオフィリン濃度は，トラフ値である．血漿中ピーク濃度は，この血漿中濃度（トラフ値）と投与のたびに得られるテオフィリン濃度の上昇分を予測した値との和になると推定される．血漿中テオフィリン濃度の上昇分は，式1により計算できる．

式1　$\Delta C = (S) \times (F) \times (投与量)/V = 吸収量または全身循環へ到達した薬物量/V$
式2　$K = \ln(C_1/C_2)/t$
式3　$t_{1/2} = 0.693/K$
S：塩係数，F：生物学的利用率，K：消失速度定数

　アミノフィリンは薬理活性を示すテオフィリンのエチレンジアミン塩である．塩の分子量のうち，80〜85％がテオフィリンであることから，アミノフィリンのSは0.8となる．薬物を経口投与する場合には，投与剤形の生物学的利用率（F）も考慮する必要がある．アミノフィリン裸錠は完全な生物学的利用率（1.0）を示すとされている．したがって，この投与剤形の生物学的利用率（F）は1.0となる．薬物が静脈内へ直接投与される場合は，生物学的利用率（F）は1.0と定義される．
　Vを0.5 L/kgと仮定すると，15.5 L（0.5 L/kg×31 kg）となる．したがって ΔC は，次のように計算される．
$\Delta C = (S) \times (F) \times (投与量)/V = 0.8 \times 1 \times 200\ mg/15.5\ L = 10.3\ mg/L$
　このようにアミノフィリン200 mgを投与するたびにテオフィリンの血漿中濃度はトラフ値から約10 mg/L増加するため，ピーク濃度は15 mg/Lとなる．

$Css_{max} = [Css_{min}] + [(S) \times (F) \times (投与量)/V] = 5\ mg/L + 10.3\ mg/L$
　　　　$= 15.3\ mg/L$

　半減期の予測値を計算するために，最初に式2を用いて消失速度定数を算定する．
$K = \ln(C_1/C_2)/t = \ln[(15.3\ mg/L)/(5\ mg/L)]/6\ hr = \ln(3.06)/6\ hr = 1.12/6\ hr$
　　$= 0.187\ hr^{-1}$

　次に，式3を用いて半減期を求めることができる．
$t_{1/2} = 0.693/K = 0.693/0.187\ hr^{-1} = 3.7\ hr$

Column　小児医薬品開発におけるファーマコメトリクスの活用

　小児患者のために適切に評価され，適応をもつ医薬品は限られている．小児への使用が想定される医薬品について，小児集団における使用経験の情報を集積し，成人と並行して小児の医薬品開発を行う必要性がある．2000年に，医薬品規制調和国際会議（ICH）において，「小児集団における医薬品の臨床試験に関するガイダンス」（ICH-E11）が定められた．その後，新規医薬品開発の際には，欧州医薬品庁（EMA）では第Ⅰ相試験終了後に，FDAでは第Ⅲ相試験開始前に，製薬企業は小児試験計画を規制当局に提出することが求められている．わが国においては，2019年に医薬品医療機器等法（薬機法）の改正が公布され，小児の用法用量が設定されていない，医療上充足されていないニーズを満たす医薬品などは「特定用途医薬品」として，優先審査などの対象となることが明文化された．新規に医薬品が開発される際には，小児が使用する医薬品についても至適用法用量を見定め，臨床試験計画の最適化を図り，臨床試験の結果が精査される必要がある．このため，規制当局では，ファーマコメトリクスの活用を推奨している．ファーマコメトリクスとは，医薬品の薬物動態（pharmacokinetics：PK），薬力学（pharmacodynamics：PD），有効性または安全性などを表現する数理モデルを構築し（モデリング），それに基づく予測（シミュレーション）を活用して定量的な情報創出と意思決定を助け，医薬品開発や薬物治療を最適化する解析手法である．特に，小児臨床開発では，母集団薬物動態解析（population pharmacokinetics：PPK）によるアプローチあるいは生理学的薬物動態（PBPK）モデル解析によるアプローチが行われる．

　患者集団における代表値（母集団平均），患者間でのばらつき（個体間変動）および患者内でのばらつき（個体内変動）に基づき，個別患者の薬物動態データ解析を行うことをPPKという．さらに個体間変動を説明づける要因（共変量）として，体重，年齢，腎・肝機能，併用薬などの寄与を検討したり，構築されたモデルを用いて様々なシナリオでの薬物動態をシミュレーションしたりすることが可能となる．

　PBPKモデルは，生理学的，物理化学的，生化学的および薬物動態学的な要因を踏まえたメカニズムに基づく数理学的なモデルである．小児におけるPBPKモデルの構築には，初めに成人を対象としたPBPKモデルで検証が行われる．さらにモデルに組み込まれている成人の生体情報を小児の情報へ入れ替えることで，小児での薬物動態予測が可能となる．PBPKモデルは，薬物間相互作用のリスク評価においても有用である．

　小児医薬品開発におけるファーマコメトリクスの活用事例を紹介する．母集団解析で構築したPKの変動因子を含むモデルを用いて，成人における臨床試験成績を小児患者集団へ外挿し，小児における用法用量の最適化を試みた事例として，抗インフルエンザ薬であるペラミビルが挙げられる．アロメトリー則に基づくクリアランス予測値を用いて，AUCの推移が予測された（次図）．日本人小児患者でのPPK解析に基づく薬物曝露量（AUC）推定値が，成人患者投与時のAUCの範囲内であることが，小児における有効性の判断根拠とな

り，2010年10月に小児用量（10 mg/kg）が追加承認された．予測AUCが限界の実測値とよく相関していることからも，アロメトリー則に基づくクリアランス予測値が機能していると考えられる．

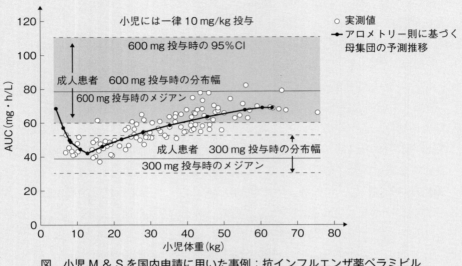

図　小児M&Sを国内申請に用いた事例：抗インフルエンザ薬ペラミビル
(Sugaya N., *et al.* (2012) *Antimicrob Agents Chemother*, Vol.56 (1), p.376, Fig. 5)

章末問題

以下の説明で，正しいものには○，誤っているものには×をつけよ．

問 1. 新生児の体表面積あたりの糸球体ろ過速度（GFR）は，成人の20〜30%である．
問 2. ピボキシル基を有する抗菌薬は，小児に対して用いると血糖値が上昇することがある．
問 3. テトラサイクリン系抗菌薬では，小児における関節毒性が知られており，原則禁忌である．
問 4. マクロライド系抗菌薬は，8歳未満の小児に投与した場合，歯牙の着色・エナメル質形成不全を起こすことがある．
問 5. 新生児に対するクロラムフェニコールコハク酸エステルナトリウム注射液の投与は禁忌である．
問 6. 新生児に対するスルファメトキサゾール・トリメトプリム配合顆粒の投与は禁忌である．
問 7. 新生児ではグルクロン酸抱合の活性が高いが，β-グルクロニダーゼ活性が低いため，腸肝循環を受ける．
問 8. 体重あたりの肝クリアランスは乳幼児に大きく，成人では小さくなっていくが，これは体重あたりの肝重量が成人に比較して大きいことが影響している．
問 9. 在胎22週以降に腎機能は急激に上昇する．
問10. 小児の体重あたりで示される薬物のクリアランスは成人値を上回る可能性がある．
問11. アロメトリー則に基づく体重の0.75乗による補正に発達の係数をかけ合わせて，小児薬用量を推定する方法は，成長（量的変化）だけでなく，薬物除去能力の発達（質的変化）も加味されているため，小児薬用量設定において有用である．
問12. 小児薬用量の算出に用いられるAugsbergerの式やvon Harnackの換算表は，小児と成人の体重比に近似している．
問13. 尿細管分泌能は，GFRよりも先に成熟する．
問14. 新生児ではフェノバルビタールやフェニトインなどの酸性薬物の吸収は成人に比べて低い．
問15. 小児腎不全患者において浮腫が存在するとき，バンコマイシンの分布容積は低下する．

第9章
高齢者における薬物療法

キーワード

高齢者　薬物療法　フレイル　有害事象　ポリファーマシー　腎機能　脂肪　脂溶性　薬物動態　薬力学　ベンゾジアゼピン　アムロジピン　クエチアピン　睡眠薬　減量　服薬アドヒアランス　薬剤起因性老年症候群　高齢者総合機能評価　CGA7

　高齢者は肝臓，腎臓，心臓，肺などの臓器の機能が低下し，薬物動態の変化が認められる．特に，薬物に対する代謝や排泄機能の低下などから薬物の最高血中濃度の上昇や血中濃度半減期の延長が生じやすい．さらに，高齢者は加齢により複数の慢性疾患に罹患しやすいため，服用薬剤数も増加する．これらの臓器の機能低下や薬物間相互作用などにより，通常の成人用量で薬物を投与した場合には薬効が強く発現するとともに，副作用の発現頻度が増加し重篤化する可能性がある．したがって，薬学的な観点から患者にとって必要な薬物を精査し薬剤数を減らす，加えて，投与する場合の用法用量を患者個々の状態に合わせて処方設計することが薬剤師に求められる．本章では，高齢者の薬物動態の特徴，特に注意すべき薬剤などについて述べる．

9-1　高齢者と薬物の服用

9-1-1　高齢者の現状

　世界保健機関（World Health Organization：WHO）では65歳以上の人を高齢者（以下「高齢者」）と定義している．わが国の高齢者人口は増加の一途をたどり，総人口に占める高齢者人口の割合は2005年に20％を超え，2022年は29.1％となった．そして，2040年には，35.3％になると見込まれている（図9-1）．

　高齢者に対して薬物療法を行う際は，高齢者の特徴を把握することが重要である．まず，高齢者は若年者に比べて筋力が20〜40％低下している．加えて，口腔内の乾燥に伴い，消化作用の低下，口腔内での自浄作用や粘膜保護作用の低下，味覚異常などが生じる．また，白内障や老眼などによる視覚の低下，老人性難聴による聴覚の低下のほか，認知機能も低下する．特に，認知機能においては75歳以上で急激に低下することが知られている．加齢によって，生理機能（心機能，腎血漿流量，肺活量）が低下することも認識しておく必要がある（図9-2）．高齢者では若年者に比べて有害事象が発現しやすく，特に，精神，循環器，血液などの症状が発現しやすい．多くの薬物は腎排泄されるが，心拍出量の減少は肝血流量や腎血流量の減少を引き起こし，

体内からの薬物の消失速度が低下する．さらに，薬物の腎排泄に関わる糸球体ろ過率と腎血流量の減少率がほかの機能の低下率より大きくなる．そのため，薬物は腎排泄の過程で影響を受けやすい．薬剤師は，これらの高齢者の特徴や個々の患者背景を把握することにより，適正な服薬アセスメントを実施することが重要である．

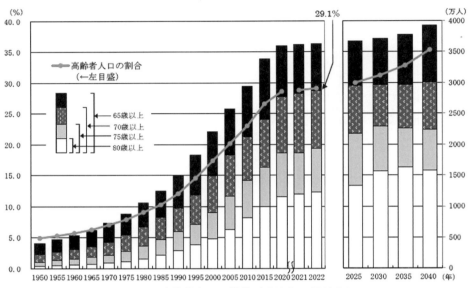

図9-1　高齢者人口の推移（1950年～2040年）
（総務省統計局ホームページより）

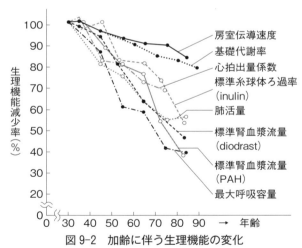

図9-2　加齢に伴う生理機能の変化
（Robert R. Kohn (1963) *Journal of Chronic Diseases*, Vol.16, p.5-21 を改変）

　フレイル（frail）とは，加齢に伴い，心身が衰えた状態のことで，認知機能障害やうつ病などの精神的・心理的な問題を生じることがある．フレイルの基準（CHS基準：The Cardiovascular Health Study）には5項目あり，3項目以上該当するとフレイル，1または2項目だけの場合にはフレイルの前段階であるプレフレイルと判断する（表9-1）．フレイルの指標としては使用し

ている薬剤数が重要であり，可能な限り薬剤を減らすことが有用である．一方，身体活動量の低下や加齢に伴う筋量と筋肉の進行性かつ全身性の減少に特徴づけられた症候群で身体機能障害，QOL低下，死のリスクを伴うものをサルコペニアという．サルコペニアが進行すると転倒や活動低下が生じやすい．サルコペニアはフレイルの重要な要因である．

表9-1 改訂日本版フレイル基準

項目	評価基準
1. 体重減少	6か月で2～3kg以上の体重減少
2. 筋力低下	握力：男性＜26kg 女性＜18kg
3. 疲労感	(ここ2週間で) わけもなく疲れたような感じがする
4. 歩行速度	通常歩行：＜1.0/秒
5. 身体活動	軽い運動・体操などをしていますか 定期的な運動・スポーツをしていますか 上記の2つのいずれも「週に1回もしていない」と回答

※ 5つの評価基準のうち，3項目以上に該当するものをフレイル (frail)，1項目または2項目に該当するものをプレフレイル (prefrail)，いずれも該当しないものを健常 (robust) とする．

9-1-2 高齢者の薬物有害事象の特徴

高齢者は若年者と比較して薬物有害事象（adverse drug event）の発生頻度が高く，重症化しやすい．急性期の入院患者を対象とした報告では，高齢者の6～15％に薬物有害事象が認められている．そして，70歳以上は60歳未満に比べて1.5～2.0倍出現率が高くなる．これらの報告からも，高齢者では薬物に対する反応が強くあらわれることが多く，有害事象の発現も少なくない．有害事象の要因としては疾患上の要因と機能上の要因がある．

疾患上の要因としては，多剤併用，併科受診，長期服用，overuse（過剰処方），underuse（過少処方）などがある．overuseの代表的な薬物にはベンゾジアゼピン系の薬剤がある．保険薬局での調査では，慢性疾患を有する65歳以上の患者に対して潜在的な不適切処方（potentially inappropriate medications：PIMs）が1/4の割合に認められ，そのうち，ベンゾジアゼピン系の薬剤の処方が多いことが報告されている．一方，underuseの事例としては，モルヒネ使用患者に対する下剤の不使用，心筋梗塞の患者に対するβ遮断薬の不使用，心不全に対するACE阻害薬の不使用などの報告などがある．overuse，underuseのいずれの場合においても死亡や入院のリスクが上昇する可能性がある．

機能上の要因としては，薬物動態の変化，認知機能や視力・聴力の低下，手指の機能障害などによるアドヒアランスの低下がある．そして社会的要因には過少医療による投薬中断がある．

高齢者の場合，複数の疾患を有するほか，慢性疾患が多いことから，薬物の併用薬が増加するため，薬物間相互作用により有害作用が発現する可能性が高い．高齢者は多剤服用になりやすく，ポリファーマシー（polypharmacy）のリスクが大きい．

9-1-3 高齢者とポリファーマシー

ポリファーマシーとは「poly」＋「pharmacy」の造語である．ポリファーマシーは必要以上

の薬物治療を受けることで，薬物の有害事象のリスクが増加するほか，服薬の過誤が生じ，服薬アドヒアランスが低下する．『高齢者の医薬品適正使用の指針』（厚生労働省 2018 年 5 月）によればポリファーマシーは単に服用する薬剤数が多いことではなく，それに関連して薬物有害事象のリスクが増加し，服薬過誤，服薬アドヒアランス低下などの問題につながる状態である．薬剤数の多い状態を多剤併用といい，多剤併用であっても害がなければポリファーマシーではない．

全国の保険薬局を対象とした調査では，65～74 歳の 56.5%，75 歳以上の 65.7% は 3 種類以上の薬剤が処方されていることが報告されている．ポリファーマシーと有害事象について，薬物有害事象は高齢入院患者の約 10% に認められているとの報告がある．さらに，入院患者を対象とした調査では，6 剤以上の薬剤を内服する高齢患者の場合，特に有害事象の発症が多くなる（図 9-3）．65 歳以上の入院患者の有害事象を呈したおもな症状として，意識障害が最も多く，次いで低血糖，肝機能障害の順であった（表 9-2）．加えて，5 種類以上の内服により転倒が有意に増加する．

ポリファーマシーを考慮して薬剤を見直す場合，薬が適正に使用されているか，疾患の状態や薬物有害事象の発生を確認し，特に慎重な投与を要する薬剤の処方を最小限に抑えるなど，定期的な見直しと減薬が重要である．特に，減薬後も病状の変化には注意を要する（図 9-4）．したがって，ポリファーマシーのポイントは，薬剤を減らすことを目的とするのではなく，薬物治療を安全に行ううえで処方内容の適正化を目的とする．

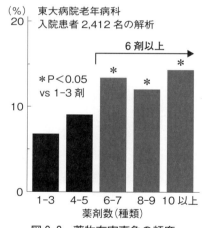

図 9-3 薬物有害事象の頻度
（厚生労働省・中医協「個別事項その 4 薬剤使用の適正化等について」より）

表 9-2 高齢者の有害事象の内訳

高齢者の有害事象のおもな症状	薬物有害事象を呈した者の症状の内訳（%）
意識障害	9.6
低血糖	9.6
肝機能障害	9.6
電解質異常	7.7
ふらつき・転倒	5.8
低血圧	4.8
無動・不随意運動	3.8
便秘・下痢・腹痛	3.8
食欲不振・吐き気	3.8
徐脈	3.8
出血・INR 延長	3.8

ポリファーマシーの対応において注意する点は，一度に多くの薬剤を減らすことで疾患の良好なコントロールに影響を及ぼし，過少医療につながることである．過少医療につながる代表的な薬物として，睡眠薬および抗不安薬であるベンゾジアゼピン系の薬剤や抗凝固薬のワルファリンなどがある．高齢者では，加齢により総睡眠時間が短縮することから不眠の改善目的でベンゾジアゼピン系の薬剤が使用されることがある．この薬剤は減量や中断により不眠や離脱症候群などを生じる．また，ワルファリンは有効性や副作用を確認する目的で血液凝固能（international normalized ratio：INR）をモニタリングして用量を調整する．INR は通常 2〜3（高齢者は 1.6〜2.6）を目標値とする．INR のモニタリングを行わずに薬剤を減量した場合，血栓症を引き起こす可能性がある．したがって，薬剤を減らすことは疾患を悪化させる可能性があることを認識し，患者の日常生活の情報を考慮して，薬剤の減量や変更などを検討することが必要である．薬物療法の見直しについては図 9-4 に示す．

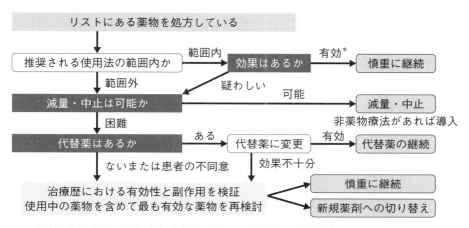

図 9-4 「特に慎重な投与を要する薬物のリスト」の使用フローチャート
（日本老年医学会／日本医療研究開発機構研究費・高齢者の薬物治療の安全性に関する研究研究班編（2015）
高齢者の安全な薬物療法ガイドライン 2015, p.23, 図 1, 日本老年医学会）

9-2 高齢者と薬物動態

9-2-1 高齢者の薬物動態／薬力学の加齢変化

高齢者は，加齢に伴い臓器の機能低下を示し，それに伴う生理機能の低下が生じる（図 9-5）．

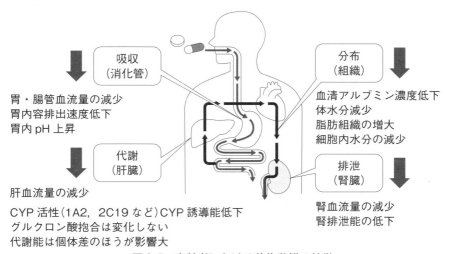

図 9-5 高齢者における薬物動態の特徴

9-2-2 薬物の吸収

　高齢者では，胃粘膜の萎縮により壁細胞が減少し，胃酸の分泌量が低下し酸性度が低下するほか，無酸症の頻度が増加する．そのため，薬物によっては胃の液性の変化に伴い，イオン化や溶解性に影響を及ぼす（表9-3）．また，胃や腸管などの消化管血流量や消化管運動などが低下し，胃内容排出速度が低下するため，薬物の最高血中濃度到達時間が延長する場合がある．そのほか，高齢者の食事内容では若年者と比べ摂食量の減少，脂肪分の少ない食事内容となるため，脂溶性薬物の吸収に影響を及ぼす可能性がある．一方，胃内容排出速度の低下により，小腸からの薬物の吸収が増大する場合もある．リボフラビンは食後に投与することで胃内容排出速度が低下し吸収が良好になる．その理由としては，リボフラビンは小腸上部に存在するトランスポーターを介して吸収される薬物であり，食後の服用により，トランスポーターの飽和が生じにくくなることが考えられている．

　高齢者では抗コリン薬，抗コリン作用を有する薬物などの服用頻度が増加することから，消化管運動や吸収に影響するため，相対的に吸収の低下や遅延が生じる可能性がある．

表9-3　弱酸性および塩基性薬物の吸収（消化管がアルカリ性に傾いた場合の変化）

液性	薬物	吸収の変化
酸性	サリチル酸，ジアゼパム，フェニトイン	イオン化型増加（分子型減少） →吸収減少
塩基性	イミプラミン，プロプラノロール，リドカイン	分子型増加（イオン化型減少） →吸収増加

9-2-3 薬物の分布

　体重に占める水分の割合は高齢者に比べて新生児のほうが高い．すなわち，高齢者では体内の水分の割合が低下するため，水溶性薬物の分布容積は減少する．その結果，水溶性薬物では，血中濃度が上昇しやすく，有害事象が発生するリスクが高くなる．一方，高齢者の体脂肪率の割合は小児，成人に比べて高く，体重に占める脂肪の割合が増加する．そのため，脂溶性の高い薬物ほど分布容量が増加し，脂肪組織への蓄積が生じやすく，血中濃度が低下する．さらに，薬物が体内に留まるため，血中濃度半減期が延長する．代表的な脂溶性の高い薬物として，ベンゾジアゼピン系の薬物がある．

　高齢者では，肝臓で合成されるアルブミンの合成能が低下するほか，腎臓からの漏出などにより血清アルブミン値が低下することが多い．したがって，タンパク結合率の高い薬物では血漿中の遊離型が増加し，組織への薬物の分布の増加が起こりやすい．一方，α1-酸性糖タンパクは不変または増加するため，塩基性薬物の遊離型の割合は不変または減少する（表9-4）．

　ベンゾジアゼピン系の薬物であるジアゼパムはタンパク結合率が96.8〜98.6％と高いほか，脂溶性が高く脂肪組織に移行しやすい．したがって，高齢者の場合には分布容積の増加に伴い血中濃度半減期が長くなる傾向にある．そのため，薬物の効果が持続する可能性があるので注意する．

表9-4 弱酸性薬物と弱塩基性薬物の分布に関する特徴

液性	薬物	分布の変化
酸性	サリチル酸，ジアゼパム，フェニトイン	アルブミン減少 →遊離型薬物の割合が一時的に増加 →組織への分布とCLの上昇で血中の遊離型濃度はほぼ変化なし
塩基性	イミプラミン，プロプラノロール，リドカイン	α1-酸性糖タンパクは不変または増加 →遊離型薬物の割合が不変または減少

9-2-4 薬物の代謝

　加齢により，肝重量は減少し，肝体積および肝血流量の減少による肝クリアランスの低下が認められる．薬物においては肝血流量に依存する薬物と固有の肝代謝能力に依存する薬物（タンパク結合率の高い薬物）がある（表9-5）．肝代謝型の薬物を投与した場合には，若年者に比較して薬物の血中濃度が高くなるほか，血中濃度半減期が延長し副作用の発現リスクが高くなる．また，初回通過効果が大きい薬物を投与した場合，薬物血中濃度に影響を受けやすい．初回通過効果の大きいβ遮断薬のプロプラノロールは高血圧，狭心症，不整脈などに効能・効果を示す薬物である．この薬物を高齢者および若年者に経口投与したところ，高齢者は肝臓でのクリアランス低下，初回通過効果の減少に伴い，血漿中のプロプラノロール濃度が上昇し，最高血中濃度がおよそ2倍に上昇する．一方で，静脈注射の際には高齢者，若年者間での差は少ないため，小腸における初回通過効果の減少による要因であると推測される（図9-6）．

表9-5 肝臓の機能に影響するおもな薬物

肝血流量に依存する薬物	アミトリプチリン，イミプラミン，ジルチアゼム，デシプラミン，フェンタニル，プロプラノロール，プロポフォール，ペチジン，ベラパミル，メトプロロール，モルヒネ，リドカイン，レボドパ
固有の肝代謝能力に依存する薬物 （タンパク結合率の高い薬物）	イブプロフェン，ジアゼパム，バルプロ酸ナトリウム，フェニトイン，ロラゼパム

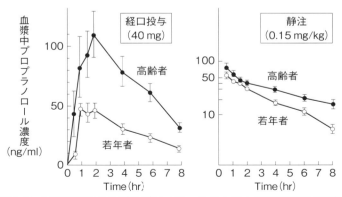

図9-6 β遮断薬であるプロプラノロールの血漿中濃度の加齢の影響
(C M Castleden., et al. (1979) Br J Clin Pharmacol. Vol.7, p.49-54 を改変)

薬物代謝酵素であるシトクロム P450（CYP）のうち，CYP1A2 や CYP2C19 は加齢によりクリアランスが低下することが報告されている．ベンゾジアゼピン系の薬物であるジアゼパムは，CYP3A4 や CYP2C19 によって代謝を受ける．したがって高齢者の場合，ジアゼパムを投与した際には，血漿中からの薬物の消失が遅延し血中濃度半減期の延長がみられる．その結果，薬物血中濃度が増加し，副作用が発現しやすくなる．ベンゾジアゼピン系の薬物の場合には，鎮静効果が若年者よりも高くなるため，肝機能が低下した状態では，ふらつきやせん妄，転倒などの危険性が高くなるため注意が必要である．

アセトアミノフェンは，おもにグルクロン酸抱合，硫酸抱合によって代謝される．これら第Ⅱ相反応におけるクリアランスは年齢により影響を受けにくい（表9-6）．添付文書上では，高齢者に投与する場合，「副作用の発現に特に注意し，少量から投与を開始するなど患者の状態を観察しながら慎重に投与すること．副作用があらわれやすい」と記載されており，減量せずに慎重に投与する．

表9-6 アセトアミノフェンのクリアランスにおける加齢の影響

	若年男性 (n=8)	高齢男性 (n=8)	若年女性 (n=8)	高齢女性 (n=8)
平均年齢（歳）	30.8	70.3	27.3	69.1
年齢範囲（歳）	24〜37	61〜77	23〜33	64〜78
平均体重（kg）	68.2	79.1	54.2	60.1
体重範囲（kg）	24〜37	61〜77	23〜33	64〜78
消失半減期（$t_{1/2}$）	2.6	2.7	2.7	2.8
平均分布容積 V_d（l）	74.5	69.4	50.3	46.8
平均分布容積 V_d（l/kg）	1.09*	0.89*	0.94*	0.79*
平均クリアランス（mL/min）	348	307	218	197
クリアランス範囲（mL/min）	0.87〜1.36	0.70〜1.14	0.77〜1.27	0.64〜0.88
平均クリアランス（mL/min/kg）	5.07	3.9	4.08	3.36
クリアランス（mL/min/kg）	3.81〜6.94	3.10〜5.44	2.73〜5.55	2.33〜4.41

*$P<0.05$ 若年者 vs 高齢者　student' t-test

9-2-5　薬物の排泄

加齢により腎血流量は年1〜2％程度減少する．腎血流量減少に伴う糸球体ろ過率（glomerular filtration rate：GFR）の低下による腎クリアランスの低下が生じる．そのため，高齢者では腎排泄型の薬物を投与する場合は，腎機能の評価に基づいた薬物投与設計を行う必要がある．腎機能評価の指標として，血清クレアチニン値（Scr）が用いられ，クレアチニンクリアランス値（Ccr）や eGFR により薬物の投与量を設定することが多い．高齢者の特徴として，筋肉量が少なく，筋肉で産生されるクレアチニンが低下するため，Scr が基準値範囲内であっても腎機能が正常とは限らず，Ccr や eGFR は高めに評価される場合がある．すなわち，Scr に基づく Ccr や eGFR での指標は腎機能を過大評価する可能性がある．eGFR（mL/min/1.73 m^2）は平均的な体格として算出されているため，体格が小さい高齢者のような場合は，個々の患者の体表面積

(A) に基づいた（eGFR×A/1.73）mL/min に修正する必要がある．腎機能の評価指標として Ccr や eGFR のほか，シスタチン C がある．シスタチン C は筋肉量に影響を受けないため，筋肉量が少ないと思われる高齢者では腎機能評価に有用である．

　薬物の特性として，水溶性薬物は未変化体のまま，脂溶性薬物は肝臓で代謝を受け水溶性が増した状態で排泄される（図9-7）．一方，肝代謝型の薬物の場合，肝血流量の低下や肝機能の低下に伴い薬物の血中濃度が上昇しやすくなる．

　高齢者では薬物動態の加齢変化の結果，代謝能や排泄能の低下により，薬物血中濃度が上昇しやすい．

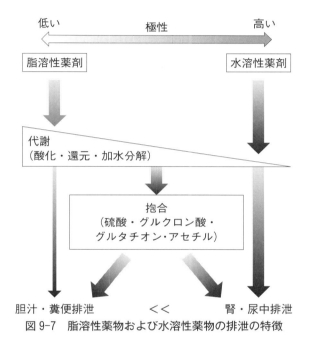

図 9-7　脂溶性薬物および水溶性薬物の排泄の特徴

9-2-6　薬力学の加齢変化

　薬物が作用部位に到達してから生体との反応を起こして作用を発現するまでの過程を研究する分野のことを薬力学という．高齢者では，若年者と比較して作用部位における同程度の薬物濃度の効果（感受性）が変化する可能性がある．その理由として，受容体への結合や受容体以降の応答感度が変化することにより，薬力学的反応に影響を及ぼす可能性があるためである．この薬力学での影響により，薬物−受容体相互作用や受容体結合後の作用の変化，または恒常性維持反応の変化などを生じる可能性がある．具体的には，高齢者は若年者と比較してβ刺激薬の変時作用が減弱する．すなわちβ刺激薬に対する感受性が低下する．そのため，高齢者ではβ刺激薬の用量を増やすことを考慮する．一方，ベンゾジアゼピン系の薬物の中枢神経抑制薬である抗不安薬，睡眠薬などは高齢者のほうが作用が強く発現する可能性があるため，用量を減らす．

9-3 高齢者に薬物投与する際に注意すべき薬剤

　加齢に伴い，ベンゾジアゼピン系の薬剤などの鎮静剤や麻酔薬の感受性が高くなる．すなわち，これらの薬物の効果が強く発現する可能性がある．ベンゾジアゼピン系の薬剤であるトリアゾラムの場合，高齢者では若年者に比べて血中濃度が2倍に増加することが示されている（図9-8）．添付文書には「高齢者には少量から投与開始すること，運動失調などの副作用が発現しやすい」ことが記載されている．また，高血圧症の治療に使用されるカルシウム拮抗薬のアムロジ

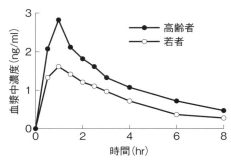

図9-8　トリアゾラムにおける若年者と高齢者での血漿中濃度の比較
（Greenblatt DJ., et al. (1991) N Engl J Med, Vol.324, p.1691-1698 を改変）

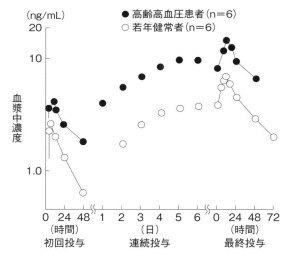

	高齢高血圧患者		若年健常者	
	単回投与時	連続投与時	単回投与時	連続投与時
C_{max}(ng/mL)	4.24±0.08**	14.9± 2.2*	2.63±0.35	7.51±0.32
T_{max}(hr)	7.2 ±0.49	8.0± 1.8	6.7 ±0.42	8.0 ±0.7
$T_{1/2}$(hr)	37.5 ±6.0	47.4±11.3	27.7 ±4.6	34.7 ±2.7
AUC(ng・hr/mL)	116.9 ±8.4**	—	63.2 ±5.5	—

Mean±S.E.,　AUC：0〜48時間値
*$p<0.05$, **$p<0.01$（vs 健常者）

図9-9　アムロジピンにおける若年者と高齢者での血漿中濃度の比較
（ヴィアトリス製薬，ノルバスク®錠インタビューフォームより）

ピンでは最高血中濃度および血中濃度時間曲線下面積が若年者に比べておよそ2倍に増加する（図9-9）．添付文書には「低用量（2.5 mg/日）から投与を開始するなど慎重に投与すること，一般に過度の降圧は好ましくない，体内動態試験で血中濃度が高く血中濃度半減期が長くなる傾向が認められている」と記載されている．統合失調症の治療薬で抗精神病剤のクエチアピンフマル酸塩でも最高血中濃度および血中濃度時間曲線下面積が若年者に比べて増加する（図9-10）．クエチアピンフマル酸塩の添付文書には「非高齢者に比べてクエチアピンの経口クリアランスが30～50％低く，血中濃度時間曲線下面積は約1.5倍であり，高い血漿中濃度が持続する傾向が認められている．また，海外臨床試験において非高齢者と比較し，起立性低血圧の発現頻度が増加

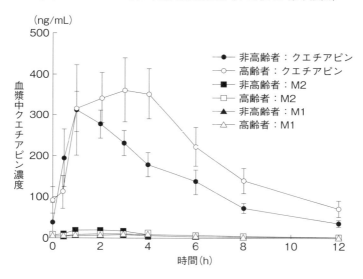

統合失調症患者におけるクエチアピン（100 mg）1日2回反復投与時の薬物動態パラメータ

群	化合物	n	Cmax (ng/mL)	Tmax (h)	AUC$_{0-12h}$ (μg・h/mL)	$t_{1/2}$ (h)	CL/F (L/h)
非高齢者	クエチアピン	12	397±57	2.6±0.7	1.69±0.19	3.5±0.2	67.1±7.1
	M1	12	7.2±0.6	2.3±0.6	0.049±0.006	11.8±2.4	―
	M2	12	19.5±4.4	3.1±1.0	0.094±0.018	4.3±0.5	―
高齢者	クエチアピン	11[a]	483±96	2.9±0.3	2.59±0.54	3.6±0.3	50.9±6.7
		9[b]	401±95	2.9±0.4	1.85±0.19	3.3±0.2	58.4±5.5
		2[c]	852 (740, 963)	3.1 (3.1, 3.0)	5.91 (4.87, 6.95)	4.9 (6.0, 3.9)	17.5 (20.5, 14.4)
	M1	11	10.7±1.2	3.4±0.4	0.080±0.008	9.9±1.4	―
	M2	11	13.2±2.1	3.2±0.4	0.090±0.015	5.4±0.4	―

（平均値 ± 標準誤差）

a）全被験者11例
b）薬物動態パラメータが非高齢者群と同程度であった高齢被験者（11例中9例）
c）高い血漿中クエチアピン濃度推移を示した高齢被験者（11例中2例，括弧内は各個体値）

図9-10　クエチアピン100 mgを1日2回反復投与時の血漿中クエチアピン濃度推移
（アステラス製薬，セロクエル®錠インタビューフォームより）

する傾向が認められている」と記載されている.

抗コリン作用を示す薬物は中枢神経に作用することから，認知機能障害や嚥下機能障害を引き起こす可能性があり，日常生活動作（ADL）の回復と負の相関を示すことが報告されている．また，抗コリン作用を有する抗精神病薬やメトクロプラミド，プロパンテリン臭化物などはドパミン D_2 受容体遮断作用があり，錐体外路障害を引き起こす点に注意が必要である．抗精神病薬によるパーキンソニズムは治療後開始後3か月以内に90％の患者に発症し，転倒や骨折，認知機能低下を生じるため，副作用のモニタリングが重要である．そのほか，抗コリン作用を有する薬物は嚥下障害も生じる．このように高齢者に対して注意すべき薬物は非常に多い．

高齢者では慢性疾患を有する患者が多く，薬物の長期間での服用により，薬物の吸収低下や薬物代謝酵素活性の低下，脂溶性または水溶性薬物の分布への変化，腎機能低下などによる副作用の発現が生じる可能性がある．

9-3-1　ベンゾジアゼピン系の薬剤の減量時の注意点

ベンゾジアゼピン系の薬剤の場合，服薬継続中に突然休薬すると反跳性不眠が生じる可能性がある．症状は不眠，不安の増悪と心身不調を伴う極めて不快な退薬症状などである．反跳性不眠は服薬期間が長く，作用持続時間（血中濃度半減期）が短い薬物に生じやすい．そのため，これらの薬物を中止する場合には減量による方法で行う（表9-7）．ベンゾジアゼピン系の薬剤の場合，依存性が形成しやすいことから，使用期間は6〜8週間以内に留めることが重要である．また，ベンゾジアゼピン受容体に作用しない薬理作用を有するオレキシン受容体拮抗薬のスボレキサントやレンボレキサント，ダリドレキサント，メラトニン受容体作動薬のラメルテオンなどを利用することも有用であるとされている.

表9-7　睡眠薬の減量および休薬方法

種類	具体的な方法および留意する点
漸減法	・2〜4週間の間隔で服用量の25％ずつ減量する． ・症状が再燃した場合には前回の量に戻す． ・短時間作用型の睡眠薬使用時に用いられる．
隔日法	・一定量まで減量し，2日に1回から3日に1回，数日に1回と減量する． ・中時間・長時間作用型の睡眠薬使用時に用いられる．
置換法	・短時間作用型を漸減法で減量できない場合に用いる． ・短時間作用型から長時間作用型に変更し，漸減法や隔日法を用いる． ・薬剤を変更するため症状の悪化が懸念される．

9-4　高齢者の服用アドヒアランス

　高齢者では患者自身での服薬管理能力が低下するため，服薬アドヒアランスが低下しやすい．さらに，身体的能力の低下や精神的能力の低下も服薬アドヒアランス低下の要因となる（表9-8）．服薬アドヒアランスを向上するためには，薬学的な観点から，患者背景を考慮した処方の提案や剤形の選択などが求められる．服薬指導時に服薬状況の確認が必要である．また，1日あたりの服用回数，服用薬剤数が多いほど服薬アドヒアランスが低下することが明らかとなっているため，薬剤師は患者への投薬後，患者が服薬するまでの管理に携わることが重要である．高齢者では嚥下障害を有する場合も多く，それにより誤嚥性肺炎のリスクが高まるほか，服薬が困難になるケースもある．その場合には口腔内崩壊錠やとろみ剤，お薬ゼリーの利用が有用である．
　服薬アドヒアランスが低下した場合，もしくは低下する可能性がある患者に対しては様々な工夫をすることで対応可能である（表9-9）．

表 9-8　服薬アドヒアランス低下の要因

- 服薬管理能力の低下
    - 認知機能の低下
    - 聴力の低下（難聴）
    - 視力の低下
    - 手指機能の障害
    - 日常生活動作（ADL）の低下
- 多剤併用
- 処方の複雑化
- 嚥下機能の低下
- うつ症状
- 主観的健康感がない
- 医療リテラシーが低い
- 自己判断による服薬の中止
- 独居
- 生活環境の悪化

表 9-9　服薬アドヒアランス向上のための工夫

工夫	実例
薬剤数を少なくする	配合剤の活用（ただし，単剤に比べて大きさが大きくなる場合がある）．
服用方法の簡便化	食前，食後，食間や朝昼夕などの回数を薬効を考慮して，できる限りまとめる．徐放性製剤の活用により服用回数を削減する．
剤形の工夫	口腔内崩壊錠や湿性錠，ゼリー，水剤，散剤，経皮吸収性剤などを活用する．
調剤方法の工夫	剤数が多い場合には一包化する（ただし，頓服薬や症状により調節する便秘薬や緩下剤などはPTPで調剤する）．
投薬方法の工夫	服薬および嚥下が難しい場合には，お薬ゼリーや水オブラート法などを活用する．薬の管理が難しい場合にはお薬カレンダーやピルケースを利用する．

9-5 薬剤起因性老年症候群

　高齢者特有の症候（老年症候群）の原因となる薬物が多いことに注意が必要である．表9-10に薬剤起因性老年症候群の症状とおもな薬物について示す．薬学的観点から，薬剤起因性老年症候群の要因になりうる薬物の有無について，処方内容の確認を行うとともに，服用している場合には，中止または減量などを適時検討する．

表9-10　老年症候群の原因となるおもな薬物

症状	薬剤
ふらつき・転倒	降圧剤（特に中枢性降圧薬，α遮断薬，β遮断薬），睡眠薬，抗不安薬，抗うつ薬，抗てんかん薬，抗精神病薬（フェノチアジン系），パーキンソン病治療薬（抗コリン薬），抗ヒスタミン薬（H_2受容体拮抗薬を含む），メマンチン
記憶障害	降圧剤（中枢性降圧薬，α遮断薬，β遮断薬），睡眠薬，抗不安薬（ベンゾジアゼピン），抗うつ薬（三環系），抗てんかん薬，抗精神病薬（フェノチアジン系），パーキンソン病治療薬，抗ヒスタミン薬（H_2受容体拮抗薬を含む）
せん妄	降圧剤（中枢性降圧薬，β遮断薬），睡眠薬，抗不安薬（ベンゾジアゼピン），抗うつ薬（三環系），パーキンソン病治療薬，ジギタリス，抗不整脈薬（リドカイン，メキシレチン），気管支拡張薬（テオフィリン，アミノフィリン），副腎皮質ステロイド薬
抑うつ	中枢性降圧薬，β遮断薬，抗ヒスタミン薬，抗精神病薬，抗甲状腺薬，副腎皮質ステロイド薬
食欲低下	非ステロイド性抗炎症薬，アスピリン，緩下剤，抗不安薬，抗精神病薬，パーキンソン病治療薬（抗コリン薬），選択的セロトニン再取り込み阻害薬，コリンエステラーゼ阻害薬，ビスホスホネート，ビグアナイド
便秘	睡眠薬，抗不安薬（ベンゾジアゼピン系），抗うつ薬（三環系），過活動膀胱治療薬（ムスカリン受容体拮抗薬），腸管鎮痙薬（ブチルスコポラミン，アトロピン），抗ヒスタミン薬，αグルコシダーゼ阻害薬，抗精神病薬，（フェノチアジン系），パーキンソン病治療薬（抗コリン薬）
排尿障害・尿失禁	抗うつ薬（三環系），過活動膀胱治療薬（ムスカリン受容体拮抗薬），腸管鎮痙薬（ブチルスコポラミン，アトロピン），抗ヒスタミン薬，睡眠薬，抗不安薬（ベンゾジアゼピン系），抗精神病薬，（フェノチアジン系），トリヘキシフェニジル，α遮断薬，利尿薬

9-6 高齢者の薬物療法のポイント

　高齢者に対して薬物療法を開始した後，効果と副作用をモニタリングしながら薬物を増量・減量する．特に，薬物動態の加齢変化により血中濃度半減期の延長，最高血中濃度が増大しやすい．そのため，高齢者の薬物動態の特徴を考慮して，少量投与（成人常用量の1/2〜1/3）から開始し，効果と薬物有害事象をモニタリングしながら徐々に増量するなどの薬物投与量を調節する必要がある．また，薬物のなかで，有効域と中毒域が狭く，特定薬物治療管理料が算定可能な薬物（抗菌薬，抗てんかん薬，ジゴキシン，抗不整脈薬など）については，薬物血中濃度をモニタリングして，投与量の確認や調整を行うことが望ましい．高齢者に対する薬物療法のポイントを以下に示す．

1. 処方の必要性の吟味を厳格にする．

2. 薬物の数を最小限にする．
3. 用法用量を単純にする．
4. 少量から開始する．
5. 併用薬・他科および他院処方に注意する（相互作用）．
6. 健康食品，サプリメントなどの常用および変更を把握する．
7. 効果の判定や血中濃度を含めた評価を的確に行う．
8. 薬物の増減は緩徐に行う．
9. 薬物の有害反応の発現に注意する．
10. 高齢者になるほど，多剤併用になる割合が高いため，ポリファーマシー対策を行う．

9-7 高齢者総合的機能評価

　高齢者総合的機能評価（comprehensive geriatric assessment：CGA）とは，個々の高齢者の疾患の評価だけでなく，日常生活動作（instrumental activities of daily living：ADL）機能，精神・心理的機能，社会・経済的機能ならびにQOL（quality of life）などを系統的かつ総合的に評価する手法である．CGAは，軽度から中等度の生活機能障害を有する場合，今後，生活機能障害をきたしやすい状況にある後期高齢者に行うことで，高齢者の生命予後や生活機能という観点から，有用な結果が得られやすい．表9-11のCGA7は，7項目のスクリーニングツールであり，短時間で医師以外の職種も実施可能である．

表 9-11　CGA7

調査内容	質問内容の例
意欲	外来患者の場合：診察時に被験者の挨拶を待つ それ以外：自ら定時に起床するか，もしくは，リハビリなどへの積極性で判断
認知機能	これから言う言葉を繰り返してください（桜，猫，電車） あとでまた聞きますから覚えておいてください
手段的ADL	外来患者の場合：「ここまでどうやってきましたか」 入院患者の場合：「普段バスや電車，自家用車を使ってデパートやスーパーマーケットに出かけますか？」
認知機能（遅延再生）	先ほど覚えていただいた言葉を言ってください（桜，猫，電車）
ADL（入浴）	お風呂は自分1人で入って，洗うのも手助けはいりませんか
ADL（排泄）	失礼ですが，トイレで失敗してしまうことはありませんか
情緒	自分が無力だと思いますか

Essence

　高齢者では多剤併用により有害事象が生じやすくなる．その根拠として，高齢者では若年者に比べて服用薬剤数が増加する，服用薬剤数が6以上になると薬物有害事象の発現頻度が上昇する，などが挙げられる．高齢者の背景として，複数の疾患を有する場合が多いため，服用薬剤数が多くなる傾向にあり，ポリファーマシーの状況に陥りやすい．ポリファーマシーを回避するためには，現病歴や既往歴，副作用歴，アレルギー歴などの患者情報の収集，多職種カンファレンスによる不必要な薬剤の中止，定期的な処方内容の見直しなどを行うことが有用である．加えて，ふらつきや転倒，食欲低下によるやせ，便秘，排尿障害・尿失禁，抑うつや認知機能障害，せん妄などの薬剤起因性老年症候群を起こす薬物に該当するか確認する必要がある．そのほか，高齢者の特徴として，若年者に比べた薬物動態の変化，投与方法の複雑化に伴う服薬アドヒアランスの低下などがある．薬物動態において，吸収過程では薬物血中濃度の到達時間が延長する傾向にある．分布の過程では，脂溶性薬物の場合は消失半減期が延長する．また，水溶性薬物では血中濃度が上昇しやすくなる．加えて，アルブミンの低下に伴い，タンパク結合率の高い薬物では遊離型分率が上昇する．代謝過程では，薬物代謝が遅延し，クリアランスが低下する．排泄過程では糸球体ろ過量の低下および尿細管分泌の減少により薬物の排泄が遅延する．これらの薬物動態の特徴から高齢者では消失半減期の延長が生じやすくなり，有害事象を生じる可能性が高くなる．したがって，高齢者への薬物投与設計では，添付文書の「用法用量」に加えて，「特定の背景を有する患者」の「高齢者」の項目は必ず確認するほか，薬物動態（吸収，分布，代謝，排泄）の項目も確認する．そして，特に減量の必要がない場合であっても，患者背景を考慮し，薬物の投与開始時は成人の常用量の1/2～1/3の少量から投与することが望ましい．

Case Study

患者：65歳，男性
既往歴：高血圧
現病歴：転職を機に，仕事内容が変わり，慣れない仕事と仕事量の増加に伴い，精神的な負担が大きくなった．その影響から，不眠が続いたため，心療内科を受診し，ブロチゾラムが処方された．その後，入眠障害の訴えによりゾルピデムが追加となった（下記処方内容）．半年後，不眠状態は改善傾向にあったため，ベンゾジアゼピン受容体作動薬の減量を検討したが，患者は薬剤の減量に伴う不眠症状の発現に不安があった．そのため，医師に超短時間型のベンゾジアゼピン受容体作動薬の減量，加えて，オレキシン受容体拮抗薬の追加投与を処方提案した．結果，不眠状態はみられず経過は良好であった．

処方内容：

バルサルタン錠 40 mg	1回1錠	1日1回朝食後
アムロジピン錠 5 mg	1回1錠	1日1回朝食後
ランソプラゾール OD 錠 15 mg	1回1錠	1日1回夕食後
ブロチゾラム 0.25 mg	1回1錠	1日1回寝る前
ゾルピデム 10 mg	1回1錠	1日1回寝る前

問1
　上記の医師に処方提案を行い減量となった超短時間型のベンゾジアゼピン受容体作動薬はどの薬剤か．

問2
　医師に処方提案を行ったオレキシン受容体拮抗薬は次のうちどれか．1つ選べ．
1. スボレキサント
2. ラメルテオン
3. スルピリド
4. エスゾピクロン
5. フェノバルビタール

解答
問1．ゾルピデム
問2．1

解説
　本症例は薬理作用が異なる薬物を併用することにより，半年間ベンゾジアゼピン系の薬剤を使用したが，本薬剤の減量に成功した症例である．ベンゾジアゼピン系薬剤の減量および休薬を行ううえで注意すべき点は，減量，休薬に伴う反跳性不眠や離脱症候群が生じる可能性があることである．そのため，漸減法や隔日法，置換法などを医師と連携して処方提案を行うことが求められる．

問1．生物学的半減期（t1/2）により超短時間作用型，短時間作用型，中時間作用型，長時間作用型などに分類される（次表）．超短時間型のベンゾジアゼピン受容体作動薬はゾルピデムである．ブロチゾラムは短時間型の睡眠薬である．ゾルピデムは血中濃度半減期が1～2.5時間，ブロチゾラムは血中濃度半減期が7時間である．
　ベンゾジアゼピン受容体にはω1～ω3のサブタイプが存在する．ω1受容体は小脳に多く分布しおもに鎮静や催眠作用に関与している．一方，ω2受容体は脊髄に多く分布し，筋弛緩作用や抗不安作用などに関与している．ゾルピデムはω1受容体への選択性があり，筋弛緩作用が弱く，転倒やふらつきなどのリスクが少ないと考えられている．

表 ベンゾジアゼピン受容体作動薬睡眠薬一覧

販売名	効果時間	一般名	およその半減期（時間）	最高血中濃度到達時間（時間）
非ベンゾジアゼピン系（Z-drug）	超短時間作用型	ゾルピデム酒石酸塩	1.8〜2.3	0.7〜0.9
		ゾピクロン	3.7〜3.9	0.75〜1.2
		エスゾピクロン	4.8〜5.2	0.8〜1.5
ベンゾジアゼピン（BZ）系	短時間作用型	トリアゾラム	2.9	1.2
		エチゾラム	6.3	3.3
		ブロチゾラム	7	1.5
		ロルメタゼパム	10	1〜2
		リルマザホン塩酸塩水和物	11	活：3
	中時間作用型	フルニトラゼパム	21	0.75
		エスタゾラム	24	4.9
		ニトラゼパム	27	1.6
	長時間作用型	クアゼパム	未：36 活：38	未：3.4〜4.3 活：3.4〜4.6
		フルラゼパム塩酸塩	未：5.9 活：23.6	未：約1.0 活：1〜8
		ハロキサゾラム	活：42〜123	活：2〜8

活：活性代謝物，未：未変化体

問2．今回，処方提案を行った薬剤であるスボレキサントはオレキシン受容体拮抗薬に分類されている．スボレキサントは2種のオレキシン受容体（OX1RおよびOX2R）の選択的拮抗薬として作用し，オレキシンニューロンの神経支配を受けている覚醒を促す神経核に作用することで，睡眠を誘導する作用を示す薬剤である．オレキシン受容体拮抗薬にはスボレキサントのほか，レンボレキサント，ダリドレキサントがある．
　オレキシン受容体拮抗薬は覚醒を促進するオレキシン受容体への結合を阻害することにより睡眠を誘導する．

Column　AIを活用した服薬支援

　超高齢化社会に伴い，高齢者では服薬アドヒアランスが低下し，服薬遵守率も低下する．多くの患者は自宅で自ら服薬を管理しているが，飲み忘れによる治療効果の低下や重複投与による副作用の増大などのリスクが懸念される．以前より，服薬アドヒアランスを向上する目的でピルケースやお薬カレンダーなどが活用されている．これらは1週間分，曜日・用法ごとに収納でき，飲み間違いや飲み忘れを防ぎ一定の服薬アドヒアランス向上の効果があることが報告されている．また，安価であることなどから，ピルケースやお薬カレンダーの利用は，比較的薬の服用についての意識が高い患者には有用である．一方，決められた時間で服用できないといった薬の服用の意識が低下している患者には，服薬支援機器の利用が有用である．これらの機器は，基本的な仕様として薬の飲み忘れなどの予防目的で音や光によっ

て服薬を促す機能を有する．そのほか，服用履歴を記録できる機能，服薬記録のデータを外部へ送信できる機能などを有する機器もある（下表）．

表　おもな服薬支援機器とその特徴

服薬支援機器	特徴
服薬支援ロボⅡ®	・服薬時間に画面，言語によるお知らせ ・服薬履歴をデータ管理 ・服薬設定を日付，曜日で設定（1日4回） ・服薬時間外には取り出しできない
FUKU助	・服薬時間に画面，言語によるお知らせ ・薬の取り出しのデータや服薬記録がスマートフォンなどで確認可能 ・服薬設定を日付で設定（1日4回） ・服薬時間外には取り出しできない ・人感反応を確認できる ・分包製品に有用である ・生活サポートも対応
コッくん®お薬よ〜	・光と音声によるお知らせ ・服薬設定を日付で設定（1日3回） ・服薬時間外には取り出しできない
くすりコール・ライト	・光や音でのお知らせ ・壁にかけて使える薬カレンダー型（1日4回） ・服薬みまもりアプリと連動することができ，スマートフォンで服薬状況を確認可能

章末問題

問1．次の設問のうち，正しいものはどれか．2つ選べ．
1．すべての多剤服用をポリファーマシーという．
2．服用薬剤数が2剤以上の場合，有害事象の発生頻度が高くなるので注意する．
3．高齢者は若年者に比べて有害事象の発生割合が高い．
4．高齢者へ薬物投与を行う場合，薬の種類を最小限にすることが望ましい．
5．高齢者への睡眠薬について長時間型のベンゾジアゼピン系を推奨する．

問2．次の設問のうち，正しいものはどれか．2つ選べ．
1．加齢に伴い，胃腸管血流量の上昇や胃内容排出速度の上昇などの変化がみられる．
2．加齢により肝臓のアルブミン合成能が低下することから，血清アルブミン値が低下する．
3．加齢に伴い，肝重量は増加し，薬物代謝酵素活性や肝血流量は上昇する．
4．体重に占める水分の割合は新生児に比べて高齢者のほうが高い．
5．高齢者では若年時と比較して腎機能は低下している．

問3．次の設問のうち，高齢者に投与する場合の薬物の特徴として正しいものはどれか．2つ選べ．
1．カルシウム拮抗薬のアムロジピンは，1回用量5 mgから投与開始することが望ましい．

2. 非ベンゾジアゼピン系のゾルピデムは，1回用量 10 mg から投与開始することが望ましい．
3. フルニトラゼパムは，高齢者へ投与する場合の転倒のリスクは低い．
4. トリアゾラムは，高齢者では若年者に比べて血中濃度が増加する．
5. メトクロプラミドは錐体外路障害を引き起こすことがある．

問 4．75 歳女性．1 年前に軽度認知障害と診断されたが，日常生活に大きな問題はなかった．最近，少し家事を行っただけで疲れを感じるようになったので，健康相談のために薬局を訪れた．薬剤師は，Cardiovascular Health Study 基準（CHS 基準）を用いて身体的フレイルの評価を実施し，地域包括支援センターと連携することにした．評価項目として，適切なものはどれか．2 つ選べ．
1. 声量低下
2. 認知機能低下
3. 睡眠時間の短縮
4. 体重減少
5. 歩行速度の低下

問 5．次の設問のうち，誤っているのはどれか．2 つ選べ．
1. 高齢者は若年者と比較して β 刺激薬に対する感受性が低下する．
2. 推定糸球体ろ過量（eGFR）は筋肉量の少ない高齢者の場合，過大評価する可能性がある．
3. 薬物動態の加齢変化の結果，高齢者では血中濃度半減期の短縮や血中濃度が低下しやすい．
4. サルコペニアなど筋肉量の少ない高齢者の場合，クレアチニンクリアランス（Ccr）は過大評価する可能性がある．
5. 高齢者は血清中の α1-酸性糖タンパク質の濃度が低下しており，リドカインの非結合型分率は上昇する．

問 6．75 歳女性．7 日前に誕生日を迎えた．その少し前に，誕生日以降に使用できる医療保険証が郵送されてきた．70 歳の夫と 2 人暮らしである．高血圧症と閉塞隅角緑内障の治療のため，ロサルタン錠とビマトプロスト点眼液を使用している．3 日前，熱中症で救急病院に入院となった．入院後，寝つきが悪いとの訴えがあったため睡眠導入薬を追加することとなった．この病棟を担当している薬剤師は，患者を担当している研修医から睡眠導入薬について相談を受けた．患者からは，「寝つきが悪いので，早く眠れる薬がほしい．でも，睡眠薬は効果が翌朝まで残ることがあると聞いたので不安だ．翌朝に影響の少ない薬がよい．」との希望があった．研修医に提案する薬剤として適切なものはどれか．2 つ選べ．
1. スボレキサント錠
2. ラメルテオン錠
3. フルニトラゼパム錠
4. エスタゾラム錠
5. ハロペリドール錠

第10章
時間薬理学および生理的要因による薬物治療への影響

キーワード

時間薬理学　時間治療　生体時計　薬物動態　サーカディアンリズム（概日リズム）　心筋梗塞　アスピリン　高血圧　ARB　カルシウム拮抗薬　α1遮断薬　治療抵抗性高血圧　脂質異常症　HMG-CoA還元酵素阻害薬（スタチン）　フィブラート　骨粗しょう症　PTH　骨粗しょう症治療薬　気管支喘息　テオフィリン　β2刺激薬　胃障害　H_2受容体拮抗薬　PPI　がん　抗がん剤　性差　ピオグリタゾン　ラモセトロン　メトレレプチン　ゾルピデム

　薬物の効果や副作用において，生体内のリズムが影響することが知られている．すなわち，薬物を投与する時刻を変えることによって有効性を高めるほか，副作用の軽減にもつながる．これを時間薬理学という．近年，医薬品の添付文書やインタビューフォームには，時間薬理学や時間治療を考慮した服薬時間が記載されている薬剤も多くなってきている．また，薬剤によっては性別の違いにより有効性や副作用の発現が異なることが示され，それに伴い医薬品の添付文書やインタビューフォームなどでは性別による投与量が異なるものもある．適正な薬物投与をするためには，生体リズムや性別による薬物動態の違いなどを理解しておく必要がある．本章では，時間薬理学の概念，時間薬理学を利用した時間治療，性差による薬物動態の特徴や薬剤の作用の違いなどについて示す．

10-1　時間治療

10-1-1　時間薬理学

　発症や症状の増悪に日内リズムを認める疾患があるのと同様に，治療に用いる薬物も投与時刻によって有効性や安全性が異なることがある．この研究分野を「時間薬理学」という．投与時刻によって薬物の有効性や安全性が異なる要因として，血中薬物動態の変化および組織感受性の変化などがある．

10-1-2　生体時計

　体内時計における時計遺伝子はBMAL1とCLOCKのタンパクが重要な役割を示している．BMAL1/CLOCKは転写因子として*Per*や*Cry*などの時計遺伝子を発現させ，細胞質で翻訳さ

れた時計タンパク質 Per/Cry は核内に移動し，*Per* や *Cry*，*Ccgs* 遺伝子群の転写を促進する．これらのタンパク質はタンパク分解酵素で分解されるが，*Per* や *Cry* の細胞質内濃度が上昇してネガティブフィードバック機構により BMAL1/CLOCK の発現を抑制，その結果，*Per*，*Cry* の転写が抑制される．これらの周期が 24 時間サイクルで行われている（図 10-1）．

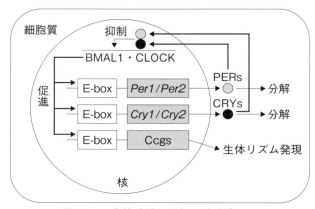

図 10-1　生体時計に関わる時計遺伝子
（藤村昭夫（2014）時間治療学第 2 版，p.3, 図 1，日本医事新報社）

10-1-3　時間薬理と薬物動態

薬物の投与時刻によって薬物動態（吸収，分布，代謝，排泄）が変化し，それに伴い血中薬物濃度が変化する．これらを応用して，疾患によっては投与時刻により効果を高めるほか，副作用を低下させることが可能である．

1. 吸収

胃の通過速度は昼間のほうが夜間に比べて早いことが知られている．また，小腸の蠕動運動や腸管血流量についても，日中のほうが早いことが知られている（表 10-1）．そのため，昼に食事を摂取するほうが夜間に比べて速やかに吸収部位に到達し，吸収速度も速いことから，血中濃度は高値を示すことが多い（図 10-2）．

薬物の水溶性と脂溶性を比較した場合，脂溶性薬物のほうが水溶性薬物に比べて投与時刻による吸収の差が大きいことが知られている．脂溶性薬物の（β 遮断薬である）プロプラノロール（分配係数*20.2（n-octanol/phosphate buffer：pH7.4, 37℃））は朝 9 時投与のほうが夜 9 時投

表 10-1　昼間および夜間での消化管の状態の比較

消化管の状態	昼間・夜間の比較
胃内容排出速度	昼間＞夜間
小腸の蠕動運動	昼間＞夜間
腸管血流量	昼間＞夜間
消化管吸収速度	昼間＞夜間
消化管吸収量（率）	昼間＞夜間

与に比べて血中濃度が高い（図10-3）．一方，水溶性薬物のアテノロール（分配係数 0.015（n-oc-tanol/phosphate buffer：pH7.4，37℃））は血中濃度の差が小さい（図10-4）．

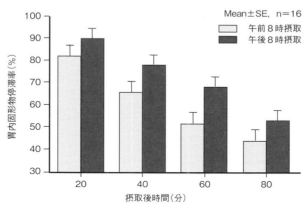

図10-2　昼間および夜間での胃内容排出速度の比較
（藤村昭夫（2013）臨床薬理 44巻3号，p.278，図2，日本臨床薬理学会）

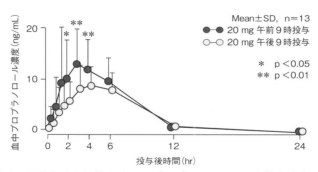

図10-3　午前9時と午後9時でのプロプラノロールの血漿中濃度の比較
（藤村昭夫（2013）臨床薬理 44巻3号，p.278，図4，日本臨床薬理学会）

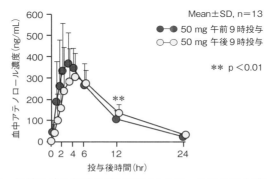

図10-4　午前9時と午後9時でのアテノロールの血漿中濃度の比較
（藤村昭夫（2013）臨床薬理 44巻3号，p.279，図5，日本臨床薬理学会）

---

*分配係数が1より大きければ脂溶性，小さい場合は水溶性に分類される．

2. 分布

薬物は血中ではタンパク結合型あるいはタンパク非結合型（遊離型）として存在する．これらのうち，タンパク非結合型は薬理活性を有し，薬物が全身組織に分布することができる．血中のタンパク濃度とタンパク結合率には日内リズムが認められている薬剤がある（表10-2）．すなわち，投与時刻によりタンパク結合率は変化し，効果や副作用に影響を及ぼす可能性がある．日内リズムを認める薬物の特徴としては，血漿タンパク結合率が高く，分布容積の小さい薬物である．

表 10-2　血漿中のタンパク結合率と日内リズム

薬剤	血漿タンパク結合率(%)	タンパク結合率	
		最大となる時間	最小となる時間
プレドニゾロン	90〜95	午前0時	午前8時
カルバマゼピン	70〜80		午後2時〜午前8時
シスプラチン	90	午後4時	
ジアゼパム	98	午前9時	
バルプロ酸	90		午前2時〜午前8時

3. 代謝

肝臓における薬物の代謝は肝血流量と薬物代謝酵素に依存している．肝血流量は早朝が最大で，その後，次第に低下し夕に最小となることが報告されている（図10-5）．肝臓には薬物代謝酵素が存在するが，この酵素の直接的な比較はなく，代謝前と代謝後の物質の量での比較を行っている報告がある．ステロイドホルモンの薬物であるコルチゾールは薬物代謝酵素であるCYP3Aによって6βヒドロキシコルチゾールに代謝される．尿中の6βヒドロキシコルチゾールとコルチゾールの比率をモニタリングしたデータでは夕のほうが比率が高いことが明らかとなっている．すなわち，CYP3A活性が夕に高いことが推測される（図10-6）．

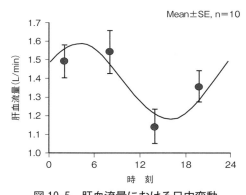

図 10-5　肝血流量における日内変動
（藤村昭夫（2013）臨床薬理 44巻3号, p.279, 図6, 日本臨床薬理学会）

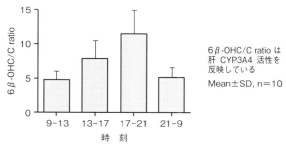

図10-6 尿中のコルチゾールと代謝物の6βヒドロキシコルチゾールとの割合
(藤村昭夫(2013)臨床薬理44巻3号, p.279, 図7, 日本臨床薬理学会)

4. 排泄

薬物は尿や糞便，胆汁に排泄される．尿では各薬物ごとに糸球体ろ過，尿細管分泌，尿細管再吸収を経て排泄される．糸球体ろ過では日内リズムがあり，昼間のほうが夜間に比べて20％以上大きいことが報告されている．すなわち，薬物は昼間のほうが糸球体ろ過によって尿中へ排泄されやすい（図10-7）．一方，尿細管分泌により尿中に排泄される薬剤であるループ利尿剤は，夜間のほうが尿細管分泌は亢進し尿中へ排泄されやすい．

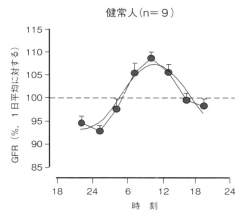

図10-7 健常人における糸球体ろ過量（GFR）の日内変動
(藤村昭夫(2013)臨床薬理44巻3号, p.280, 図8, 日本臨床薬理学会)

尿中に排泄された弱酸性薬物（ジアゼパム，フェニトイン）や弱塩基性薬物（イミプラミン，プロプラノロール）は，イオン型あるいは非イオン型として存在する．夜間の尿pHは酸性に傾きやすい．弱酸性薬物であるサリチル酸は夜間から早朝にかけてイオン化率が小さくなることから，サリチル酸の尿細管での吸収が増加する（図10-8）．すなわち，尿中排泄の持続時間が延長する．一方，非イオン型薬物は脂溶性が高いために尿細管より再吸収されやすい．

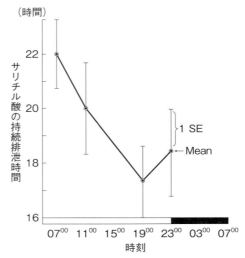

図 10-8 弱酸性薬物のサリチル酸における尿中排泄の日内変動
(A Reinberg., et al. (1967) *Circadian rhythm in duration of salicylate excretion referred to phase of excretory rhythms and routine*, Vol.124(3), p.826-32 を参考に作成)

10-2 時間治療と疾患

薬を適正に使用するためには，疾患の日内リズムおよび薬物の時間薬理学的特徴（体内学的特徴を含む）を考慮して用法用量を決める必要がある．これを「時間治療」という．時間治療が知られている疾患については表 10-3 に示す．

表 10-3 疾患と発症する時刻の関連性

疾患		発症時刻
1. 疾患の発症	心筋梗塞	早朝～昼
	異型狭心症	夜間～早朝
	脳梗塞	夜間～早朝
	脳出血	夕
	胸部大動脈瘤破裂	朝～昼
2. 疾患の増悪	消化性潰瘍	夜間
	喘息	早朝
	アトピー性皮膚炎	夜間
	細菌感染による発熱	朝～昼
	ウイルス感染による発熱	夕
	緑内障	早朝
	片頭痛	夜間
	関節リウマチ	早朝

10-2-1 心筋梗塞

1. 心筋梗塞発症の多発時間帯

　心筋梗塞の発症は午前中に多いことが報告されている．その理由には交感神経の活性化，それに伴う血圧の上昇および心拍数の増加，心筋の酸素需要量の増加などが挙げられている．さらに，血小板数や血小板凝集能の増加も加わり，血栓が形成しやすくなることも要因と考えられている（図10-9）．

2. 心筋梗塞の時間治療

　血小板凝集能を改善する効果を有するアスピリンは，朝に服用に比べて夜に服用するほうが血小板凝集能の低下作用の有効性が高い．また，労作性狭心症の第一選択薬であり，心拍数や心筋収縮を抑制することにより心筋酸素消費量を減少させて抗狭心症作用を有するβ遮断薬の場合には，就寝前投与により心筋梗塞の日内変動が消失する．これらの薬剤は，心筋梗塞発症を抑制する目的で，投与時刻を変更することも考慮するが，アスピリンによる胃痛や胃障害，β遮断薬による夜間のメラトニン分泌抑制に伴う不眠や血圧低下による転倒に十分留意する必要がある．

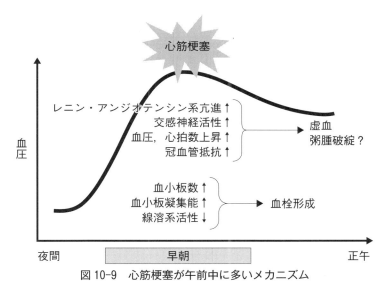

図10-9　心筋梗塞が午前中に多いメカニズム
(前村浩二：心筋梗塞，藤村昭夫企画編集（2022）適正使用のための臨床時間治療学，p.99，図1，診断と治療社)

10-2-2　血圧の日内リズム

　血圧は日内リズムを示す．通常は起床時に急激に上昇し，昼は徐々に高くなる．そして，就寝時には低下傾向を示す．一方で，夜間に血圧が低下し，早朝上昇する場合もある．血圧の日内リズムの型には4種類ある（図10-10）．

　Non-dipper型，Riser型ではDipper型と比較して，脳や心臓，腎臓などの臓器障害や心血管イベントのリスクが高いことが知られている．

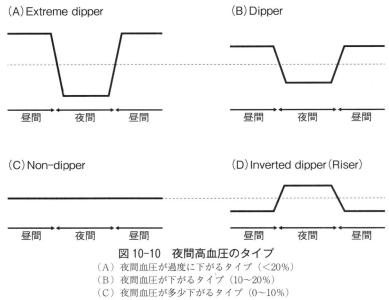

図10-10　夜間高血圧のタイプ
（A）夜間血圧が過度に下がるタイプ（＜20％）
（B）夜間血圧が下がるタイプ（10〜20％）
（C）夜間血圧が多少下がるタイプ（0〜10％）
（D）夜間血圧が上昇するタイプ

　昼に比べて夜間の血圧低下が10％未満であるNon-dipper型は動脈硬化が進行し，虚血性心疾患（心筋梗塞）や脳血管障害が発症しやすいことが報告されている．さらに，腎障害を合併した糖尿病患者では，Non-dipper型のほうがDipper型に比べて虚血性心疾患の合併割合は約4倍高い．したがってNon-dipper型の高血圧患者に対しては夜間の血圧を十分に下げることが重要である．

　Riser型では血圧は昼に比べて夜間のほうが上昇し，Non-dipper型やDipper型に比べて，脳心血管死亡リスクが有意に高いことが報告されている．Riser型の場合にも夜間の血圧を十分に下げる必要がある．

10-2-3　高血圧と時間治療

1. 高血圧の治療薬
①アンジオテンシン変換酵素（ACE）阻害薬
　ACE阻害薬は夕に投与するほうが朝の投与に比べて降圧効果が高いことが報告されている．Non-dipper型患者において治療していない状態では，夕に投与するほうがより優れた治療効果が得られる．また，就寝前に投与したほうが，虚血性心疾患の発症・死亡がより減少することが報告されている．
　ACE阻害薬は副作用としてブラジキニンによる空咳の誘発がある．朝に投与すると10〜20％の患者で乾性（咳）が出現する一方，夕投与への変更により空咳が減弱し患者のQOLの向上が報告されている．

②アンジオテンシンⅡ受容体拮抗薬（ARB）

高血圧患者に対して，バルサルタンを1日1回起床時と就寝時で投与し治療3か月後で比較した場合，収縮期血圧および拡張期血圧では違いがなかった．一方，Non-dipper型の割合については，起床時投与では変化しなかったが，就寝時投与ではNon-dipper型の割合は減少した．さらに，尿中アルブミン排泄量でも就寝時投与では減少した．

表10-4 バルサルタンにおける起床時投与と就寝時投与での比較

	起床時投与（n=102）		就寝時投与（n=98）	
	治療前	治療後	治療前	治療後
Non-dipper型（%）	59	58	63	17
収縮期血圧（mmHg）	138	125	137	122
拡張期血圧（mmHg）	86	77	86	75
尿中アルブミンの排泄量（mg/day）	29.5	25.2	29.7	17.5

③カルシウム拮抗薬

多くのカルシウム拮抗薬は朝，夕投与時ともに昼間，夜間の血圧を同程度低下させるため，日内リズムに及ぼす影響は小さいと考えられている．

④α1遮断薬

夜間はα1受容体の活性が亢進することから，夜間の血圧コントロールにおいてα1受容体遮断薬は有用であり，特にNon-dipper型に対しては夜間の血圧を下げる効果が期待できる．なお，Dipper型やExtreme dipper型では血圧の影響をほとんど受けない．

10-2-4 治療抵抗性高血圧

降圧剤を3種類以上で治療している場合で降圧効果が得られない場合を「治療抵抗性高血圧」と定義している．治療抵抗性高血圧では，服薬アドヒアランス，生活習慣の確認や見直し，二次性高血圧（睡眠時無呼吸症候群，腎実質性高血圧，腎血管性高血圧，原発性アルドステロン症など）の除外を行ったうえで血圧が低下しない場合に，降圧剤の増量または変更や，降圧剤の投与時刻を変更することなどで目標となる血圧の数値を目指す．治療抵抗性高血圧による時間治療の検討において，起床時に3種類の降圧剤を服用している高血圧患者に対し，1剤を他剤に変更した場合と1剤を他剤に変更し，かつ投与時刻を就寝前に変更した場合を比較した報告では，後者のほうがNon-Dipper型の割合が減少した（図10-11）．したがって，治療抵抗性高血圧の患者に対しては，時間治療における投与時刻の変更も選択肢となりうる．

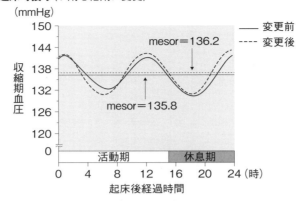

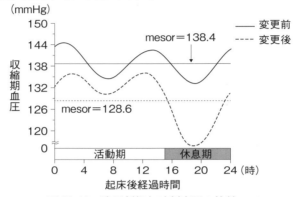

図 10-11　降圧剤投与時刻変更の比較
(藤村昭夫 (2014) 時間治療学第2版, p.34-35, 図4, 図5, 日本医事新報社)

10-3　脂質異常症と時間治療

10-3-1　脂質異常症と日内リズム

　脂質異常症とは血清コレステロールや血清中性脂肪の数値が基準値よりも高い数値であることを示す（表10-5）．脂質異常症は動脈硬化の発症リスクであり，それにより心筋梗塞や脳梗塞を引き起こす可能性がある．脂質において，トリグリセリドは食後に上昇することが知られている．一方，血清総コレステロールは日中，安定した値を示す．肝臓におけるコレステロールの合成では日内リズムが認められており，深夜から早朝にかけてコレステロールの合成・異化作用が高まる．肝細胞でのコレステロールの取り込みには時計遺伝子（BMAL1，REV-ERBα）が関連していることが報告されている．

表 10-5 脂質異常症の診断基準

高 LDL コレステロール血症	LDL コレステロール	140 mg/dL 以上
低 HDL コレステロール血症	HDL コレステロール	40 mg/dL 未満
高トリグリセリド血症	トリグリセリド	150 mg/dL 以上（空腹時） 175 mg/dL 以上（随時）
高 nonHDL コレステロール血症	nonHDL コレステロール	170 mg/dL 以上

10-3-2 脂質異常症の治療薬

1. HMG-CoA 還元酵素阻害薬（スタチン）

　肝臓におけるコレステロールが合成される過程で，HMG-CoA は HMG-CoA 還元酵素（3-hydroxy-3-methylglutaryl coenzyme-A reductase）によりメバロン酸に変換される．スタチン系の薬剤は肝臓の HMG-CoA 還元酵素を阻害し，コレステロール合成を抑制することで，血液中のコレステロール（おもに LDL コレステロール）を減少させる．スタチン系は肝細胞において，SREBP2（sterol regulatory element binding protein-2）の核内移行を介して LDL（low density lipoprotein：低比重リポタンパク質）の発現を増加して肝細胞でのコレステロールの取り込みを促進する．SREBP2 の作用は時計遺伝子の REV-ERBα によって制御されている．そのため，スタチン系の薬剤においては，時計遺伝子を利用した時間治療が用いられている．

　スタチン系のなかでシンバスタチンは血中総コレステロールおよび LDL コレステロール低下作用が，夕投与群のほうが朝投与群に比べて大きいことが報告されている．また，シンバスタチンの夕投与を朝投与に変更した場合では投与 8 週後の血中 LDL コレステロール値が 10% 上昇したことが報告されている．一方，アトルバスタチンは血中総コレステロール，LDL コレステロールの変化率は投与時刻に影響しないことが報告されている．またアトルバスタチンは夕投与群のほうが朝投与群に比べて血中薬物濃度（C_{max}, AUC）は 30% 低いものの，脂質低下作用には有意に影響していないことが報告されている．これは脂溶性薬物の場合には一般的に薬物の吸収において，夕投与のほうが朝投与に比べて小さいことが要因と考えられる．

　スタチン系の薬剤では，臨床試験でのデータなどから，添付文書上で用法の違いが認められており，それぞれの薬剤の特徴や相互作用，服薬アドヒアランスを考慮して薬剤を選択することが望ましい（表 10-6）．

表 10-6　経口 HMG-CoA 還元酵素阻害薬における添付文書上の用法および用法に関連した注意事項

薬剤	用法	用法に関する注意事項
アトルバスタチンカルシウム水和物	1日1回 用法指示なし	—
シンバスタチン	1日1回 用法指示なし	コレステロールの生合成は夜間に亢進することが報告されており，本剤の臨床試験においても，朝食後に比べ，夕食後投与がより効果的であることが確認されている．したがって，本剤の適用にあたっては，1日1回夕食後投与とすることが望ましい．
ピタバスタチンカルシウム水和物	1日1回 用法指示なし	—
プラバスタチンナトリウム	1日1回～2回 用法指示なし	メバロン酸の生合成は夜間に亢進することが報告されているので，適用にあたっては，1日1回投与の場合，夕食後投与とすることが望ましい．
フルバスタチンナトリウム	1日1回 夕食後	—
ロスバスタチンカルシウム	1日1回 用法指示なし	—

2. フィブラート系薬

　ベザフィブラートにおける時間治療での検討では，総コレステロール値の低下は朝投与群，夕投与群で同等であった．一方で HDL コレステロールは朝投与群のほうが有意に上昇した．これらの報告から，ベザフィブラートでは1日1回で投与する場合，朝投与のほうが効果は高いと考えられる．ただし，添付文書上，ベザフィブラートは1日 400 mg を2回に分けて朝夕食後に投与することとなっている．

10-4　骨粗しょう症と時間治療

10-4-1　骨粗しょう症と日内リズム

　骨粗しょう症とは，骨強度の低下によって骨折しやすくなる状態である．骨強度は骨量（骨密度）および骨質（骨組織の微細構造密度）に依存し，どちらかが低下した状態であっても骨折の危険性は増加する．骨組織における，骨吸収（破骨細胞によって壊される）と骨形成（骨芽細胞によってつくられる）の2つのはたらきを骨リモデリングとよぶ．

　・骨吸収（骨から血液中にカルシウムを移動させる）
　・骨形成（血液中から骨にカルシウムを移動させる）

　エストロゲンは破骨細胞の分化を抑制するが，閉経後にエストロゲンの分泌が低下すると骨吸収が著しく亢進し骨量が減少する（閉経後骨粗しょう症）．

10-4-2　PTH と日内リズム

　PTH（parathyroid hormone）とは副甲状腺から分泌されるカルシウム濃度を調節するホルモ

ンである．血液中のカルシウム濃度が低下すればPTHの分泌が促進される．そして，PTHの分泌により骨吸収が促進され，血液中のカルシウム濃度が上昇する．一方，血液中のカルシウム濃度の上昇によりPTHの分泌が抑制され，骨吸収が抑制される．すなわち，骨からのカルシウムの溶出が抑制される．

ヒトではPTHが日内リズムを示すことが知られており，昼と夜でのPTHの分泌の比較では，昼に血液中のPTHの濃度は低値を示す．一般に昼に骨吸収が抑制され，夜に骨形成が促進される．そのため，夜にカルシウムの骨組織への取り込みが促進され，血液中のカルシウム濃度が低下する．さらに，それを代償するために血液中のPTH濃度が上昇する．

PTHとビタミンDは密接に関わっている．ビタミンDは腸管からのカルシウムやリンの吸収を高めるほか，腎臓でのカルシウムの吸収を促進する．その結果，血清カルシウム濃度，血清リン濃度を上昇させる．ビタミンDは副甲状腺においてPTHの分泌を抑制することにより，骨吸収が抑制される．なお，PTHは活性型ビタミンDの投与により低値を示す．

10-4-3 骨粗しょう症の治療薬

1. ビスホスホネート

ビスホスホネート製剤については，時間治療の有用性の報告はない．

2. SERM

ラロキシフェンやバゼドキシフェンなどは閉経後骨粗しょう症治療薬として効果を示す薬剤である．作用機序として，選択的エストロゲンアゴニストとして作用し，破骨細胞を抑制することにより骨吸収を抑制する．SERM（selective estrogen receptor modulator）は深部静脈血栓症，肺塞栓症，網膜静脈血栓症などの静脈血栓塞栓症のある患者またはその既往歴のある患者や長期不動状態の患者には禁忌である．すなわち，SERM治療開始後では深部静脈血栓症，肺塞栓症，網膜静脈血栓症の危険性を増加させる．一方，子宮や乳房では，エストロゲン作用に拮抗する．

SERMを対象とした時間治療では，深部静脈血栓の防止についての報告がある．PAI-1（plasminogen activator inhibitor-1, プラスミノゲンアクチベーターインヒビター1）は血管内皮細胞や肝臓，血小板，脂肪細胞などに存在し，血管内皮障害や血小板の崩壊により，血中に多く放出される．PAI-1は，形成された血栓を溶解するプラスミンの生成反応を助ける，組織プラスミノゲンアクチベーター（t-PA）を特異的かつ即時的に阻害する．ラロキシフェンは朝投与の場合，PAI-1が上昇したことが報告されている．閉経後骨粗しょう症の患者に対して，朝1日1回と夕1日1回の経口投与でPAI-1の比較をしたところ，夕1日1回投与のほうが朝1日1回投与に比べてPAI-1の上昇が認められないことが報告されている．そのため，ラロキシフェンでは夕投与のほうが静脈血栓症の危険性が低い可能性がある．なお，ラロキシフェンやバゼドキシフェンの添付文書上の用法は1日1回のみの記載である．

3. 活性型ビタミン D_3

カルシウムを補充する目的で投与するが，高カルシウム血症をきたしやすいため治療が中断となることがある．活性型ビタミン D_3 の時間治療は安全性・有効性で優れた方法であることが報告されている．1年間活性型ビタミン D_3 を経口投与していた患者を対象に午前8時に投与した群と午後8時に投与した群で比較した．結果，午前8時の投与群のほうが血液中のカルシウム濃度は上昇し，高カルシウム血症を引き起こした．一方，午後8時の投与群は血液中のカルシウム濃度は正常範囲内であり，血液中PTH濃度の低下が午前8時の投与群より大きく，骨塩量（骨に含まれるカルシウムの量）の増加も大きかった．これらの結果から，午後8時のほうが安全性，有効性ともに高いことが示される．なお，活性型ビタミン D_3 製剤の添付文書上の用法は1日1回のみの記載である．

10-5 気管支喘息と時間治療

10-5-1 気管支喘息と日内リズム

気管支喘息は気道の慢性炎症，過敏性および可逆的な狭窄を伴う疾患である．深夜から早朝にかけて呼吸機能が低下し，呼吸困難および喘鳴などの症状が増悪することが多い．喘息発作の約90％が午後9時から午前7時にかけて出現する．夜間に喘息発作を起こしやすい患者の死亡率が高いことも報告されている．気管支喘息が夜間に生じやすいのは，内因性のコルチゾールの低下や気管支を拡張するカテコールアミンの低下，さらに，副交感神経の亢進などが要因となり，気道過敏性が増加して気道が収縮し喘息発作を引き起こすことが原因と考えられている．

10-5-2 気管支喘息の治療薬

1. テオフィリン徐放性製剤（ユニフィル® LA 錠[*1]）

テオフィリンは気管支喘息や気管支炎などの治療に用いられる薬剤であり，治療域（10～20 μg/mL）の薬物血中濃度を維持することが治療効果および副作用軽減の観点から重要である．ユニフィル® LA 錠は徐放性のテオフィリン製剤であり，通常，成人にはテオフィリンとして400 mg（高齢者では副作用の発現に注意し，低用量（例えば200 mg/day）から投与を開始することが望ましい）を1日1回夕食後に経口投与する．本剤はnocturnal asthma[*2]やモーニングディップ（早朝の呼吸機能の落ち込み）の改善に対して有用性が示されている．ユニフィ

[*1] ユニフィル® LA 錠：2024年9月販売中止．
[*2] nocturnal asthma：深夜から早朝にかけての喘息症状の悪化．
[*3] コンチンシステム：ヒドロキシアルキルセルロース，高級脂肪アルコール，主薬からなる均質なマトリックス構造を構成している製剤である．
[*4] ピークフロー値：客観的に喘息の状態を示す指標としてピークフロー値がある．これはピークフローメーターにて測定する．気道の閉塞によりピークフロー値は低下する．通常，朝，夕の1日2回測定し，ピークフロー値の日内変動が20％以内，あるいは，自己最良値を基準として80％以上になるようにコントロールすることが望ましい．

ル®LA錠は時間治療を考慮した製剤であり，主成分であるテオフィリンの放出を長時間コントロールできるコンチンシステム[*3]を採用している．テオフィリンを含有する製剤のテオドール®錠1回200 mgを1日2回投与（400 mg/day）から，ユニフィル®LA錠1日1回400 mg夕食後に投与した場合，ピークフロー値[*4]が改善したとの報告がある．したがって，喘息の症状の改善がみられない場合には，主成分が同一の薬剤のなかでの変更も検討する（図10-12）．

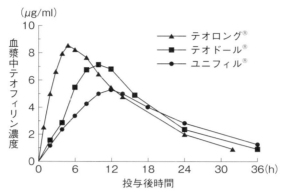

図10-12　ユニフィル®LA錠とほかのテオフィリン製剤の薬物動態
（山田安彦ほか（1998）治療学32巻7号，p.949，図2，ライフサイエンス出版）

2. β2刺激薬

　経皮吸収型製剤であるツロブテロールは長時間作用性β2刺激薬で，喘息治療のコントローラー（長期管理薬）に位置付けられている．1日1回，体（胸，背中，上腕のいずれか1か所）に貼付することで有効成分が放出され24時間持続した効果が得られる．体に貼付後に徐々に吸収され，約12時間後に最高血中濃度に達するように設計されている（図10-13）．薬物の血中濃

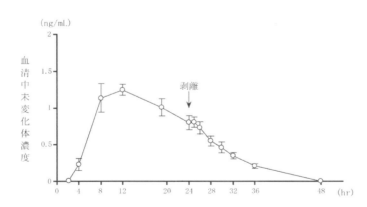

単回経皮投与時の薬物動態パラメータ（健康成人）

C_{max} (ng/mL)	T_{max} (hr)	$AUC_{0-\infty}$ (ng·hr/mL)	$T_{1/2}$ (hr)
1.35±0.08	11.8±2.0	27.79±1.58	5.9±0.6

（mean±S.E.、n=5）

図10-13　ツロブテロールテープの薬物動態
（ヴィアトリス製薬，ホクナリン®テープインタビューフォームより）

度が急激に上昇しないために，全身性の有害反応は少ない．夜間喘息発作を認める患者に対して夕から夜に貼付すると，良好な治療効果が得られる．

10-6 胃障害と時間治療

10-6-1 胃酸と日内リズム

胃酸分泌量は朝から日中は少なく，深夜にピークを示す．そのため，消化性潰瘍は夜間に増悪しやすい．十二指腸潰瘍患者の場合も胃酸分泌の日内リズムは健常者と同様である．消化性潰瘍の治療において胃酸分泌を抑制するためには，夕から夜間の胃酸分泌を抑制することが重要である．

10-6-2 胃酸分泌抑制薬の治療薬

1. H_2 受容体拮抗薬

H_2 受容体拮抗薬は H_2 受容体に拮抗的に作用し胃酸分泌を抑制し，胃潰瘍，十二指腸潰瘍，急性胃炎などに効果を有する．H_2 受容体拮抗薬の経口投与による治療4週間後の検討において消化性潰瘍の瘢痕化率と夜間の胃酸抑制率と強い相関が示されている．また，H_2 受容体拮抗薬であるラニチジンにおいて十二指腸潰瘍患者を対象とした試験では，朝1回投与した場合には日中のみ胃内のpHは上昇したが，夜投与した場合には夜間だけでなく日中の胃内のpHも上昇傾向を示した．これらの報告からも，H_2 受容体拮抗薬の夜投与は朝投与に比べて有効性が高い可能性がある．実際，添付文書上でも就寝前に投与する薬剤が多い（表10-7）．

表10-7 H_2 受容体拮抗薬の添付文書上の用法

薬剤	用法（胃潰瘍，十二指腸潰瘍）
シメチジン	1日2回（朝食後，就寝前），1日4回（毎食後，就寝前），1日1回就寝前
ニサチジン	1日2回（朝食後，就寝前），1日1回就寝前
ファモチジン	1日2回（朝食後，夕食後または就寝前），1日1回就寝前
ラフチジン	1日2回（朝食後，夕食後または就寝前）
ロキサチジン	1日2回（朝食後，就寝前または夕食後），1日1回就寝前

2. PPI

PPI（proton pump inhibitor）は胃の壁細胞の H^+ 分泌の最終段階であるプロトンポンプを特異的に阻害する薬剤であり胃潰瘍，十二指腸潰瘍，逆流性食道炎などに効果を示す薬剤である．PPIの血中濃度半減期は短いが，胃酸分泌抑制作用は持続性が高い（表10-8）．すなわち，血中濃度が低下した状態であっても胃酸分泌抑制作用は持続する．この理由として，薬理作用であるプロトンポンプを不可逆的に阻害することが要因であると考えられている．PPIにおける時間治療の検討では，ランソプラゾールを午前8時に経口投与した場合，午後10時に投与した場合に

比べて血中濃度は高く，胃内のpH上昇作用も有意に抑制されたことが示されている．したがって，PPIは朝投与するほうが胃酸分泌抑制作用は強いと推測されるが，臨床上での有益性は検討されていない．

表10-8 PPIの添付文書上の用法

薬剤	血中濃度半減期 （時間）	用法 （胃潰瘍，十二指腸潰瘍）
エソメプラゾールマグネシウム水和物 上段：10 mg　下段：20 mg	1.05 1.08	1日1回用法指示なし
オメプラゾール 上段：10 mg　下段：20 mg	2.8 1.6	1日1回用法指示なし
ボノプラザンフマル酸塩 上段：10 mg　下段：20 mg	7.0 ± 1.6 6.1 ± 1.2	1日1回用法指示なし
ランソプラゾール 上段 15 mg，下段 30 mg	1.37 ± 1.09 1.44 ± 0.94	1日1回用法指示なし
ラベプラゾール 20 mg 上段 5 mg，中段 10 mg，下段 20 mg	1.8 ± 0.9 1.5 ± 0.4 2.3 ± 1.4	1日1回用法指示なし

※肝代謝酵素CYP2C19表現型

10-7　がんと時間治療

10-7-1　がんと日内リズム

　がん細胞は，正常細胞と同様に一定の法則（細胞周期）に従って細胞分裂を行う．そのため，細胞周期を利用した抗がん剤の時間治療は，正常細胞への毒性の軽減を踏まえた治療として有用である．通常，細胞周期は細胞分裂を行うM期とDNA合成に関わるG1期，S期，G2期の間期に分類される．この細胞周期は日内リズムが認められている．各臓器や組織の細胞では，1日の中でDNA合成が亢進する時刻が異なることから，日内リズムを把握して抗がん剤による薬物治療を行うことによって，治療効果を向上するだけでなく，副作用の軽減にもつながる．

　ヒトの骨髄細胞では，昼のほうが夜間に比べてDNA合成が高まることが報告されている．一方で直腸粘膜細胞では早朝から朝方にかけてDNAの合成が高まることが報告されている．したがって，時間治療を考慮するのであれば，骨髄細胞や消化管粘膜細胞のDNA合成能は夜間が低いために（抗がん薬による影響が少ない），抗がん剤を夜間（午前4時最大）に投与するほうが効果を高め，副作用の軽減につながる可能性がある．

10-7-2　抗がん剤

1. フルオロウラシル（5-FU）

　フルオロウラシルはDNAの合成阻害に基づくと考えられており，胃がんや大腸がん，食道が

んなど，各種がんの治療に注射薬として使用されている．

　フルオロウラシルは肝臓のDPD酵素（dihydropyrimidine dehydrogenase：dihydrothymidine dehydrogenaseとdihydrouracil dehydrogenaseの総称）により異化代謝される．このDPDとジヒドロピリミジナーゼ（DHP）の酵素活性が低下する場合，下痢や嘔吐，骨髄抑制などの副作用が出現しやすくなる．フルオロウラシルを一定の速度で静脈注射した場合，血中濃度に日内変動がみられ，フルオロウラシルの血中濃度は昼に高い値を示し，夜に低くなる．一方，フルオロウラシルの代謝酵素であるDPD活性は夜のほうが昼に比べて高く，日中は低い．すなわち，フルオロウラシルの血中濃度とDPD活性は逆相関している．したがって，DPD活性が高い夜に投与することは副作用の発現の軽減につながると考えられる．

2．シスプラチン

　シスプラチンは白金系の抗がん剤であり，DNAと結合し，DNA合成およびがん細胞の分裂を阻害するものと考えられており，様々ながんに注射薬として使用されている．シスプラチンは日本癌治療学会の催吐性リスク分類において，高度の催吐性リスクに分類されている．したがって，シスプラチンの副作用である嘔吐を抑制することは副作用軽減の観点から非常に重要である．泌尿器がんの患者に対して，シスプラチンを午前5時と午後5時に投与した場合，午後5時のほうが嘔吐回数が少ないことが報告されている．したがってシスプラチンを投与する場合には，副作用の観点から投与時刻を考慮することも重要である．

3．カルボプラチン

　カルボプラチンは白金系の抗がん剤の注射薬で，シスプラチンの有害作用を軽減した製剤である．カルボプラチンを朝または夕に単剤で投与した報告では，血中濃度に差は認められなかったものの，夕投与のほうが血小板減少の副作用が少ないことが報告されている．

4．フルオロウラシルおよびオキサリプラチンの併用療法

　大腸がんの患者に対して，フルオロウラシル・レボホリナートカルシウム水和物と白金系の抗がん剤であるオキサリプラチンによる注射薬（FOLFOX療法）を24時間一定速度で投与した群と投与速度変更群（午後4時にオキサリプラチンを，午前4時にフルオロウラシルの投与速度を上げる）について比較した報告がある．投与速度変更群のほうが好中球減少や血小板減少などの有害事象が少なかったほか，治療効果も2倍であった．この理由として，骨髄細胞のDNA合成能が夜に低いこと，DPD活性が夜に高いことなどが挙げられる．したがって，フルオロウラシルとオキサリプラチンによる時間治療の有用性が示されている．

10-8　性差

10-8-1　薬物動態と性差

　薬物動態には性差が認められている．吸収において，経口投与では女性，吸入投与では男性の

ほうが生物学的利用率（BA）は高い．分布において，女性のほうが脂溶性薬物の分布容積は大きい．一方で，男性のほうが水溶性薬物の分布容積，α1-酸性糖タンパクの結合率は大きい．代謝酵素活性ではCYP3A4，CYP2A6，CYP2B6は女性のほうが男性よりも高く，一方でCYP1A2，CYP2E1，グルクロン酸抱合は男性のほうが高い．排泄においては，糸球体ろ過量，尿細管分泌，尿細管再吸収のいずれにおいても男性のほうが女性よりも高い．

治療効果および副作用において，性差が認められている薬剤について表10-9，表10-10に示す．

表10-9 治療効果に性差が認められている薬剤

薬剤	治療効果	性差
アスピリン	脳梗塞発症予防	女性＞男性
SSRI	抗うつ作用	
κ-オピオイド作動薬	鎮痛作用	
ジアゼパム	抗不安作用	
ジルチアゼム	降圧作用	
ピオグリタゾン塩酸塩	インスリン抵抗性改善作用	

表10-10 副作用に性差が認められている薬剤

薬剤	副作用	性差
アセトアミノフェン	肝障害の発現	女性＞男性
ACE阻害薬	空咳の発現	
NSAIDs	アレルギーの発現	
ピオグリタゾン塩酸塩	浮腫の発現	

10-8-2 男性と女性で投与量が異なる薬剤

1. ピオグリタゾン塩酸塩

ピオグリタゾン塩酸塩は2型糖尿病の治療薬で，PPAR (peroxisome proliferator-activated receptor) γに結合し，インスリン抵抗性を改善する薬剤である．本剤の添付文書の用法用量には「通常，成人には15～30 mgを1日1回朝食前または朝食後に経口投与，45 mgを上限とする」と記載されている．ピオグリタゾン塩酸塩は女性に投与した場合に浮腫が生じやすいことが知られている（発現頻度：男性3.9％，女性11.2％）．添付文書には「女性に投与する場合，浮腫の発現に留意し，1回15 mgから投与を開始すること」と記載されている．

2. ラモセトロン塩酸塩

ラモセトロン塩酸塩は下痢型過敏性腸症候群の治療薬である．ラモセトロン塩酸塩の薬理作用は5-HT₃受容体を遮断することにより，排便亢進や下痢を抑制する．添付文書の用法用量には「男性では1回5 μgから開始するが，女性に投与する場合には浮腫の発現に留意し，1回2.5 μgから投与を開始すること」と記載されている．この理由として，健康成人を対象にラモセトロン塩酸塩5 μgを単回経口投与した結果，体重あたりの経口クリアランスが女性で有意に低いことが関連している．そのため，ラモセトロン塩酸塩の副作用である便秘が出現しやすい．

3. メトレレプチン

脂肪萎縮症は，全身あるいは部分的に脂肪組織が消失あるいは減少する希少難治性疾患である．脂肪組織減少に伴うレプチン欠乏により，肝臓や膵臓，骨格筋にトリグリセリドが蓄積し，脂肪肝や肝硬変，急性膵炎，インスリン抵抗性による糖尿病を発症する．脂肪萎縮症では，脂肪組織の消失および血中レプチンの欠乏が認められ，メトレレプチンは脂肪萎縮症に効能・効果を有する注射薬である．メトレレプチン投与時の用量において，男性には0.04 mg/kg，女性では18歳未満が0.06 mg/kg，18歳以上は0.08 mg/kgを1日1回皮下注射する．すなわち，男性と女性では投与量が異なる．本製剤の女性の用量が男性より多い理由は，男女で内因性レプチン濃度が異なり，通常女性のほうが高値であるためである．加えて，女性の場合には，18歳未満の女性には0.06 mg/kg，18歳以上の女性には0.08 mg/kgと18歳以上で投与量が多くなる．この理由として，18歳以上の女性では，二次性徴期を過ぎて脂肪細胞が増え内因性レプチンも増加するためである．

4. ゾルピデム酒石酸塩

海外において，非ベンゾジアゼピン系睡眠薬であるゾルピデム酒石酸塩の投与時に血中濃度に性差が認められている．女性のほうが男性に比べてゾルピデムの血中濃度が高いことが報告されている．その理由として，女性は男性に比べて代謝が遅いことが関連している．国内での性差による用量設定はないが，米国食品医薬品局（FDA）ではゾルピデム酒石酸塩の経口での初期投与量については，男性が5～10 mgであるのに対して女性は5 mgとしている．

Essence

　睡眠や覚醒，自律神経活動などの日内リズムは体内時計により制御されている．加えて，高血圧，心筋梗塞や脳梗塞，気管支喘息，関節リウマチ，がんなど，疾患によってその発症や進行には日内リズムが存在する．これらの，生体の日内リズムや疾患の日内リズムを利用して，薬物の投与時刻を考慮することにより，薬物の有効性や安全性を高めることが可能である．また，薬物においては，投与時刻の違いにより有効性や安全性が異なる．その要因には薬物動態（吸収，分布，代謝，排泄）や神経伝達物質などの生体の感受性などがある．特に，薬物動態では，胃内のpHや肝機能，アルブミンの合成能，腎機能の日内リズムが関連している．近年，添付文書やインタビューフォームなどには，これら体内時計や疾患の日内リズム，薬物動態などを考慮して，投与時刻が記載されている薬物がある．加えて，薬物によっては，時間治療を意識して製剤の工夫がなされている．
　添付文書やインタビューフォームなどに記載がない薬物を投与する際は，時間治療，時間薬理学などを踏まえて投与時刻を設計することになるが，患者個々の性別や年齢，疾患，病態，服薬アドヒアランス，治療の有効性なども踏まえて，処方設計を行うことが重要である．

Case Study

患者：80歳，女性，身長150 cm，体重45 kg

　2年前に骨粗しょう症と診断されたため治療を開始した．今回，右上腕骨折のため入院加療となった．

　既往歴：高血圧症，脂質異常症，過活動膀胱

　Scr値：0.75 mg/dL，カリウム：3.6 mmoL/L，ナトリウム：140 mmoL/L，マグネシウム：2.0 mg/dL，カルシウム値（補正後）：10.8 mg/dL YAM（young adult mean）60%

処方内容：
1) エルデカルシトールカプセル0.75 μg　　　1回1錠　1日1回朝食後
2) アレンドロン酸ナトリウム水和物錠35 mg　1回1錠　週1回起床時
3) アムロジピンベシル酸塩錠5 mg　　　　　1回1錠　1日1回朝食後
4) ピタバスタチンカルシウム水和物錠1 mg　 1回1錠　1日1回朝食後
5) ソリフェナシンコハク酸塩錠2.5 mg　　　 1回1錠　1日1回朝食後

　上記の処方内容のうち，検査値を踏まえ時間薬理学の観点から，用法の変更をすることにより副作用を回避するために，考慮すべき薬物はどれか．

解答
1

解説

　ビタミンDの副作用に高カルシウム血症がある．症状としては食欲不振，倦怠感，易疲労感のほか，症状の悪化に伴い，夜間頻尿，口渇，多飲，多尿，筋脱力，嘔気，嘔吐，頭痛，情緒不安定，抑うつ状態，意識障害などを生じる．高カルシウム血症を予防するためには，血清カルシウム値をモニタリングする．対処方法には，薬剤の減量または中止，用法の見直しなどがある．
※血清カルシウム濃度の基準値：8.4〜10.4 mg/dL

Column　副作用からみた性差による有害事象

　糖尿病治療薬のインスリン抵抗性改善薬であるチアゾリジン薬およびSGLT2（sodium glucose cotransporter-2）阻害薬において，有害事象の一部に性差があることが報告されている．チアゾリジン薬はPPARγを活性化して間葉系細胞の骨芽細胞への分化を抑制する．これまでの報告から，閉経後ではチアゾリジン薬の使用により骨折のリスクが上昇する．その経緯から，ピオグリタゾンの添付文書には「外国の臨床試験で，女性において骨折の発現頻度上昇が認められている」と記載されている．したがって，閉経後の糖尿病患者に対するチアゾリジン薬の投与には注意が必要である．SGLT2阻害薬は，腎近位尿細管における主要な糖再吸収機構のSGLT2，ナトリウム・グルコース共役輸送体を選択的に阻害し，尿から糖の排泄を増加させる．その作用により，血液中への糖の再吸収を低下させる．SGLT2阻害薬の副作用には，低血糖のほか，脱水，脳梗塞，糖尿病性ケトアシドーシス，尿路感染などがある．医薬品の副作用データベースを用い，有害事象と性別において検討した報告では，尿路感染や腎盂腎炎，糖尿病性ケトアシドーシス，発疹などで女性のほうが男性に比べて有意に有害事象が多い．なお，SGLT2阻害薬のカナグリフロジン群の場合，女性で四肢末端の骨折リスクが上昇することも報告されている．

章末問題

問1．次の設問のうち，正しいものはどれか．2つ選べ．
1. ヒトの時計遺伝子にはCLOCKやBMAL1がある．
2. 夜間の血圧が日中に比べて30％以上低下する場合をNon-dipper型という．
3. 胃内容排出速度は夜間のほうが日中に比べて速い．
4. 脂溶性薬物であるプロプラノロールは，午前9時に投与するほうが午後9時に投与する場合に比べて血中濃度が高い．
5. 肝血流量には日内リズムが認められており夕に最大となる．

問 2. 次の薬剤のうち，男女で薬物の投与量の設定が異なるものはどれか．2つ選べ．
1. ピオグリタゾン塩酸塩
2. ラモセトロン塩酸塩
3. レボセチリジン塩酸塩
4. エペリゾン塩酸塩
5. ベラパミル塩酸塩

問 3. 次の設問のうち，正しいのはどれか．2つ選べ．
1. 糸球体ろ過量は夜間のほうが日中に比べて大きい．
2. サリチル酸は夕方に比べて早朝での尿細管での再吸収量が増加する．
3. 薬物代謝酵素のCYP3A活性には日内リズムは認められていない．
4. イオン型の薬物は脂溶性が高いため尿細管より再吸収されやすい．
5. タンパク結合率において日内リズムを示す薬物がある．

問 4. 次の設問のうち，正しいのはどれか．2つ選べ．
1. 関節リウマチによる関節のこわばりや手指の痛みなどは朝に症状が強く出現する．
2. コレステロールの合成や異化作用は，夜間に比べて日中に亢進するためスタチン系の薬剤は朝に投与するほうが治療効果は高い．
3. 喘息発作は夜間から早朝の時間帯に比べて日中のほうが起きやすい．
4. 胃酸分泌量は夜間に比べ日中のほうが多いため，H_2受容体遮断薬は昼に投与するほうが治療効果は高い．
5. 血中のPTH（parathyroid hormone）濃度には日内リズムが認められている．

問 5. 次の内服薬のうち，添付文書に夕食後に投与することが望ましいと記載のある薬剤はどれか．2つ選べ．
1. シンバスタチン
2. エルデカルシトール
3. オメプラゾール
4. プラバスタチン
5. ラロキシフェン

第11章
遺伝子多型に基づく個別化薬物療法

キーワード

ADME　イトラコナゾール　タクロリムス　シクロスポリン　カルボキシエステラーゼ
イリノテカン　メトロニダゾール　アルコールデヒドロゲナーゼ　スタチン　相互作用
横紋筋融解症　トランスポーター　遺伝子多型　副作用　プロドラッグ　分子標的薬

11-1 遺伝子多型に基づく薬物投与設計

11-1-1 薬理遺伝学

　ゲノム上に，約1,000塩基に1か所の頻度で存在する塩基置換，挿入，欠損などは遺伝子多型（genetic polymorphism）とよばれる．遺伝子多型は，時として遺伝子発現やタンパク質機能に影響を及ぼすことが知られており，薬物応答性の個人差や人種差の原因となりうる．この研究領域を薬理遺伝学（pharmacogenomics：PGx）とよんでいる．PGxは，遺伝子多型などの遺伝情報を活用することで，個々の患者での薬物応答性や薬物有害反応の発現を薬物投与前に予測し有効で安全な医薬品の適正使用を行うことをおもな目的としている．

1. ヒトゲノムの多様性

　ヒトの遺伝情報は，約31億塩基対，23,000個の遺伝子で構成されており，日々の細胞分裂の際にコピーが繰り返されている．遺伝子多型は一般的に人口の1%以上の頻度で存在するものを指す．すなわち遺伝子多型は，少なくとも100人中1人以上の人がもっている遺伝情報の違いである．これに対して，まれにしかみられない遺伝情報の違いは，遺伝子の変異（または遺伝子変異）とよんで区別している．遺伝子多型が生じる機構としては，DNAを構成する塩基がほかの塩基に置き換わる置換，塩基が失われる欠失，新たな塩基が入り込む挿入といった変異が知られている．遺伝子多型で最も頻度が高いのは一塩基の違いであるSNP（スニップ）であり，次に高いのは，2～4塩基からなる配列の反復回数の違いによるマイクロサテライト多型（STRP）である（図11-1）．遺伝子多型の変異遺伝子（変異型アレル）は，遺伝子名に＊（アスタリスク）と数字をつけて表記する．＊1は野生型アレルを示す．遺伝子多型による塩基配列の違いは，遺伝子産物であるタンパク質の量的または質的変化を引き起こし，病気へのかかりやすさや医薬品への応答性，副作用の強さなどに影響を及ぼす．

　薬物代謝は様々な酵素種により行われるが，その薬物代謝能には個人差があることが知られて

いる．この個人差はおもに，遺伝子多型に起因すると考えられている．CYP においても各サブタイプにおいて多くの遺伝子多型が存在し，代謝活性が低い場合，薬物の代謝が進まず，血中濃度が高くなり，副作用の原因となる．逆に代謝活性が高くなると，薬効が十分に発揮できなくなる．CYP は酵素活性（代謝能）の高い順に ultra-rapid metabolizer（UM），extensive metabolizer（EM，通常の代謝能に相当），intermediate metabolizer（IM），poor metabolizer（PM）に分類される．

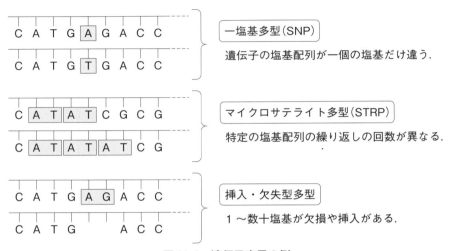

図 11-1　遺伝子変異の例

表 11-1　遺伝子多型による PK，PD への影響の例

	変異の対象	薬剤	多型の影響	
P K	*UGT1A1*	イリノテカン	代謝（不活性化）	副作用
	CYP2C19	オメプラゾール（PPI）	代謝（不活性化）	効果 相互作用へ影響
	CYP2D6	タモキシフェン	代謝（活性化）	効果
	CYP2C9	ワルファリン	代謝（不活性化）	初期投与量の設定
	CYP3A5	タクロリムス	代謝（不活性化）	初期投与量の設定
	SLCO1B1	スタチン系	トランスポーター OTAP1B1 による肝への取込み低下	副作用
	NAT2	イソニアジド	代謝（不活性化）	副作用
	DPD	5-FU	代謝（不活性化）	副作用
	TPMT	アザチオプリン，6MP	代謝（不活性化）	副作用
	GST	オキサリプラチン（Pt 製剤）	代謝（不活性化）	副作用
P D	*KRAS*	セツキシマブ，パニツムマブ	がん細胞への効果	効果の予測 （使用の有無）
	VKORC1	ワルファリン	PD（効果）	初期投与量の設定
	*HLA-B*15:02*	カルバマゼピン	SJS，TEN のリスク	副作用
	*HLA-B*58:01*	アロプリノール	SJS，TEN のリスク	副作用

SJS…スティーブンス・ジョンソン症候群
TEN…中毒性表皮壊死融解症

2. 代表的な代謝酵素の遺伝子多型

適切な量の薬を投与されたにもかかわらず，薬の血中濃度が異常に高くなることによる副作用の経験者は，患者全体の10%以上いるといわれている．この原因の一つとして，薬物代謝酵素の遺伝子多型が注目されている．近年多くの薬物代謝酵素においてDNAレベルでの多型が報告され，その種類と頻度には，かなりの人種差がある．さらに遺伝子多型が薬物代謝能に及ぼす影響の程度は，薬物によって著しく異なっているため，遺伝子多型と代謝能の変化の相関を十分に考慮して個別薬物療法に適用する必要がある（表11-1）．

11-2　遺伝子多型におけるPKへの影響

11-2-1　ゲノム医療とは

ゲノムとは，遺伝子「gene」と，すべてを意味する「-ome」を合わせた造語で，DNAに含まれる遺伝情報全体を指している．ゲノム情報をもとにして，より効率的・効果的に病気の診断と治療などを行う医療をゲノム医療という．近年，ゲノム医科学研究の目覚ましい進歩により，病気と遺伝情報の関わりが急速に明らかにされつつある．

1. 遺伝学的検査とは

遺伝学的検査は，特定の染色体や遺伝子について，何らかの変異が起こっていないかを確かめる検査で，遺伝性の疾患をもっていないか，薬に対する副作用を起こしやすいか，などを調べることが目的である．最近は，被検者とその血縁者の遺伝情報・家系情報を解析する発症前診断，がんや生活習慣病などにかかりやすいかどうかの診断など，予防医学を前提としたものにまでその役割を拡大してきている．

2. がんゲノム医療

がんは遺伝子の変化が一因として引き起こされる病気であるため，最近では，ある特定の遺伝子変異を標的とした治療薬（分子標的治療薬）が臨床で使われている．がんゲノム医療では，複数の遺伝子変異を解析し，様々な分野の専門家（エキスパートパネル）により，患者に適した治療薬や用法用量，治療法を検討する．がんの個性を知り，適切な治療方針を立てることで，副作用の軽減や病状の改善などが期待できる．がん患者の遺伝情報から最適な治療薬を選ぶ「がんゲノム医療」への保険適用はすでに認められており，薬を選ぶまでの50万円以上の医療費は医療保険の対象となっている．がん治療では，がんの遺伝子変異をもとに薬を選ぶため，一度の検査で多くの遺伝子を調べる必要がある（図11-2）．

3. コンパニオン診断

がん治療を例にとると，近年では薬物療法が進歩して，ホルモン剤，分子標的薬，免疫チェックポイント阻害薬など，抗がん剤以外の薬剤が多く使われるようになっている．これらの医薬品は，がん細胞がつくり出す異常なタンパク質や増殖に関わる受容体をターゲットにして効果を発

揮するよう設計されており，抗がん剤服用時に起こりうる副作用を低減するよう工夫されている．そのため，異常なタンパク質や受容体に対応しない薬物を選択すると，十分な治療効果を得られない．そのため分子標的薬を選ぶ際は，患者のがん細胞がつくり出すタンパク質やがんの増殖に関わる受容体に反応するか，事前に調べる必要がある．このように，ある特定の医薬品を使用するにあたり，有用性および安全性の向上を目的に，治療前に実施する検査のことをコンパニオン診断という．コンパニオン診断とコンパニオン診断薬は，患者の体質や病状に合わせて治療を行う「個別化医療」に欠かせないもので，おもにがん治療の分野で注目を集めている．

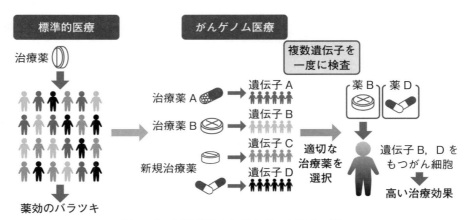

図11-2　標準的医療とがんゲノム医療の違い

11-2-2　薬物動態学（PK）に影響する遺伝子多型

1. イリノテカン

　イリノテカン（CPT-11）はカルボキシエステラーゼにより活性体のSN-38となり，抗がん作用を発揮する．その後，おもな代謝酵素であるUDP-グルクロン酸転移酵素（UGT）により不活性化される．UGTの中のUGT1A1（UDP-glucuronosyltransferase1A1）がビリルビンやイリノテカンの加水分解活性代謝産物（SN-38）などの抱合代謝に寄与する．この酵素の遺伝子多型で特に重要な変異として，UGT1A1*6と*28の二つの遺伝子多型のいずれかをホモ接合体（UGT1A1*6/*6，*28/*28）またはいずれもヘテロ接合体（*6/*28）（複合ヘテロ接合体）としてもつ患者では，UGT1A1のグルクロン酸抱合能が低下し，SN-38の代謝が遅延することにより，重篤な副作用（特に好中球減少）発現の可能性が高くなる．そのため，イリノテカンの用量調節を目的に両変異の遺伝子診断が保険適用され，UGT1A1*6と*28の体外診断薬キットが販

表11-2　UGT1A1の遺伝子多型による代謝能への影響

遺伝子多型	SN-38G/SN-38のAUC比
UGT1A1*6とUGT1A1*28をともにもたない	5.55
UGT1A1*6またはUGT1A1*28をヘテロ接合体としてもつ	3.62
UGT1A1*6またはUGT1A1*28をホモ接合体としてもつ，もしくはUGT1A1*6とUGT1A1*28をヘテロ接合体としてもつ	2.07

（カンプト®点滴静注，トポテシン®点滴静注添付文書をもとに作成）

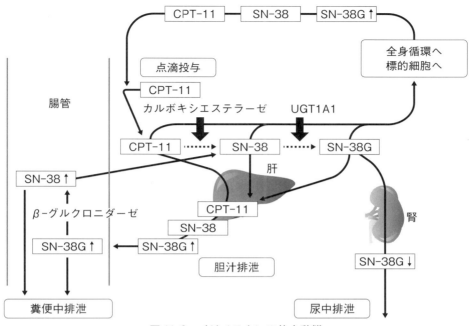

図11-3 イリノテカンの体内動態

売されている.この日本人での変異の頻度は,いずれも約15%である.

2. CYPの遺伝子多型

シトクロムP450のおもな遺伝子多型を示す.人種によるアレル頻度が異なることから,代謝異常による副作用の頻度にも,人種差があると考えられる.なお,代表的な代謝酵素であるCYP3A4には酵素活性を変化させる,アレル頻度の高い遺伝子多型は現在知られていない.

表11-3 遺伝子多型の人種差

薬物代謝酵素	変異アレル	酵素活性	アレル頻度（%）	
			日本人	欧米人
CYP2D6	CYP2D6*4	消失	0～2	12～21
	CYP2D6*5	消失	4～6	4～6
	CYP2D6*10	低下	38～45	1～2
	CYP2D6*14	消失	1～2	0
CYP2C19	CYP2C19*2	消失	29	13
	CYP2C19*3	消失	13	0
CYP2C9	CYP2C9*2	低下	0	8～13
	CYP2C9*3	低下	2	7～9
CYP2A6	CYP2A6*2	消失	0	1～3
	CYP2A6*4	消失	18～20	1
CYP3A5	CYP3A5*3	消失	76	95

① CYP2C19遺伝子多型

*CYP2C19*2* と *3* タイプが重要である.いずれも活性の消失を伴うタイプである.この2種類

のタイプの組み合わせ（CYP2C19 *2/*2，*2/*3，*3/*3）である場合，遺伝子多型による酵素活性の違いから，2コピーの遺伝子がともに野生型であるEM，両方の遺伝子がともに変異型であるPM，片方の遺伝子のみが野生型であるIMに分けられる．酵素欠損者はPMと診断される．日本人における欠損者の頻度は約20％である．すなわち，約5人に1人は先天的な酵素欠損者であり，非常に高頻度となる．したがって，CYP2C19で代謝，活性化（プロドラッグ）される医薬品の使用時には留意が必要となる．

臨床例としてヘリコバクター・ピロリ除菌治療（アモキシシリン＋クラリスロマイシン＋オメプラゾール）の事例を紹介する．オメプラゾールの役割は，胃内pHを上昇させることにより，併用されるアモキシシリン，クラリスロマイシンなどの抗菌剤の溶解性を高めてその活性を発揮させることにある．遺伝子多型による酵素欠損者のオメプラゾール血中濃度は通常の5倍，AUCでは12倍程度高くなり，結果として除菌の成功率が高くなっている．図11-4（下）に血中濃度とピロリ菌の除菌成功率を示した．

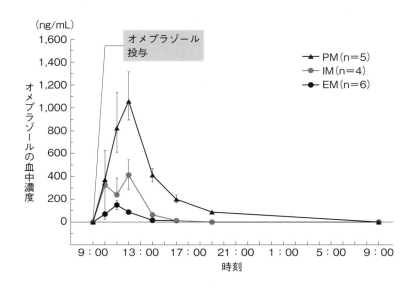

	EM	IM	PM
AUC	–	3倍	12倍
胃内pH	2.1	3.3	4.6
除菌成功率	29%	60%	100%

図11-4 遺伝子多型によるオメプラゾールの血中濃度への影響
（上：Takahisa F., et al. (2005) Drug Metab. Pharmacokinet, Vol.20(3), p.155, Fig. 2を改変）

①-1 遺伝子多型による相互作用への影響

プロトンポンプ阻害剤（PPI）はCYP3A4/5およびCYP2C19で代謝されるため，CYP2C19欠損患者の場合，CYP3A4/5を介する代謝反応の寄与率が大きくなる．そのため，CYP3A5で代謝されるタクロリムスと競合的に拮抗するためタクロリムスの血中濃度が上昇する．

オメプラゾール併用時，タクロリムスの血中濃度/投与量（C/D）比が6.9倍上昇したという報告もある．同様にCYP3A5機能欠損の場合，ランソプラゾールとの併用でタクロリムスの血

中濃度が上昇する．さらに，CYP2C19，CYP3A5のいずれも機能欠損の場合の事例も報告されている．オメプラゾールとの併用でタクロリムスの血中濃度は8～10倍上昇する場合がある．一方，ラベプラゾールは非酵素的代謝経路の寄与が大きく，臨床使用の範囲において薬物相互作用の影響が少ないため，タクロリムス投与時にPPIを併用する場合は，有用となる（図11-5）．

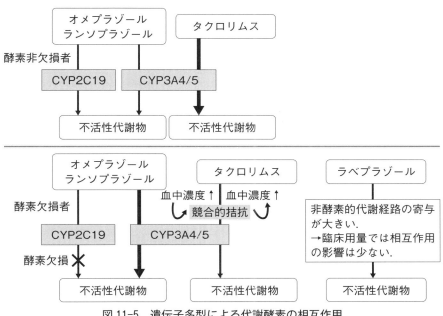

図11-5 遺伝子多型による代謝酵素の相互作用

② CYP2D6遺伝子多型

CYP2D6は変異を受けやすい遺伝子とされ，現在までに130種類以上の遺伝子変異が報告されていて，遺伝子診断も複雑となる．よって，遺伝子変異により，代謝活性が増加，低下，欠損と多岐にわたる表現型を示す．日本人におけるPMsは，1％以下の頻度であり，普段みることは少ないが，特徴はIMsの原因遺伝子 *CYP2D6*10* が多い（頻度は40～50％）ことである．CYP2D6で代謝される薬は，平均的に日本人では薬効が強く，副作用が生じやすいといえる（IMが多い）．タモキシフェンはCYP2D6により代謝を受け，活性体のエンドキシフェンに代謝されるが，遺伝子多型により，代謝活性が低くなると，抗がん効果が下がり，再発率が高くなると考えられる．ここでは，代謝能を有さない *CYP2D6*3, *4, *5*（全欠損タイプ）の組み合わせを示す群をPM，代謝活性はPMではないが，*CYP2D6*3, *4, *5* と *CYP2D6*10* などの代謝能の低下を伴う遺伝子型との組み合わせ，あるいは **10* のホモ型で，EMより低下する群としてIM，代謝能を有する *CYP2D6*1* や **2* をホモ型あるいはヘテロ型で示す群をEMで示した．同様のことは，コデインがモルヒネに代謝される際にも認められ，鎮痛効果が弱くなると考えられる（図11-6）．

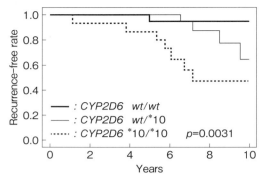

図11-6 遺伝子多型によるタモキシフェンの再発率への影響
(Kiyotani, K., et al. (2008) Cancer Sci., Vol.99, p.995-999 を改変)

③ CYP2C9 遺伝子多型

ワルファリンはおもに CYP2C9 で代謝されるため，CYP2C9 の遺伝子多型の影響を受ける．

CYP2C9*3 が日本人では重要となり，40種類以上の代謝活性の低下を伴う遺伝子変異が報告されている．本変異の頻度は2％程度である．CYP2C9*3 をホモ型で保有する場合，酵素欠損者となるが，国内での頻度は極めてまれであるので，通常の臨床では考えなくてよい．しかし，ヘテロ型保有者（CYP2C9 *1/*3）でも酵素活性（代謝能）は，極めて低くなるので，注意が必要である．

④ CYP3A4/5 遺伝子多型

CYP3A4 と CYP3A5 は，ほぼ共通した薬物の代謝に関与し両者を区別して評価することは難しい．また，CYP3A4 には，数多くの変異があるが，臨床上問題となる多型は今のところ乏しい．CYP3A5 は，CYP3A5*3 が活性を消失するため重要である．約50％の日本人に CYP3A5 欠損がみられる．多くの欠損者においては CYP3A4 が代償的に機能すると考えられている．CYP3A5 の遺伝子多型はタクロリムスの体内動態に影響を与える．『免疫抑制薬 TDM 標準化ガイドライン 2018』によると，腎移植における Nonexpressor（CYP3A5*3/*3）の AUC は投与量が同等であるにもかかわらず Expressor（*1/*1 もしくは*1/*3）と比較して2〜2.5倍高値であることが示されている．さらに，この結果に基づいて，Nonexpressor に対して 0.15 mg/kg，Expressor に対しては Nonexpressor の倍量の 0.3 mg/kg で開始したところ，迅速に目標トラフ濃度を得ることが可能であったことを報告している．これらの知見は，初期投与設定に有用と考えられる．

3. トランスポーター

① OATP1B1 遺伝子多型

OATP1B1 をコードする SLCO1B1 遺伝子には，輸送機能の著しい低下を伴う変異，SLCO1B1*15 タイプがある．OATP1B1 は肝細胞内へのスタチンの取込みを行うトランスポーターであり，変異により肝細胞内への輸送機能の低下が生じた場合，スタチンは肝細胞に取り込まれることなく，中心静脈に流れるため，スタチンの血中濃度が上昇する．日本人でのホモ型保有者は2％程度である．スタチンによる横紋筋融解症などの筋障害には，高い血中濃度の維持が

危険因子の一つと指摘されている．これらの変異を有する患者でミオパシーの頻度が高いとの指摘がある．図11-7にSLCO1B1*15変異時のプラバスタチンおよびピタバスタチンの血中濃度を示す．SLCO1B1*15の変異により，スタチンが細胞内に取り込まれないため，薬効が期待できないと同時に，血中濃度の上昇による副作用の危険が高まると考えられる．

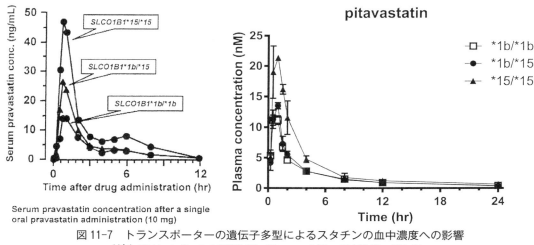

図11-7　トランスポーターの遺伝子多型によるスタチンの血中濃度への影響
((左) Nishizato Y., et al. (2003) Clin Pharmacol Ther. Vol.73 (6), p.554-65,
(右) Mori D., et al. (2019) Drug Metab Pharmacokinet. Vol.34 (1), p.78-86)

4. その他の代謝に関する遺伝子多型

① NAT2（N-acetyltransferase 2）遺伝子多型

代謝される代表的な薬物にイソニアジド，プロカインアミド，サラゾスルファピリジンなどがある．

NAT（N-アセチル転移酵素）には，NAT1とNAT2があるが，NAT2に臨床的に重要な遺伝子多型が認められる．遺伝子型により① rapid acetylators（RA：日本人での頻度は約40%），② intermediate acetylators（IA：約40%），③ slow acetylators（SA：約10%）が存在する．NAT2*4が野生型，NAT2*5，*6が著しい代謝活性の低下を伴い，ホモ型あるいはヘテロ型の組み合わせでSAと診断される．SAでは，イソニアジドの血中濃度が上昇し有効性の維持が期待されるが，一方で肝障害や神経障害といった薬物有害反応が生じやすい．

② DPD（遺伝子名DPYD，dihydropyrimidine dehydrogenase）遺伝子多型

代謝され不活性化される代表的な薬物などに5-FU，カペシタビン，テガフールなどがある．

経口投与された5-FUの80〜90%がDPD（ジヒドロピリミジンデヒドロゲナーゼ）で代謝されるため，DPD活性低下および機能欠損と薬物有害反応および毒性との関連が注目される．特にDPYD*2Aは，日本人での頻度は極めて低いが，成熟した代謝酵素が生成されないため，5-FUによるグレード3以上の薬物有害反応を示す患者の約30%がこの多型を有するとの報告がある．また，DPYD*5，DPYD*9A，rs2297595などの変異と眠気や嘔吐，血液障害との関連が指摘されている．

③ NUDT15（Nudix hydrolase 15）遺伝子多型

　チオプリン製剤の副作用の中で，服用開始後早期に発現する重度の急性白血球減少と全脱毛がNUDT15遺伝子多型と関連することが明らかにされ，平成31年2月よりNUDT15遺伝子多型検査が保険承認となった．初めてチオプリン製剤の投与を考慮する炎症性腸疾患（潰瘍性大腸炎，クローン病）患者に対しては，チオプリン製剤による治療を開始する前にNUDT15遺伝子型を確認のうえでチオプリン製剤の適応を判断できるようになった．日本人の約1%に存在するCys/Cys型の場合は，重篤な副作用（高度白血球減少，全脱毛）のリスクが非常に高いためチオプリン製剤の使用を原則として回避する．Arg/Cys，His/Cysの場合は低用量（通常量の半分程度を目安とする）からの使用開始をする．これらの副作用のリスクが低いArg/Arg，Arg/His型の場合であっても，副作用のすべてがNUDT15遺伝子多型に起因するものではないため，使用後は定期的な副作用モニタリングをする．

④ TPMT（thiopurine S-methyltransferase）遺伝子多型

　代謝される代表的な薬物にアザチオプリン，6-メルカプトプリン（6-MP）などのチオプリン製剤がある．

　チオプリンS-メチルトランスフェラーゼ（TPMT）の機能欠損は，6-MPの血中濃度の上昇を招き，骨髄抑制などの重篤な薬物有害反応の原因となる．TPMT遺伝子は多型が知られており，そのなかでも*TPMT*2*，*TPMT*3C*，*TPMT*3B*がいずれもアミノ酸の置換を伴い，活性が著明に低下するので，6-MPによる薬物有害反応に留意が必要となる．日本人での頻度は，*TPMT*3C*が1%未満にみられるに過ぎない．したがって，特に欧米人で6-MP使用前の遺伝子診断が有用で，遺伝子型に応じた投与量の調整が提唱されている（欠損のホモ型患者では90%の，ヘテロ型患者では50%の減量が指摘されている）．

⑤ GST（glutathione S-transferase）遺伝子多型

　グルタチオンS-トランスフェラーゼ（グルタチオンS-転移酵素）は細胞をはじめとし，多くの臓器・組織に発現・分布する生体の解毒機構に関与するグルタチオン抱合酵素である．現在，8種類の独立した分子種が確認されている．プラチナ製剤は，これらのGSTの中で特にGSTA1，GSTM1/3，GSTP1，GSTT1により解毒され，各分子種に多くの遺伝子変異や欠損が観察されている．GSTP1遺伝子にみる105Ile＞Val（IleがValに置換）変異は，酵素活性の低下を招き，特にオキサリプラチンによる末梢神経毒性との関連が多く報告されている．また，GSTM1遺伝子の欠損がシスプラチンによる末梢神経毒性のバイオマーカーになりうるとの報告がある．

11-3　遺伝子多型におけるPDへの影響

　遺伝子多型によるPDへの影響については，薬物が作用する受容体タンパクの変異や受容体への結合後のカスケード反応に関係する酵素など，これらタンパクをコードする遺伝子の変異によ

り，薬効が減弱したり，または作用，副作用が増強したりするものを指す．以下に具体例を示していく．

11-3-1 薬力学（PD）に影響する遺伝子多型

① KRAS 遺伝子多型

セツキシマブは上皮増殖因子受容体（EGFR）に対する抗体薬であり，細胞膜上の EGFR の抗原エピトープに結合し，リガンド（上皮増殖因子：EGF）との結合を阻害することで，抗がん効果を示す．大腸がんは，EGF の EGFR への結合により KRAS が発現して増殖するが，KRAS 遺伝子が変異していると，EGFR からの刺激がなくても，KRAS が増殖シグナルを出すため，がんが増殖することになる．すなわち，KRAS 遺伝子変異患者の大腸がん治療では，分子標的薬である抗 EGFR 抗体のセツキシマブ（アービタックス®）やパニツムマブ（ベクティビックス®）などの効果が期待できない．セツキシマブの添付文書の，効能または効果に関連する使用上の注意では，EGFR 陽性の治癒切除不能な進行・再発の結腸・直腸がんに対する本剤の使用に際しては RAS（KRAS および NRAS）遺伝子変異の有無を考慮したうえで，適応患者の選択を行うことと記載されている．このため投与対象は，KRAS 遺伝子野生型の治癒切除不能な進行・再発の結腸・直腸がんとなっており，事前検査で効果の予測（使用の有無）を検討する必要がある．

表 11-4　KRAS 遺伝子変異による，EGFR 抗体のがん細胞増殖への影響

遺伝子型	存在比率	がん細胞増殖への影響
野生型	60%	EGF（上皮増殖因子）が EGFR に結合することで，KRAS 遺伝子が活性化し，がん細胞が増殖する．そのため，抗 EGFR 抗体により，効果が期待できる．
変異型	40%	KRAS 遺伝子に変異があると EGF がなくても，無秩序に細胞分裂が起こり，がん細胞が増殖する．そのため抗 EGFR 抗体は効果が期待できない．

KRAS 野生型の患者では，EGFR の抗体により刺激が抑えられ，大腸がんは増殖しないため，生存率が高くなるが（図 11-8 上段），KRAS に変異がある場合は，KRAS は無秩序にがんの増殖シグナルを出し，EGFR 抗体の投与有無にかかわらず，増殖していく（図 11-8 下段）．

② VKORC1 遺伝子多型

ワルファリンは，肝臓でビタミン K 依存性凝固因子の第 II（プロトロンビン），VII，IX，X 因子のタンパク合成を阻害することにより，抗凝血作用や血栓形成の予防作用を示す（図 11-9）．しかし，薬効の個人差が大きく，用量の調節が難しい薬剤であり，過量投与により出血の危険，反対に過少投与により血栓を発症する可能性が高くなる．ワルファリンを服用している患者の反応は，PK の個人差に関係するワルファリン代謝酵素である CYP2C9 の遺伝異型と，PD の個人差に関係するビタミン K エポキシドレダクターゼ C1 サブユニット（VKORC1）の遺伝異型によって異なることが知られている．米国では，これらの遺伝子多型についての情報が添付文書にすでに記載されて，これら二つの酵素の遺伝子多型により治療効果を得る投与量が異なるという臨床データが掲載され，必要とされる投与量調整の程度について示されている．

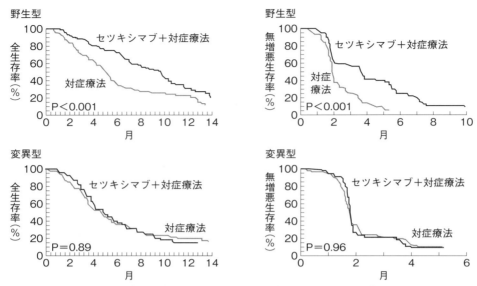

図 11-8　KRAS 遺伝子多型による大腸がんに対するセツキシマブの効果の違い
左：全生存率（%），右：無増悪生存率（%）
(Christos S Karapetis., et al. (2008) N Engl J Med. Vol.359 (17), p.1757-65 を改変)

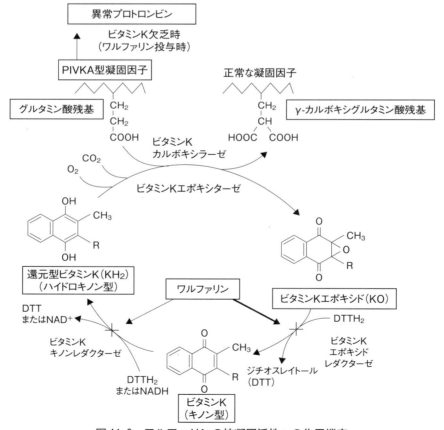

図 11-9　ワルファリンの抗凝固活性への作用機序
（ワーファリン錠インタビューフォームより）

11-3-2　副作用とHLA遺伝子多型

　スティーブンス・ジョンソン症候群（皮膚粘膜眼症候群：SJS），中毒性表皮壊死融解症（TEN）の発症は，白血球の組織適合性抗原である，HLA (human leukocyte antigen) の遺伝子多型が関与しており，薬剤とHLAの遺伝子変異の組み合わせにより発症に関与すると考えられている．すなわち，原因薬剤により，その遺伝子素因が異なることが明らかになっており，アロプリノールでは，HLA-B*58:01，カルバマゼピンでは，HLA-B*15:02・HLA-A*31:01，一部の感冒薬では，HLA-A*02:06・HLA-B*44:03といった変異との関連が示されている．また，重篤な眼合併症を伴う，伴わないで，遺伝子素因が異なることは，それぞれの病態が異なっている可能性を示しており，SJS，TENがいろいろな病態・疾患の集まりであることを示唆している．

①アロプリノール

　漢民族を対象とした研究で51例中すべての症例がHLA-B*58:01保有者であったとの報告があり，別研究では，TENおよびSJSを発症した日本人およびヨーロッパ人において，それぞれ10例中4例（40％），27例中15例（55％）がHLA-B*58:01保有者と報告されている．HLA-B*58:01の保有率は漢民族では20～30％であるのに対し，日本人およびヨーロッパ人では1～2％である．アロプリノールの治療開始前にHLA-B*58:01多型を検査できれば，SJSやTENの予防にもつながる可能性がある．

②カルバマゼピン

　免疫応答に関わるHLA領域の遺伝子多型HLA-B*15:02と発症リスクが強く相関する．漢民族ではカルバマゼピン服用によるSJSの発症リスクが高い．HLAB*15:02の変異アレルの漢民族における頻度は10％以下であるが，発症者は44症例全員がこの多型をもっていた．カルバマゼピンの治療開始前にHLA-B*15:02多型を検査できれば該当遺伝子保有者で使用を控えることで事前に発症を抑制することができると考えられる．

Essence

　同一種に属する生物であっても個々のゲノムの塩基配列は多種多様である．その変化は，表現型に病的影響を与える場合と与えない場合とがあるが，後者で人口の1％以上の頻度で存在する遺伝子の変異を遺伝子多型という．多型を生じる原因は，種内に生じる各種の突然変異，すなわち塩基がほかの塩基に置き換わる"置換"，塩基が失われる"欠失"，塩基が入る"挿入"や"重複"および遺伝的組換えなどである．マイクロサテライトDNAの反復回数は個人ごとに異なり，これをマイクロサテライト多型という．一つの塩基がほかの塩基に置き換わっている一塩基多型（SNP）が遺伝的背景の個別化マーカーとして有用視されている．ヒトゲノムを個人個人で比べると0.1％の塩基配列の違いがあり，全ゲノム中には，300万～1,000万箇所のSNPがあるといわれている．同義コドン（同じアミノ酸をコードする配列をもったコドン）の多型ではアミノ酸配列の変化を生じないため，サイレント突然変異（同義突然変異）となる．遺伝的多型が，非同義突然変異であれば，タンパク質機能の低下や機能欠如，異常タンパク質の出現などにつながる場合もある．特に薬物代謝酵素では，酵素活性の低下や欠如，非定型酵素や異常酵素の出現といった表現型となる．酵素遺伝子の5'上流やイントロンに変異があり，RNA量やタンパク質発現量に影響を及ぼす変異もみつかっている．アルコールはアルコール脱水素酵素（alcohol dehydrogenase：ADH）によりアセトアルデヒドに酸化され，さらにアルデヒド脱水素酵素（aldehyde dehydrogenase：ALDH）により酢酸へと代謝される．これまで複数の研究グループによる多くの研究から，日本人のアルコール摂取時の反応性の出方に影響を与える遺伝子多型が，ADH1B遺伝子（アルコールデヒドロゲナーゼ1B遺伝子）Arg47His多型（rs1229984）とALDH2遺伝子（アルデヒドデヒドロゲナーゼ2遺伝子）Glu487Lys多型（rs671）の二つであることが明らかとなっている（第13章13-2-2参照）．

Case Study

ケース1

54歳女性．152 cm，48 kg．高血圧，脂質異常症，深在性皮膚真菌症の治療のため処方1と処方2の薬剤を服用していた．その後，深部静脈血栓塞栓症を発症し，その治療のため処方3が追加となった．

処方1）
アムロジピン口腔内崩壊錠5 mg　1回1錠（1日1錠）
イトラコナゾール錠100 mg　　　1回1錠（1日1錠）
1日1回　朝食直後　14日分

処方2）
イコサペント酸エチル粒状カプセル900 mg　1回1包（1日2包）
1日2回　朝夕食直後　14日分

処方3）
ワルファリンカリウム錠1 mg　1回3錠（1日3錠）
1日1回　朝食後　7日分

PT-INRを治療目標域に到達させるため，ワルファリン投与量の調節を試みたが，PT-INRが3.0〜6.0で推移し，コントロールが困難であった．医師は患者や薬剤師と相談し，薬物動態関連遺伝子の多型を検査することにした（実際は一部の施設でしか実施できない）．

問1

多型を検査すべき遺伝子として，適切なのはどれか．1つ選べ．
1. CYP2C9
2. CYP2C19
3. CYP2D6
4. UGT1A1
5. NAT2

問2

遺伝子多型検査の結果，ホモの変異を有することが判明し，医師は代替薬について薬剤師に相談した．医師に提案すべき抗血栓薬として最も適切なのはどれか．1つ選べ．
1. アピキサバン錠
2. シロスタゾール錠
3. ダビガトランエテキシラートメタンスルホン酸塩カプセル
4. チクロピジン塩酸塩錠
5. リバーロキサバン錠

解答
問1. 1
問2. 1

解説
問1.
　遺伝子多型により特定の薬に関し代謝能が低い場合をPM（poor metabolizer）とよぶ．なお，代謝能がある場合はEM（extensive metabolizer）とよぶ．「ワルファリン投与量の調節を試みたが，PT-INRが3.0～6.0で推移し，コントロールが困難であった．」と記載のあるように，この患者の場合ではワルファリンの抗凝固作用が強く出すぎており，ワルファリンの代謝に関わる酵素のPMである可能性がある．そのため，ワルファリンのおもな代謝酵素であるCYP2C9の遺伝子多型を検査すべきである．よって答えは1となる．

問2.
　問題文からこの患者はCYP2C9のPMであったことがわかる．深部静脈血栓塞栓症に対して抗凝固薬のワルファリンが処方されているので，同じ抗凝固薬を選ぶ．選択肢のなかでは，1．アピキサバン，3．ダビガトラン，5．リバーロキサバンの三つが候補となる．患者はイトラコナゾールを服用しており，ダビガトランはイトラコナゾールのP-糖タンパク質阻害作用による相互作用のため併用禁忌である．また，リバーロキサバンはイトラコナゾールのCYP3A4阻害作用およびP-糖タンパク質阻害作用による相互作用のため併用禁忌である．よって，1のアピキサバンが正解となる．

―――
ケース2
―――
　薬物代謝酵素の遺伝子多型に関する記述のうち，正しいのはどれか．2つ選べ．
1. CYP2C19のpoor metabolizer（PM）では，オメプラゾール併用のピロリ菌除菌療法の効果が減弱する．
2. CYP2D6のextensive metabolizer（EM）では，コデインの鎮痛効果が減弱する．
3. CYP2C9のPMでは，フェニトインによる中枢毒性発現のリスクが増大する．
4. N-アセチル転移酵素2（NAT2）のslow acetylator（SA）では，イソニアジドによる副作用のリスクが増大する．
5. CYP2C19のPMの頻度は欧米人では5～10％であるが，日本人では約1％である．

解答
3，4

解説
1. ×　オメプラゾールはCYP2C19によって代謝される薬であり，CYP2C19のPMではオメプラゾールの血中濃度が上昇し，効果が増強する．よって「ピロリ菌除菌療法の効果が減弱する．」は間違いである．

2. ×　コデインは CYP2D6 によって代謝されることで，モルヒネとなって活性をもつ．そのため，CYP2D6 の EM では，コデインの鎮痛効果が発揮される．
3. ○　フェニトインは CYP2C9 によって代謝され不活性化するため，CYP2C9 の PM ではフェニトインの血中濃度が増加し，作用・副作用が増強する．中枢毒性発現などのリスクも増大するため，この選択肢は正しい．
4. ○　イソニアジドはおもに *N*-アセチル転移酵素 2（NAT2）によって代謝される．そのため NAT2 の slow acetylator（代謝が遅い）では，NAT2 の代謝が遅れ，イソニアジドの血中濃度が上昇するため，副作用のリスクが増大する．イソニアジドの代謝酵素が NAT2 であることは覚えておくべきである．
5. ×　日本人では，CYP2C19 の PM が多い．欧米人での PM の頻度は 3〜5％程度と低いが，日本人では約 20％となっている．

Column　アレルギーに共通する 16 個の SNP を特定

　イヌとネコは太古よりヒトの愛玩動物として飼育されてきた．国際的な遺伝子検査機関である 23andMe 社の研究グループが，アレルギーに関わる SNP に関する研究を 2013 年に報告した．20 代から 60 才以上の高齢者までの男女を含む 53,862 人のボランティアに行った遺伝子検査データ（DNA 配列情報）と検査対象者の生活環境に関するアンケート結果とともにネコ，ダニ，花粉のアレルギーの有無の相関関係を解析した結果，これらのアレルギーと強い相関性が認められる 22 個の SNP を特定した．興味深いことに，これらの 16 個の遺伝子のうち，8 個はすでに喘息と強い関係性を示されている遺伝子内 SNP と一致したとのことである．そのなかでも特に 1 か所の 6p21.32 の SNP はアレルギー間の違いが明らかにされており，ネコアレルギーとの関係が強いと判明した．ネコのアレルゲンについては，ネコの唾液に含まれる Fel d1 とよばれるタンパク質が知られている．このタンパク質が毛繕いの過程で体表面に付着し，ネコの鱗屑（りんせつ，皮膚や毛から剥げ落ちた角質細胞の微落片）となり飛散し，これが日常環境に存在するバクテリアが出す毒素と接触することで，ヒトにアレルギーを誘発することがすでに明らかとなっている．今回発見された，この SNP は既知の遺伝子内には存在していないため，このアレルギー反応の誘発機構にどのように関わっているのかは不明であるが，遺伝子ではない領域にある，一塩基の違いがアレルギー反応の原因となる可能性が示されたことは非常に不思議で，興味深い研究といえる．

章末問題

問1. 薬物療法における遺伝子多型に関する記載のうち，誤っているのはどれか．1つ選べ．

1. アロプリノールによる皮膚粘膜眼症候群（Stevens-Johnson syndrome：SJS）や中毒性表皮壊死融解症（toxic epidermal necrolysis：TEN）の発症例に *HLA-B*58:01* 保有者が多い．
2. カルバマゼピンによる SJS や TEN の発症例に，*HLA-B*15:02* 保有者が多い．
3. オメプラゾールは CYP2C19 の遺伝子多型による代謝能の違いがある．
4. ワルファリンの血中濃度（PK）は VKORC1 遺伝子変異により上昇し，一方，感受性（PD）は CYP2C9 遺伝子変異により上昇する．
5. OATP1B1 をコードする SLCO1B1 遺伝子には，スタチン系薬の肝への取込みが低下する変異，*SLCO1B1*15* が知られている．

問2. 遺伝子と，その多型に影響を受ける薬物との組み合わせのうち，誤っているのはどれか．1つ選べ．

1. CYP2C9…ワルファリン
2. CYP2C19…オメプラゾール
3. CYP2D6…コデイン
4. NAT2（*N*-acetyltransferase 2）…イソニアジド
5. TPMT（thiopurine *S*-methyltransferase）…5-FU

問3. イリノテカンに関する遺伝子多型に関する記述のうち，誤っているのはどれか．1つ選べ．

1. 活性代謝物（SN-38）を不活性化する UDP-グルクロン酸転移酵素（UGT）の遺伝子多型である．
2. 2つの遺伝子多型（*UGT1A1*6，UGT1A1*28*）のうち，いずれかをホモ接合体（*UGT1A1 *6/*6，*28/*28*）またはいずれもヘテロ接合体（**6/*28*）（複合ヘテロ接合体）としてもつ患者では，UGT1A1 のグルクロン酸抱合能が低下する．
3. 多型により UGT1A1 のグルクロン酸抱合能の低下による効果の低下が問題となる．
4. 多型により UGT1A1 のグルクロン酸抱合能の低下による重篤な副作用（特に好中球減少）発現の可能性が高くなる．
5. *UGT1A1*6* と *28* の体外診断薬は日本で保険適用となっている．

第12章
個別化医療で考慮すべき体格および病態

キーワード

薬物動態　肥満　レミフェンタニル　ダビガトラン　クレアチニンクリアランス　抗がん剤　心不全　ジゴキシン　肝硬変　肝機能障害　検査値　Child-Pugh分類　ゾルピデム酒石酸塩　コハク酸ソリフェナシン　ナルフラフィン塩酸塩　ラモトリギン　アセトアミノフェン　抗不整脈薬　ネフローゼ症候群

　肥満患者の場合には体内の脂肪の割合が高くなるため，薬物動態も健常人とは異なる．脂溶性の薬剤は体内に蓄積しやすく血中半減期が延長する傾向にある．一方，水溶性の薬剤では実体重で投与量を設定すると過量投与の危険性がある．また，心不全や肝硬変，ネフローゼ症候群などの疾患では病態により薬物動態が異なる．腎機能による指標にはクレアチニン，シスタチンといった指標が用いられ，おもにクレアチニン値を活用して薬剤の投与設計を行うが，肝硬変や心不全などの場合には，疾患に関わる指標を考慮して薬物投与設計を行う．本章では，栄養状態の異なる患者を中心に，注意すべき体格や薬剤およびその投与量などについて示す．

12-1　肥満患者への薬物投与

12-1-1　肥満の定義

　肥満症とは，脂肪組織が過剰に蓄積した状態であり，世界保健機関（World Health Organization：WHO）はBMI（body mass index）が25.0以上を肥満としている（表12-1）．米国では平均体重が年々増加しており，現在は3人に1人が肥満といわれている．日本でも肥満患者は増加している．高度肥満（病的肥満）は肥満3度および4度と定められており，脂肪，水分，筋肉のバランスが通常と異なる．水溶性の薬物では実体重で投与量を設定すると過量投与の危険性がある．実体重および関連した体重計算式について表12-2に示す．

12-1-2　肥満患者における薬物動態

1．分布

　肥満患者では体重あたりの分布容積の割合が高くなるため，脂溶性の高い薬物を投与した場合には組織へ移行し，分布容積が増加する．したがって，脂溶性の高い薬物であるジアゼパムやチ

表 12-1　肥満度分類（日本肥満学会）

BMI（kg/m²）	判定
＜18.5	低体重
18.5≦～＜25	正常
25≦～＜30	肥満（1度）
30≦～＜35	肥満（2度）
35≦～＜40	肥満（3度）
40≦～	肥満（4度）

例：A 氏　身長 160 cm　体重 60 kg
BMI＝60 kg/(1.60 m×1.60 m)＝23.44　∴ A 氏は「正常」と判定
注1）ただし，肥満（BMI≧25.0）は，医学的に減量を要する状態とは限らない．なお，標準体重（理想体重）はもっとも疾病の少ない BMI 22.0 を基準として，標準体重(kg)＝身長(m)²×22 で計算された値とする．
注2）BMI≧35.0 を高度肥満と定義する．

表 12-2　実体重および関連した体重計算式

1. 実体重＝そのままの体重
2. 補正体重＝理想体重＋【0.4×(実測体重－理想体重)】
3. 標準体重＝身長(m)×身長(m)×22
4. 除脂肪体重＝体重－(体脂肪率×体重)
5. 理想体重
   理想体重(男性)＝50＋｛2.3×(身長－152.4)｝/2.54
   理想体重(女性)＝45.5＋｛2.3×(身長－152.4)｝/2.54

オペンタール，フェニトイン，トラゾドンなどは脂肪組織に分布しやすく，分布容積が増加するため，消失半減期が延長する．ベンゾジアゼピン系の薬剤であるジアゼパム（分配係数：Log P (octanol/水)：2.803）の消失半減期は分布容積の増加に伴い延長することが報告されている．一方，水溶性の薬物であるアミノグリコシド系抗菌薬のゲンタマイシンやトブラマイシン，心不全治療薬のジゴキシンなどは体重あたりの分布容積は減少する．また，肥満では血中のα1-酸性糖タンパクが増加する．

2. 代謝

　肥満の場合，肝臓が肥大し肝血流量が増加する．そのため，肝固有クリアランスが高い薬物（肝血流量に依存）はクリアランスが増加すると考えられている．薬物代謝酵素 CYP3A4 の活性は低下するが，CYP2E1 やグルクロン酸転移酵素などの活性は亢進する．

3. 排泄

　肥満患者では腎血流量が増加し腎排泄型の薬物のクリアランスが増加する．Cockcroft & Gault 式（計算式のパラメータは血清 Cr 値，年齢，体重，性別）で腎機能を評価する場合，肥満患者では体重が 2 倍になれば腎機能も 2 倍に推算される欠点がある（表 12-3）．したがって，肥満患者では腎機能を過大評価しないために理想体重を用いる．水溶性薬物は，おもに血管内に存在するため，理想体重で計算された分布容積が血管内の体積と近い値となるが，細胞間隙にも水分は存在するため，補正体重が適正となる薬剤が多い．『抗菌薬 TDM ガイドライン 2016』に

表 12-3 Cockcroft & Gault 式

男性　Ccr(mL/min) = (140 − 年齢) × 体重/(72 × Scr)
女性　Ccr(mL/min) = 男性Ccr × 0.85

よれば，バンコマイシンでは，病的肥満の場合，理想体重での計算も考慮するとされている．腎臓から未変化体として排泄されるアミノグリコシド系抗菌薬のゲンタマイシンやトブラマイシンなどは腎血流量が増加することにより，尿中排泄量が増加する．

12-1-3　肥満患者に対する注意すべき薬物

1. レミフェンタニル

　レミフェンタニルは，成人では全身麻酔の導入および維持における鎮痛，小児では全身麻酔の維持における鎮痛，さらに集中治療における人工呼吸中の鎮痛に用いられる注射薬で高脂溶性（pH7.3での1-オクタノール／緩衝液の分配係数 17.9）の薬物である．薬物動態において代謝は血液中・組織内の非特異的エステラーゼにより速やかに行われる．レミフェンタニルの血中消失速度は速く，除去半減期は8〜20分と短時間である．レミフェンタニルを肥満患者に実体重で投与すると過量投与となる（図12-1）．そのため，BMI 25 以上の肥満患者では，実体重からの投与量の決定は避けるべきであり，理想体重を基準にして投与量を決定することが望ましい．すなわち，実際の体重よりも理想体重に基づいて行うことが望ましい．

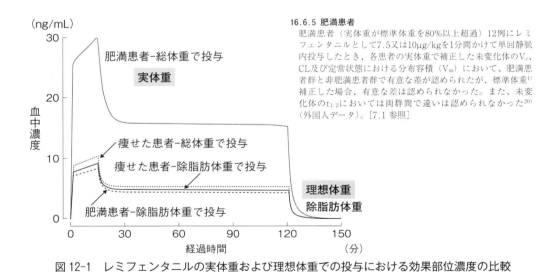

図 12-1　レミフェンタニルの実体重および理想体重での投与における効果部位濃度の比較
(Talmage D. Egan., et al, (1998) Anesthesiology, Vol. 89, p.572, Fig.6 を改変，
右上：レミフェンタニル静注用添付文書より）
肥満患者に対して総体重および除脂肪体重で投与した際の血中濃度．

2. ダビガトラン

　ダビガトランは「非弁膜症性心房細動患者における虚血性脳卒中および全身性塞栓症の発症抑制」の適応を有する経口の抗凝固薬である．本剤は腎機能低下患者や高齢者などに投与した場

合，重篤な出血を引き起こすことが報告されている．そのため，通常の投与量は1回150 mg 1日2回であるが，中等度の腎障害（クレアチニンクリアランス（Ccr）30～50 mL/min）のある患者では，1回110 mg 1日2回の投与を考慮する．

　ダビガトランを肥満患者に対して投与する場合，実体重で投与量を換算すると過量投与になる可能性がある．Ccrのパラメータは，年齢，体重，血清Cr値である．肥満患者では体重が大きいため，数値が大きくなる．すなわち，見かけ上Ccr値が大きくなる．年齢50歳の男性で，体重80 kg，Scrが1.2 mL/minの場合，実体重ではCcrは約83 mL/minとなる．一方，理想体重で換算した場合，約46 mL/minとなる．したがって，腎機能に応じた投与量の設定では実体重では150 mg 1日2回，理想体重では110 mg 1日2回と用量設定が異なるため，注意が必要である．

年齢(才)	50
性別	男性
体重(kg)	80
身長(cm)	160
Scr(mg/dL)	1.2

Ccr推算式（CockcroftとGault式）
$$Ccr_{(mL/min)} = (140 - 年齢) \times 体重 / (72 \times Scr)$$
（×0.85：女性の場合）

ダビガトランの腎機能に応じた用量設定
軽度：50＜Ccr≦80　　1回150 mg 1日2回
中等度：30＜Ccr≦50　1回110 mg 1日2回
高度：≦30　　　　　　禁忌

実体重	理想体重
(140−50)×80/72×1.2 7200/86.4＝83.3 mL/min 1日2回1回150 mg	理想体重(男性)＝ 50＋{2.3×(身長−152.4)}/2.54 50＋{2.3×(160−152.4)}/2.54 50＋17.48/2.54＝56.9 kg ＝Ccr46.0 mL/min 1日2回1回110 mg

肥満患者では腎機能を過大評価することで，禁忌および減量の症例を見逃してしまうリスクがある

図12-2　ダビガトランの腎機能低下時の用量設定

3．抗がん剤

　抗がん剤の投与量は，肥満の程度にかかわらず，特に定められていない場合には実体重を用いる．肥満患者に対して抗がん剤を投与する場合，血液毒性や非血液毒性において非肥満患者と差異はないことや，実体重に基づいた投与量で治療をしても短期，長期の副作用が増えたエビデンスはないことが報告されている．抗がん剤を投与する際は，全身状態，合併症，腎機能，肝機能，栄養状態，検査値などを確認して投与量を設定する．以下，投与量算出に注意が必要である抗がん剤について示す．

①カルボプラチン
　カルボプラチンは腎排泄型の注射薬である．本剤は腎機能（GFR）と目標AUC（血中濃度曲線下面積）を用いたCalvert式により投与量を決定する．なお計算式において，GFR＋25は150を最大とする．治療効果はAUC，副作用はeGFRや用量依存性に伴う血小板の減少をモニタリ

ングする.

Calvert 式:投与量(mg) = TargetAUC×(GFR+25)

例:尿路上皮がんの場合にはAUCを5に設定,GFRは体表面積をはずしたeGFRを用いる.

②ビンクリスチン硫酸塩

単剤療法またはほかの抗がん剤との併用療法により投与される注射剤である.体表面積をもとに計算するが,1回の投与量の上限は2 mgである.

③ブレオマイシン

胚細胞腫瘍やホジキンリンパ腫の治療に用いる注射薬であり,30 mg/bodyで固定用量で投与する.

④アルキル化剤(シクロホスファミド,ブスルファン,メルファラン)

注射薬であるシクロホスファミド,ブスルファン,メルファランなどを肥満患者に投与する場合には,投与量が過量にならないように,標準体重から換算した投与量を考慮する.また,全身状態,合併症,腎機能,肝機能などもモニタリングする.

抗がん剤の併用療法の1例であるBEP療法について表12-4に示す(BEP療法は,胚細胞腫瘍(精巣腫瘍,卵巣腫瘍,性腺外腫瘍)などの治療で使われる).

表12-4 BEP療法のプロトコール例

		Day	1	2	3	4	5	…9	…16
ブレオマイシン	30 mg/body			↓				…↓	…↓
エトポシド	100 mg/m²		↓	↓	↓	↓	↓		
シスプラチン	20 mg/m²		↓	↓	↓	↓	↓		

12-2 心不全患者への薬物投与

12-2-1 心不全の定義

心不全とは,何らかの原因で心臓のポンプ機能が低下し,末梢の主要臓器の酸素需要量に見合うだけの血液量を拍出できない状態である.加えて,肺や全身に血液が滞留し全身の各臓器の酸素需要に対して心臓が十分な血液を供給できない(送り出せない)状態となる.症状は呼吸困難や倦怠感,浮腫などが出現し,それに伴う運動耐容能*が低下する.心筋梗塞,心筋症,高血圧などの基礎疾患が存在し,そこに感染や過労などの増悪因子が加わった場合に,息切れや易疲労感,浮腫などの症状を伴って出現することが多い.

12-2-2 心不全の経過と進展ステージ

心不全が進行すると,徐々に身体機能が低下し急性心不全を繰り返す.心不全は発症や進展の

---

*耐えることができる最大の活動量のことである.酸素摂取量や最大負荷量,運動持続時間などから評価できる.

経過により急性心不全と慢性心不全に分類される．急性心不全は急性非代償性心不全ともよばれる．急性心不全と慢性心不全は別々の概念ではなく連続的に経過する（図12-3）．

おもな病態による分類では心室の収縮機能低下（収縮不全）と拡張機能低下（拡張不全）がある．収縮不全は収縮力が弱いため流入量が正常であっても1回拍出量が減少する．一方，拡張不全は流入量が減少し1回拍出量が減少する．

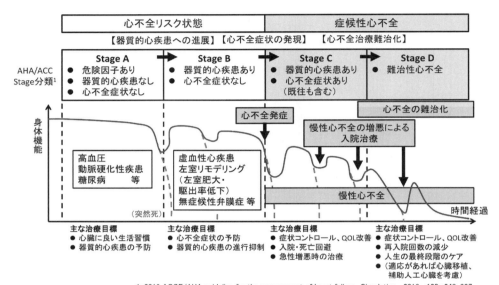

図12-3 心不全の重症度ステージ
（厚生労働省（2017）脳卒中，心臓病その他の循環器病に係る診療提供体制の在り方について，p.35, 図20）

12-2-3 心不全と酸素供給量

心不全と安静時の状態の静脈酸素濃度を比較した場合，心不全時の脳や心臓における静脈酸素濃度の低下はほかの臓器に比べて小さい．すなわち，血流量が比較的維持されている（図12-4）．一方，消化器や腎臓などへの血流量が低下している．この結果，各臓器へ分布する薬剤に影響を及ぼす．

12-2-4 心不全と薬物動態

1. 吸収

経口投与の場合，消化管の浮腫，消化管の血流量の低下，胃内容物の排出速度の低下，腸管の蠕動性の低下，胃腸管のpHの変化，胃腸管の分泌液の変化などに伴い，薬物の吸収遅延や低下が生じる．筋肉注射の場合，血流減少による吸収量減少と吸収速度の遅延が生じるため，筋肉注射は避け，静脈注射に変更するなどの対応が望ましい．

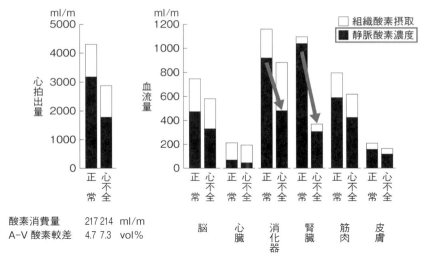

図 12-4 心不全時の各臓器の血流量と酸素の摂取量
(Rushmer R.F (1976) *W. B. Saunders, Philadelphia*, p.549-566 を改変)

2. 分布

薬物の分布は，組織血流とタンパク結合率により決定される．そして心不全に伴う組織血流の変化が薬物の分布に影響する．組織血流の変化は，心拍出量の低下，末梢血管抵抗の上昇に伴い，血流は脳や心臓，骨格筋に優先的に配分され，肝臓および腎臓の血流量は低下する．また，薬物の分布は，浮腫や胸水，腹水により，分布容積が増大し，水溶性薬物の血中濃度は低下する．心不全の病態は肝硬変と類似している．アルブミン濃度が低下しタンパク結合率が低下した結果，遊離型薬物が増加して薬物の有害反応出現の原因にもなる．特に，タンパク結合率の高い薬物（ワルファリンカリウム，フロセミド，チクロピジン，ニフェジピン）には注意が必要である．

3. 代謝

腸管で吸収された薬物は門脈を通り肝臓に到達する．脂溶性薬物の場合，通常，肝臓に取り込まれ代謝され（初回通過効果），体循環血液中の濃度は消化管から吸収された量に比べてかなり減少する．心不全の病態では，肝血流量が低下するため肝臓への薬物の取り込みが低下し，初回通過効果が減少し，体循環に直接流入する割合が高くなり血中濃度は上昇する．

初回通過効果の影響を大きく受けるリドカインは，心不全の病態では肝クリアランスが減少するため血中濃度が高くなる（図 12-5）．薬物代謝酵素（CYP）活性が低下する報告があるが，グルクロン酸抱合などの抱合代謝活性の変動は少ない．

4. 排泄

心不全の初期や中等度において腎血流量は低下するが，糸球体ろ過機能は比較的維持される．初期に糸球体ろ過機能を維持するのは，輸入細動脈より輸出細動脈のほうがより強く収縮するためであり，結果，糸球体高血圧が進展し，糸球体への負荷の増加により，腎機能を悪化させる．

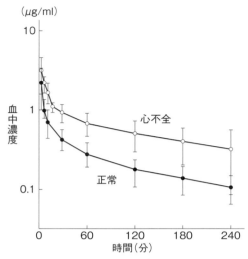

図12-5　リドカイン急速静脈注射時の血中濃度時間曲線
(Benowits N.L and Meister W (1976) *Clin. Pharmacokinet*, p.389-546 を改変)

　心不全の後期や重症事例では代償機構により交感神経や腎局所のレニン・アンジオテンシン系が活性化し，糸球体の輸出および輸入細動脈が収縮する．そして，腎血流量低下により糸球体ろ過機能も低下し，腎排泄性薬物の半減期は著明に延長する．心不全患者に対しては腎機能低下の程度に応じて薬物投与量および投与間隔の補正が必要となる．特に，腎排泄型薬物やアミノグリコシド系の抗菌薬，セフェム系の抗菌薬，ジゴキシン，ピルジカイニドなどの薬物は半減期が延長するため注意が必要である．

消失半減期 $(t1/2) = 0.693 \times V_d / CL$
心不全の病態 $= 0.693 \times V_d \Uparrow / CL \Downarrow$
　→消失半減期が長くなる

V_d：分布容積，CL：クリアランス

12-2-5　心不全と薬力学

　心不全ではβ受容体の応答性（薬による効果）が低下する．β_1受容体が減少する一方，β_2受容体が相加的に増加する．そのほか，Giタンパク質が増加することでアデニル酸シクラーゼの活性が低下する．

1. 心不全治療薬ジゴキシンの影響

　心不全患者や高齢の心房細動患者では，分布容積およびCcrの低下が認められる．血清Cr値の変動に伴い，ジゴキシン血中濃度が変動する場合がある．
　ジゴキシンはTDMが必要な薬物であり，服用後6～8時間程度経過しないと作用部位である心筋での薬物の分布が血中濃度に反映しない．また，ジゴキシンは半減期が30.1±7.8時間

（0.25 mg 単回服用時）と長いため，血中濃度が安定するまでに1週間程度かかる．一般的に採血のタイミングはジゴキシン投与後 12〜24 時間のトラフ値が推奨される．ジゴキシンの有効血中濃度は，心拍数コントロールでは 0.5〜1.5 ng/mL，収縮不全の慢性心不全患者では 0.95 ng/mL を目標とする．

ジゴキシンの副作用は血中濃度が 1.5〜2.0 ng/mL 未満では悪心，嘔吐，食欲不振などの消化器系障害の副作用が多くみられ，2.0 ng/mL 以上になると消化器系障害のほかに心室性不整脈，房室ブロック，洞房ブロックなどの循環器系副作用が出現する．腎機能低下により副作用の出現が高くなるほか，高齢者では血中濃度の変動が生じやすい．そのため定期的に電解質（K，Mg）や血清 Cr 値を，TDM などによりモニタリングする．

12-3　肝硬変患者（肝障害時）への薬物投与

12-3-1　肝硬変と薬物投与

1．肝硬変の定義

慢性肝疾患の終末期の病態である．自覚症状は代償期で倦怠感，食欲不振，非代償期で腹部膨満感，腹水，皮膚掻痒感などが生じる．他覚症状には浮腫，脾腫，腹水，血清アルブミン値の低下，血清アンモニア値の上昇，血小板減少，高ビリルビン血症などが生じる．血清アルブミンは肝臓で合成され，血液中で最も多いタンパク質であり，栄養状態の指標として使用するほか，肝障害の判定に有用である．血清アルブミン値の正常範囲は 3.8〜5.2 g/dL である．肝硬変時の検査値と関連している病態について表 12-5 に，肝機能障害時の検査値モニタリング項目については表 12-6 に示す．

2．Child-Pugh 分類

Child-Pugh 分類とは肝硬変患者の重症度分類であり，Class A，B，C に分類される（表 12-7）．Class A は軽度の肝硬変で肝臓の機能がなんとか保たれている状態で，代償性肝硬変という．Class B は中程度の肝硬変で，軽度な合併症（症状）がみられる．Class C は重度の肝硬変で肝臓の機能が維持できなくなり，様々な合併症（症状）が生じる．

非代償性肝硬変の Class C は肝がんに進行するリスクが高い状態となる．

表 12-5　肝硬変時の特徴的な病態

病態	症状
アルブミン低下	腹水，胸水，浮腫
血液凝固因子低下（血小板）	出血傾向
ATⅢ（抗凝固因子）低下	門脈血栓症
アンモニア上昇	肝性脳症
ビリルビン上昇	黄疸

表 12-6 肝硬変時にモニタリングが必要となる検査値

略語	正式名称	基準値	特徴
Alb	血清アルブミン	3.8～5.2 g/dL	肝障害やネフローゼ症候群，タンパク漏出性胃腸症，栄養状態不良などで低下する．
PLT	血小板	$14.0～34.0×10^4/\mu L$	門脈圧が亢進し，門脈の血流が減少する．その結果，脾臓への血流が増加して血小板の分解が進む．
AST (GOT)	アスパラギン酸アミノトランスフェラーゼ	10～40 U/L	肝臓のほか，心筋や骨格筋，腎臓，赤血球などに存在する．骨格筋や心筋の疾患（心筋梗塞），溶血性疾患で上昇する．
ALT (GPT)	アラニンアミノトランスフェラーゼ	5～45 U/L	肝臓の特異性が高い．肝細胞の破壊に伴い上昇する．急性・慢性肝炎，アルコール性肝炎，肝硬変で上昇する．
ALP	アルカリホスファターゼ	38～113 U/L	肝障害，胆汁うっ滞，骨腫瘍，甲状腺機能亢進症などで上昇する．
γGTP	ガンマグルタミルトランスペプチダーゼ	男：80 U/L 以下 女：30 U/L 以下	胆汁うっ滞や肝障害で上昇する．特に，アルコール性肝障害や薬物性肝障害で上昇する．
ChE	コリンエステラーゼ	男：234～493 U/L 女：200～452 U/L	肝疾患のほか，栄養障害，有機リン中毒で低下する．一方，糖尿病やネフローゼ症候群で上昇する．
T-Bil	総ビリルビン	0.2～1.2 mg/dL	直接型ビリルビンと間接型ビリルビンの合計である．肝炎，肝硬変，胆石など肝臓，胆道疾患と溶血性疾患で上昇し，黄疸の有無が鑑別できる．
D-Bil	直接ビリルビン	0.2 mg/dL 以下	胆道系の障害により，胆汁の排泄が滞ることで上昇する．肝細胞障害や肝内胆汁うっ滞，閉塞性黄疸で上昇する．
NH_3	アンモニア	47 μg/dL 以下	重度の肝硬変や肝機能障害で肝臓の代謝能力が低下すると上昇する．

表 12-7 Child-Pugh 分類

スコア	1点	2点	3点
脳症	なし	軽度（Ⅰ・Ⅱ）	昏睡（Ⅲ以上）
腹水	なし	軽度	中等度以上
血清ビリルビン（Bil）(mg/dL)	<2	2～3	3<
血清アルブミン（g/dL）	3.5<	2.8～3.5	<2.8
プロトロンビン活性値（%） INR（%）	70< <1.7	40～70 1.7～2.3	<40 2.3<
PBC では Bil（mg/dL）	1～4	4～10	10<

PBC：原発性胆汁性肝硬変
INR：International normalized ratio

Class A（5～6点）：軽度の肝硬変で肝臓の機能がなんとか保たれている状態で，代償性肝硬変という．
Class B（7～9点）：中程度の肝硬変で，軽度な合併症（症状）がみられ，非代償性肝硬変という．
Class C（10～15点）：重度の肝硬変で肝臓の機能が維持できなくなり，様々な合併症があらわれる．

12-3-2 肝硬変時の薬物動態

肝硬変の病態では肝薬物酵素量（肝固有クリアランス）は健常人の50％に低下する．

非代償性の肝硬変患者では，モルヒネ，クロルプロマジン，ジアゼパムなどの薬物による中枢

神経抑制効果が健常人より強く発現し，通常量でも肝性脳症が誘発されることが報告されている．

肝硬変では肝初回通過効果の減少と肝臓の血流速度が低下する．そして，肝臓の固有クリアランス（CYP の活性）も減少する．一方，グルタチオン抱合やアセチル抱合などは低下するがグルクロン酸抱合は健常人と差がないことが報告されている．ベンゾジアゼピン系の薬剤であるロラゼパムは，グルクロン酸抱合を受けるため肝硬変の患者においても，副作用は出現しにくいが，Child-Pugh 分類 Class C ではグルクロン酸抱合の活性が低下し，クリアランスが低下することから注意が必要である．なお，肝臓でのグルクロン酸抱合が競合する薬剤を併用する場合（例：ロラゼパムとバルプロ酸ナトリウムなど）にも注意が必要である．

肝血流量依存性薬物であるトリアゾラム，フルバスタチン，プロプラノロール，モルヒネ，ラベタロール，リドカインなどは肝クリアランスが低下し，これらの血中濃度が上昇する．

肝硬変患者を対象とした報告において，肝血流速度依存性で肝初回通過効果の大きいリドカインでは，健常人に比べて血中濃度は 2 倍，さらに，AUC は 3 倍に増加するほか，クリアランスが約 50％低下することが報告されている．一方，薬物代謝酵素により影響を受ける代謝能依存性の薬物であるテオフィリンは，クリアランスは約 30％低下するが，血中のテオフィリン濃度は約 5％程度の上昇であり，代謝依存性薬物では肝クリアランスは肝血流依存性薬物に比較して上昇幅は小さい．なお，肝臓の薬物代謝能を示す肝機能マーカーはない．

$\alpha\beta$ 遮断性降圧剤のラベタロールは肝臓でおもに代謝される薬物である．本剤は初回通過効果が大きい．ラベタロールを健常人および慢性肝疾患患者に対して，経口投与と静脈内投与で投与した場合，慢性肝疾患患者では，静脈内投与では変化は認められなかったが，経口投与ではバイオアベイラビリティが増加し，C_{max} は約 4 倍，AUC は約 3 倍上昇している．これは，初回通過効果低下の影響によるものと考えられる．

一般に，血清アルブミンが 3.0 g/dL 程度までは薬物の遊離型の割合は増加しない．肝硬変患者の場合は，血清アルブミンのほか，$\alpha 1$-酸性糖タンパク質が減少する．そのため，血清アルブミンや $\alpha 1$-酸性糖タンパク質との結合性が高い薬物には遊離型薬物の増加に伴い，副作用のリスクが高くなるので注意する．塩基性薬物であるリドカインは肝障害の指標である Child-Pugh 分類が Class A から Class C になるに従い $\alpha 1$-酸性糖タンパク質の濃度が低下するため，遊離型リドカイン濃度は上昇する．

肝硬変と同様に，閉塞性黄疸時は高ビリルビン血症や血漿胆汁酸の増加が生じ，ビリルビンが血漿タンパク質の薬物結合能を競合的に低下させて遊離型が増加する．

12-3-3　肝硬変時および肝機能低下患者に対する薬物投与の注意点

肝代謝性薬剤であっても，重度な肝障害患者（肝硬変）になるまでは投与量を減量する必要はほとんどないが，肝硬変になるまで状態が悪化すると減量する必要が生じる．しかし，腎機能低下患者の薬物投与量調節に用いるような eGFR や Ccr のようなマーカーは肝障害患者に対してはないが，現在では肝代謝性薬の添付文書には Child-Pugh 分類 Class B や Class C の状態での薬物投与量についての注意が記載されるようになっている．

1. ゾルピデム酒石酸塩

　ベンゾジアゼピン系の経口での薬剤において，添付文書上，ゾルピデム酒石酸塩のみ重篤な肝障害のある患者に禁忌となっている．その理由として，代謝機能の低下により血中濃度が上昇し，作用が強くあらわれるおそれがあるためである．肝硬変患者に投与した場合，健常成人に比べて，C_{max} が約 2 倍，AUC が約 5.3 倍上昇する．なお，ほかのベンゾジアゼピン系薬物は，添付文書に「肝障害慎重投与」のみ記載されており，禁忌ではないがいずれも肝代謝性薬であり，重度な肝障害患者では注意して使用する必要がある．

表 12-8　肝硬変患者におけるパラメータ

対象	Tmax (h)	Cmax (ng/mL)	$t_{1/2}$ (h)	$AUC_{0-\infty}$ (ng·h/mL)
肝硬変患者	0.69 ± 0.54	499 ± 215	9.91 ± 7.57※	4203 ± 3773
健康成人	0.72 ± 0.42	250 ± 57	2.15 ± 0.25	788 ± 279

（Mean ± S.D.、※のみ n = 7）
（マイスリー®錠添付文書より）

2. コハク酸ソリフェナシン

　過活動膀胱治療剤であるコハク酸ソリフェナシンは通常，1 回 5 mg を 1 日 1 回経口投与する．添付文書の「7. 用法及び用量に関連する注意」には表 12-9 の事項が記載されている．すなわち，肝硬変の病態によって投与量の減量が必要である．Child-Pugh 分類 Class B の肝硬変患者の場合には健常成人と比べて血漿中のソリフェナシン濃度が上昇し AUC が約 1.6 倍，血中半減期は約 2 倍に延長する（図 12-6）．

表 12-9　Child-Pugh 分類別のコハク酸ソリフェナシンの投与量

Child-Pugh 分類	添付文書の記載情報
Class A	1 日 1 回 5 mg から開始し，増量に際しては副作用発現に留意し，患者の状態を十分に観察しながら慎重に行うこと．
Class B	1 日 1 回 2.5 mg から開始，投与量の上限は 1 日 1 回 5 mg までとする．
Class C	禁忌．

3. アセトアミノフェン

　アセトアミノフェンはほとんどが肝臓で代謝される．治療用量では薬物の 90〜100% が主として肝臓でグルクロン酸抱合（約 60%），硫酸抱合（約 35%）またはシステイン抱合（約 3%）で代謝される．一部は薬物代謝酵素の CYP2E1 で代謝され N-アセチル-p-ベンゾキノンイミン（NAPQI）になる（図 12-7）．NAPQI はグルタチオン抱合により，メルカプツール酸となり尿中へ排泄される．アセトアミノフェンを大量に摂取した場合には，グルクロン酸抱合と硫酸抱合が飽和するため，CYP2E1 による代謝経路により NAPQI が急激に増加する．その結果，グルタチオンが枯渇して NAPQI により肝障害や腎障害を引き起こすとされている．本剤を大量摂取した場合の解毒薬としてはアセチルシステイン内用液の経口投与で対応する．アセチルシステインはグルタチオンの前駆物質としてはたらき，解毒作用を示す．アセチルシステイン内用液の投与

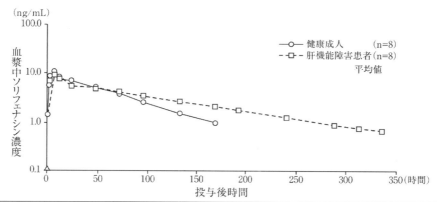

	Cmax (ng/mL)	Tmax (h)	AUCinf (ng・h/mL)	$t_{1/2}$ (h)	CL/F (L/h)
健康成人(n=8)	11.0±6.0	5.96±0.77	749±528	49.9±19.9	13.7±6.2
肝機能障害患者(n=8)	10.3±3.3	4.77±2.53	1042±328	106±48	7.84±2.26

AUCinf ：無限時間まで外挿した血漿中濃度−時間曲線下面積
CL/F ：経口クリアランス

平均値±SD

図12-6 Child-Pugh 分類 Class B のソリフェナシンの血漿中濃度
(ベシケア®錠インタビューフォームより)

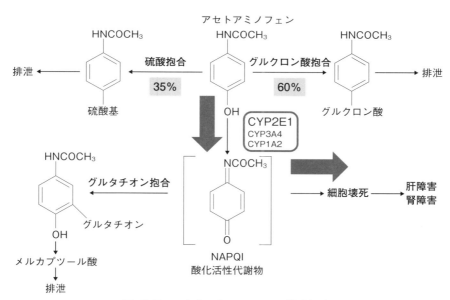

図12-7 アセトアミノフェンの代謝経路

量は初回に 140 mg/kg を投与し，その後 4 時間ごとに 70 mg/kg を 17 回投与する．アセトアミノフェンの中毒性肝障害は用量依存的に増大することが報告されている．アセトアミノフェンの 1 日の最大投与量は 4,000 mg であるが，2,400 mg でも死亡例があるため，常用量であっても注意が必要である．特に低栄養状態の患者や高齢者の場合には，グルタチオン抱合の低下がみられるため，アセトアミノフェン中毒を引き起こしやすい．

4. 抗がん剤

抗がん剤投与時には薬剤の種類と肝障害の程度により投与量の調節が行われるが，抗がん剤の肝代謝については解明されていない点が多い（表12-10）．

表12-10 肝障害時の抗がん剤の減量の目安

総ビリルビン（mg/dL）	AST（IU/L）	ドキソルビシン	ダウノルビシン	ビンクリスチン，ビンブラスチン，エトポシド	シクロホスファミド，メトトレキサート	フルオロウラシル
<1.5 もしくは<60		100%	100%	100%	100%	100%
1.5～3.0 もしくは60～180		50%	75%	50%	100%	100%
3.1～5.0 もしくは>180		25%	50%	0%	75%	100%
>5.0		0%	0%	0%	0%	0%

抗がん剤において，肝機能を示す検査値によって投与量を決定している薬剤がある．

①イマチニブメシル酸塩

経口で投与される抗がん剤である．投与開始後に重篤な肝機能障害があらわれることがある．そのため，投与前および投与後は1か月ごと，あるいは患者の状態に応じて肝機能検査（ビリルビン，AST，ALTおよびALPなど）を行うこととされている．なお，添付文書にはビリルビン値およびAST，ALTの数値により投与量の調節をすることが記載されている（表12-11）．

表12-11 イマチニブメシル酸塩の肝機能障害時の投与量の調節

効能・効果	ビリルビン値/AST，ALT値	投与量の調節
慢性骨髄性白血病（CML），消化管間質腫瘍（GIST），フィラデルフィア染色体陽性急性リンパ性白血病（Ph＋ALL），好酸球増多症候群（HES）または慢性好酸球性白血病（CEL）	ビリルビン値＞施設正常値上限の3倍またはAST，ALT値＞施設正常値上限の5倍	1. ビリルビン値が1.5倍未満に，AST，ALT値が2.5倍未満に低下するまで本剤を休薬する． 2. 本剤を減量して治療を再開する．

②ラパチニブトシル酸塩水和物（表12-12）

経口で投与される抗がん剤である．重篤な肝機能障害があらわれることがあるので，投与開始前および投与中は定期的に肝機能検査（AST，ALT，ALPおよびビリルビンなど）を行うこととされている．

5. モルヒネ

モルヒネは肝臓においてUGT2B7でグルクロン酸抱合されmorphine-3-glucuronide（M3G）とmorphine-6-glucuronide（M6G）に代謝される．M3G，M6Gはほとんど肝臓で代謝を受けずにそのまま腎臓から排泄される．肝障害時にモルヒネを静脈注射した場合には，健常人と比較して代謝が低下しモルヒネの血中濃度が上昇し血中半減期が延長する（図12-8）．モルヒネはグルクロン酸抱合の影響を受けるが，Child-Pugh分類ClassCにおいてはそのクリアランスが低下する．なお，重篤な肝障害のある患者には投与禁忌である．肝がん患者ではAUCが大幅に上昇

表 12-12　ラパチニブトシル酸塩水和物の肝機能障害時の投与量の調節

有害事象		処置
総ビリルビン	ALT	
＞2.0×ULN （直接ビリルビン＞35％＊1）	＞3.0×ULN	中止
上記以外	＞8.0×ULN	休薬（2週後に再検） 有効性が得られている場合，カペシタビンとの併用においては1,000 mg/日，アロマターゼ阻害剤との併用においては1,250 mg/日に減量して再開可能
	＞5.0×ULN＊2 （無症候性にて2週間継続）	
	＞3.0×ULN （症候性＊3）	
	＞3.0×ULN （無症候性）	継続（1週間ごとに再検） ALT＞3.0×ULNが4週間継続した場合は中止
−	≦3.0×ULN	継続

ULN：基準範囲上限
＊1）測定していない場合は＞35％とみなす．
＊2）ALT＞5.0×ULN発現時点で3日以内に再検し，その後1週間ごとに検査．
＊3）肝炎または過敏症の徴候・症状（疲労，嘔気，嘔吐，右上腹部の痛みあるいは圧痛，発熱，発疹または好酸球増加）のいずれかの発現もしくは増悪．

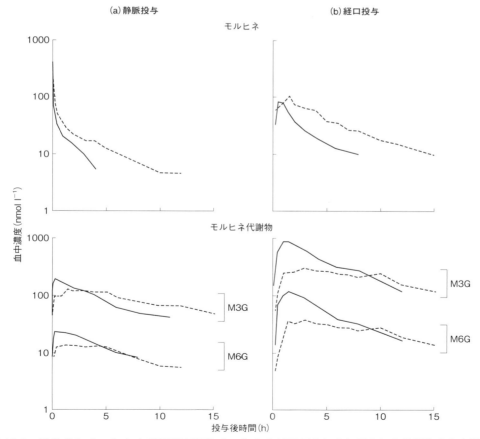

図 12-8　健常成人（—）および肝硬変患者（---）におけるモルヒネとモルヒネ代謝物の血中濃度
（J Hasselström., et al. (1990) Br J Clin Pharmacol, Vol.29(3), p.293, Fig.2 を改変）

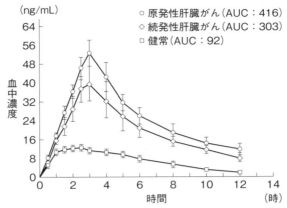

図12-9 肝がん患者におけるモルヒネの血中濃度の比較
(H.I.M. Kotb., et al. (2005) Br J Anaesth, Vol.94(1), p.95-99, Fig.2 を改変)

する（図12-9）．腎機能低下時においてもM3GとM6G（モルヒネと同等以上の鎮痛活性がある）が体内に蓄積する．肝障害，腎障害のいずれの場合においても，モルヒネの作用が増強し副作用（嘔気，眠気，便秘，呼吸抑制など）が出現しやすくなるため，モルヒネの投与量の減量や投与間隔を延長する必要がある．

6. 抗不整脈薬

抗不整脈薬では肝機能障害の重症度に応じて投与量を減量し血中濃度をモニタリングする必要がある．特にChild-Pugh分類Class Cの肝硬変患者では減量の検討が必要である（表12-13）．アプリンジンやアミオダロン，ベプリジルなどは肝代謝の寄与が大きい薬物であり，肝硬変の進行に伴い体内からの消失が遅延する可能性がある．

表12-13 肝硬変患者における肝代謝型抗不整脈薬の消失遅延と投与量の調節が必要なおもな薬剤

薬剤	主代謝酵素	肝硬変患者における消失半減期（クリアランス）	望ましい投与量
リドカイン	CYP3A4	延長（低下） 重度の肝硬変患者（Child-Pugh分類Class C）においては消失クリアランスが健常者と比較して28〜56％低下し，消失半減期も2.6〜4.2倍に延長する．	1/2〜1/3
メキシレチン	CYP2D6 CYP1A2	延長（低下） 進行したアルコール性肝硬変患者においては消失クリアランスが健常者と比較して28％低下し，消失半減期が約3倍に延長する．	1/3
フレカイニド	CYP2D6 CYP1A2	延長（低下） 肝硬変患者において，健常者と比較して消失クリアランスが42％低下し，消失半減期も5倍に延長する．	1/2〜1/3
プロパフェノン	CYP2D6	延長（低下） 肝障害患者において，消失クリアランスの低下率は低い（約25％）．一方，消失半減期は健常者と比較して2.5倍に延長し，バイオアベイラビリティも3.6倍に上昇する．	1/2〜1/3

12-4 ネフローゼ症候群と薬物投与

12-4-1 ネフローゼ症候群とは

　高度のタンパク尿により低タンパク血症をきたす腎疾患である．1日あたり尿中へのタンパク量が 3.5 g 以上（随時尿では尿タンパク / 尿クレアチニン比が 3.5 g/gCr 以上）が持続し，血清アルブミン値が 3.0 g/dL 以下であることが診断における必須条件である．その他，自覚症状として浮腫の出現や，検査値ではコレステロール値が高値を示す．

12-4-2 ネフローゼ症候群と薬物動態

　ネフローゼ症候群では血清アルブミン値が低下することから，タンパク結合率の高い薬物（ワルファリン，フェニトイン，ジアゼパム）は影響を受ける．さらに，血清アルブミン値の低下に伴い分布容積が増加したり，腎以外の臓器でのクリアランスが増加傾向となる．フロセミドは浮腫の軽減および利尿効果を目的として使用され，アルブミンと結合した状態で尿細管管腔内に分泌されて効果を発揮する．そのため，ネフローゼ症候群においてフロセミドを投与した場合，血清アルブミンの減少により効果が減弱する．加えて，ネフローゼ症候群の場合，腸管浮腫の状態になるため，フロセミドを経口投与した場合，薬物の吸収が低下することが報告されている（表12-14）．実際にフロセミドを投与する場合には，効果（尿量，体重）や副作用（電解質，腎機能）などのモニタリングをしながら投与量を調節する必要がある．

表 12-14　健常人とネフローゼ症候群患者における，フロセミドのクリアランスの比較

	健常者	ネフローゼ症候群
クレアチニンクリアランス（mL/min）	116	74
血漿タンパク質（g/mL）	7.2	4.3
血清アルブミン（g/100 mL）	4.6	2.5
分布容積（mL/kg）	68	115
腎クリアランス（mL/min/kg）	1.11	1.18
腎外クリアランス（mL/min/kg）	1.07	1.78

Essence

　薬物療法を行ううえで重要な点は，最も効果的かつ副作用が少ない薬物治療を行うことである．そのためには，病態やそれに伴う薬物動態について理解しておく必要がある．病態においては，単一の臓器だけでなく，複数臓器の機能へ影響を及ぼす場合も考慮し，症状，検査値，画像診断などを確認し，薬物の投与量や投与方法などの処方設計および医師への処方提案を行う．

　腎機能を考慮する必要がある薬物の場合では，通常，推算式を用いる．一つには Cockcroft & Gault 式を用いた推算 Ccr により投与量を算出する．本推算式に必要となるデータは，血清 Cr 値，年齢，性別，体重である．特に，肥満患者では実体重で計算した場合，腎機能が高く評価されるため，薬物投与量が多くなる可能性があり，注意が必要である．もう一つの推算式の eGFR を用いた式の場合には，痩せた高齢者では腎機能が高く評価され，投与量が多くなる可能性がある．したがって，患者背景を考慮して推算式を用いることが求められる．肝機能については，肝代謝性薬剤であっても，重度な肝障害患者（肝硬変）になるまでは投与量を減量する必要はほとんどないが，肝硬変になるまで状態が悪化すると減量する必要が生じる．しかし，腎機能低下患者の薬物投与量調節に用いるような eGFR や Ccr のようなマーカーは肝障害患者に対してはないが，現在では肝硬変の場合では，Child-Pugh（チャイルド・ピュー）分類により投与量が定められている薬物がある．しかしながら，添付文書やインタビューフォームに腎機能や肝機能による投与量が記載されている薬物は限定的であるため，患者の病態，臓器の状況，個々の薬物動態などを複合的に判断して投与量を設定することが必要である．有効域の狭い薬物の場合には，定期的な薬物血中濃度モニタリング（TDM）を行い（特定薬剤治療管理科対象薬），薬物の最適な投与計画を立案することが求められる．

Case Study

70歳女性．身長150 cm，体重40 kg．20年前にC型肝炎を発症，その後，治療をしていたが肝硬変となった．プロトロンビン時間活性値75%，INR値2.0，肝性脳症なし，腹水軽度，血清ビリルビン値2.4 mg/dL，血清アルブミン値2.4 g/dL．肝臓の精査治療を目的に入院していたが，入院中に転倒し大腿骨頸部内側を骨折した．人工骨頭置換術による手術後，左下肢に痛みを生じたため検査したところ，深部静脈血栓症と診断された．

深部静脈血栓症の治療薬において，薬剤師が医師に処方提案する薬剤として適切でないのはどれか．2つ選べ．
1. リバーロキサバン
2. ワルファリンカリウム
3. エドキサバン
4. アピキサバン
5. ダビガトランエテキシラートメタンスルホン酸塩

解答

1, 5

解説

Child-Pugh分類では肝性脳症，腹水，血清ビリルビン値，血清アルブミン値，プロトロンビン時間の5項目で1点から3点でスコア化する．この点数の合計点によりClass AからClass Cに分類する．本症例は肝硬変の患者であり，Child-Pugh分類のスコア化により，肝性脳症1点，腹水2点，血清ビリルビン値2点，血清アルブミン値2点，プロトロンビン時間活性値2点で合計10点である．したがってこの患者の場合，Class分類ではBとなる．それぞれの薬剤の肝機能低下時の投与量について以下の表に示す．下記の表から，ワルファリンカリウム，エドキサバン，アピキサバンは中等度の肝機能低下時にも投与可能な薬剤ではあるが，いずれの薬剤についても抗凝固能や患者の状況のモニタリングが必要である．また表に記載のようにすべての薬において重度の肝機能障害の場合には注意が必要である．

薬剤	肝機能低下時の投与について
アピキサバン	重度の肝障害のある患者を対象とした有効性および安全性を指標とした臨床試験は実施していない．
エドキサバン	高度の肝機能障害のある患者では凝固因子の産生が低下していることがあり，出血の危険性が増大するおそれがある．
ダビガトランエテキシラートメタンスルホン酸塩	深部静脈血栓症への適応はない．
リバーロキサバン	中等度以上の肝障害のある患者（Child-Pugh分類Class BまたはCに相当）には投与しない．
ワルファリンカリウム	禁忌：重篤な肝障害のある患者に投与しないこと．ビタミンK依存性凝固因子は肝臓で産生されるので，これが抑制され出血することがある．

Column　病態におけるループ利尿薬の使い方

　利尿薬は体内の過剰な水分を減らすために腎臓から尿として排泄させる薬剤である．浮腫性疾患に適応となる利尿薬にはその作用機序により，ループ利尿薬，サイアザイド系利尿薬，K保持性利尿薬，バソプレシンV_2受容体アンタゴニスト，浸透圧利尿薬などがある．ループ利尿薬は1965年に薬価収載された薬剤である．タンパク質に結合して尿細管へ移行し，Na-K-2Cl共輸送体2（NKCC2）を阻害してNaClの再吸収を抑制することでナトリウム利尿作用を示す．特に，ループ利尿薬のなかで使用頻度が高い薬剤がフロセミドである．フロセミドには剤形として経口，注射がある．うっ血性心不全に使用する際，肺うっ血を改善するのに有効であるが，利尿効果を示す閾値が増加し最大効果も低下するため，静脈注射での投与が必要となる．ネフローゼ症候群やCKDでは，低アルブミン血症のある場合にはループ利尿薬と血清アルブミン製剤を併用した治療を行う（12-4-2参照）．さらに，単剤で効果が得られない場合にはトルバプタンやサイアザイド系利尿薬を併用する．

章末問題

問1．次の薬剤のうち，重篤な肝障害がある患者に対して使用できない薬剤はどれか．1つ選べ．
1. トリアゾラム
2. ゾルピデム
3. ブロチゾラム
4. ハロキサゾラム
5. フルニトラゼパム

問2．アセトアミノフェンに関する記述のうち，正しいものはどれか．2つ選べ．
1. アセトアミノフェンは直接，グルクロン酸抱合によりメルカプツール酸となって排泄される．
2. 硫酸抱合によりN-アセチル-p-ベンゾキノンイミンが生成される．
3. アセトアミノフェン中毒の場合，N-アセチル-p-ベンゾキノンイミンが原因となり腎障害や肝障害をもたらす．
4. アセトアミノフェン中毒にはアセチルシステイン内用液を使用する．
5. アセトアミノフェン中毒には硫酸アトロピンを使用する．

問3．肝硬変で病態において正しいものは次のうちどれか．2つ選べ．
1. アルブミンが低下することにより，タンパク結合率の高い薬剤の遊離型の血中濃度が上昇する．
2. α1-酸性糖タンパクが増加するため，塩基性薬物のリドカインは血中濃度が低下する．
3. 肝薬物酵素量（肝固有クリアランス）は健常人と同等に維持できる．

4. 肝血流量依存性の薬物に比べて代謝依存性薬物のほうがクリアランスは高くなる．
5. Child-Pugh分類で薬物の投与基準を設けている薬物がある．

問4 次の設問のうち，正しいものはどれか．2つ選べ．
1. 肥満患者の場合，脂溶性の高い薬物は脂肪組織に分布しやすく，分布容積が増加することで消失半減期が延長する．
2. 肥満患者へダビガトランを投与する場合，Cockcroft-Gault式でのクレアチニンクリアランス（Ccr）は，実体重を用いるほうが理想体重よりも投与量が低く設定される．
3. 抗がん剤の投与量は，肥満の程度にかかわらず特に定められていない場合には，実体重を用いる．
4. 肥満患者に対する全身麻酔用・集中治療用鎮痛剤であるレミフェンタニル静注用の用量設定は実体重に基づいて行うことが望ましい．
5. 抗がん剤のビンクリスチンの1回投与量は体重あたり0.5 mgであり，上限はない．

問5 次のうち，一般的な心不全の患者の病態において正しいものはどれか．2つ選べ．
1. 胃内容排出速度の低下により吸収が低下する．
2. 夕方に比べて朝方のほうが強く浮腫が認められる．
3. アルブミンが上昇するため，遊離型薬物の濃度は低下する．
4. 腎血流量の増加により薬物の排泄量は上昇する．
5. 肝臓の血流量が低下することにより肝クリアランスは低下する．

第13章
食事と併用薬の影響

キーワード

薬物動態　イトラコナゾール　リボフラビン　イコサペント酸エチル　エロビキシバット　チロシンキナーゼ阻害薬　ラパチニブ　食事脂肪食　タクロリムス　シクロスポリン　メナテトレノン　ラメルテオン　エスゾピクロン　クアゼパム　ビラスチン　アルコール　キレート　セフジニル　キサンチンオキシダーゼ　カルボキシエステラーゼ　ドチヌラド　アシクロビル　スタチン　ネフローゼ症候群　処方提案

　医薬品の添付文書やインタビューフォームに記載されている標準治療法は，多くの患者に対して有用である．しかしながら，薬物動態（PK）や薬力学（PD）において個人差があるほか，患者背景，年齢，合併症，性別，遺伝子多型，生活習慣（食事や服用時間，併用薬）などに違いがあるため，必ずしも標準用量ではこの範囲内で薬物療法を行うことはできない．そのため，これらの因子を把握したうえで，個々の患者に適した薬物療法を提案していく必要がある．そこで本章では，これら効果・副作用に影響を与える因子の中で，食事（服用タイミング）や併用薬（相互作用）について述べる．

13-1　食事の影響

本節では特に日常生活で重要となる食事と薬の服用タイミングについて述べる．

13-1-1　食事と薬の服用タイミング

　内服薬は通常，食後に服用するものが圧倒的に多い．これは薬物体内動態学的には時間ごとの服用がベストであるが，睡眠時間を考慮すると1日3回服用薬では現実的には難しく，食事（食後）のタイミングを利用することで①飲み忘れが少ない（コンプライアンスがよい），②胃粘膜への刺激が少ないなどの理由がある．しかし，一般に消化管に食物が存在すると①消化管液の水分が奪われることで液量が減少し，薬剤の崩壊・溶解の低下，②胃内容排出速度が減少し，吸収速度は遅くなり，一般に吸収が低下することが多くなる．つまり，空腹時のほうが吸収がよい薬は多く，食後服用のほうが多かれ少なかれ吸収遅延や吸収低下を起こしやすくなるが，その影響が小さく，問題にならないことが多いため，多くの薬が食後服用となっている．しかし，薬効増強や副作用軽減，バイオアベイラビリティ改善などのため，食事との服用時間のタイミングは

様々である.そこで,食事との服用のタイミングを考慮しなければならない薬について以下に示す.

1. イトラコナゾールのカプセル剤(食直後)

抗真菌薬のイトラコナゾールは水への溶解度が 0.04 pg/mL 未満の難溶性で pKa3.7 の塩基性薬物であり,pH が低い状態や胃液がある状態で溶解する.したがって,pH の上昇に伴いイトラコナゾールの溶解性は低下するため,H_2 受容体遮断薬や PPI,制酸剤などとの併用ではイトラコナゾールの消化管吸収が低下する可能性がある.実際,イトラコナゾールのカプセル剤を H_2 受容体遮断薬のファモチジンと併用した場合,AUC が約 33%,T_{max} が約 30% 低下する.

イトラコナゾールのカプセル剤は,食事による胃酸分泌量の増加や胃の蠕動運動の活発化,食事内容の脂肪成分の影響(イトラコナゾールは脂溶性が高く溶解性が上昇する可能性がある)により吸収率が高まると推定されている.健常人に対してイトラコナゾールのカプセル剤を空腹時に投与するとイトラコナゾールの未変化体の T_{max} は食直後の約 40%,AUC は約 60% にとどまるため,食直後の服用となっている(図 13-1).コーラなどの炭酸飲料で服用した場合,胃酸分泌の促進作用により,イトラコナゾールの吸収が促進し血中濃度が 2 倍に上昇する例があるため,炭酸飲料での服用は避けるほうが望ましい.一方で内用液は食直後に比べて空腹時の吸収が良好であるため,「空腹時」に定められている.内用液は溶解補助剤ヒドロキシプロピル-β-シクロデキストリン(HP-β-CD)を用いることによりイトラコナゾールが可溶化され,胃における製剤の崩壊および溶出過程が必要なくなるため,腸管からの吸収が早くて良好である.

2. リボフラビン(食後)

リボフラビンはビタミン B_2 欠乏症の予防および治療に用いられる.リボフラビン酪酸エステルは上記の効能・効果のほかに高コレステロール血症にも用いられる.ビタミン B_2 製剤のリボフラビンは小腸のトランスポーターで吸収される.食後投与はトランスポーターの飽和を防ぐこ

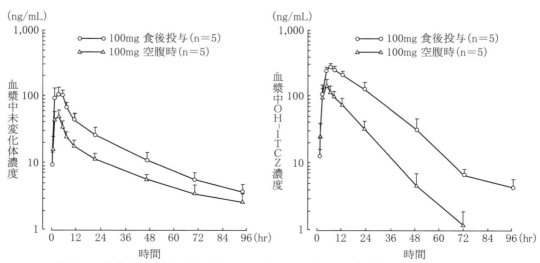

図 13-1　健常人を対象としたイトラコナゾールカプセルの食直後と空腹時の体内動態
(イトリゾール® カプセル 50 インタビューフォームより)

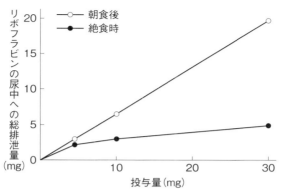

図 13-2 リボフラビンの食事摂取の有無による尿中への排泄量の違い
(澤田康文ほか (2005) 医薬ジャーナル 41 巻 9 号, p.129, 図 1, 医薬ジャーナル社)

とができるため，吸収が増加する（図 13-2）．リボフラビン酪酸エステルの添付文書の用法用量には「通常，成人には 1 日 5～20 mg を 2～3 回に分割経口投与する．高コレステロール血症には，通常，成人 1 日 60～120 mg を 2～3 回に分割経口投与する．なお，年齢，症状により適宜増減する．」と記載されており，用法の指示はない．

3. イコサペント酸エチルのカプセル剤および粒状錠（食直後）

閉塞性動脈硬化症に伴う潰瘍，疼痛および冷感の改善や高脂血症に効能・効果を有するイコサペント酸エチルは，添付文書上の用法は食直後となっている．この理由として，食事によって分泌された胆汁酸が，イコサペント酸エチルの可溶化を促進し吸収が増加するためである．健康成人男性にイコサペント酸エチル 4,800 mg を単回経口投与した後の血漿中濃度は通常の摂食下では投与 6 時間後に最高に達したが，絶食下での試験では，血漿中のイコサペント酸濃度の上昇はほとんど認められていない．その理由として，本剤は動物実験にて，腸管吸収後，おもにリンパ系を介して体循環に移行することが確認されており，イコサペント酸の腸からリンパ中への移行には，胆汁酸の分泌や食物からの成分が必要であるためと考えられている．そのため，絶食下において血漿中のイコサペント酸濃度が上昇しなかったと考えられる．

なお，OTC 医薬品で第 1 類医薬品のエパデール T においても，添付文書に「空腹時に服用すると成分の吸収が悪くなるので，食後すぐに服用すること．」と記載されている（図 13-3）．

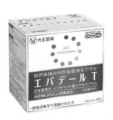

図 13-3 OTC 医薬品のエパデール T

4. エロビキシバット（食前）

慢性便秘症（器質的疾患による便秘を除く）に効能・効果を有するエロビキシバットの薬理作用は，腸管上皮細胞に存在する胆汁酸トランスポーターである IBAT（ileal bile acid transporter）を阻害する（図 13-4）．添付文書における用法では食前投与となっている．その理由は薬理作用に影響し，食事の刺激により胆汁酸が十二指腸に放出される前に本剤が投与されていること

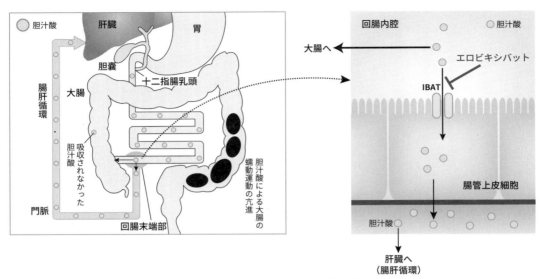

図13-4　エロビキシバットの作用機序

で，より胆汁酸取り込みを抑制できるためである．

5. 各チロシンキナーゼ阻害薬の食事との服用タイミングの違い

チロシンキナーゼ阻害薬は食事の影響を受ける薬剤が多く，食事によりAUCが低下または上昇する．添付文書やインタビューフォームに食事との関連性について記載のある薬剤を表13-1に示す．

①ソラフェニブトシル酸塩

健康成人に対して，高脂肪食（約900〜1,000 kcal，脂肪含量50〜60％）摂取直後，中脂肪食（約700 kcal，脂肪含量30％）摂取直後，空腹時にそれぞれソラフェニブトシル酸塩400 mgを単回経口投与した場合，中脂肪食後に投与した際のAUCは，空腹時と比較し14％増加し，高脂肪食後に投与した際は29％低下した．したがって，高脂肪食の摂取直後に投与した場合，血中濃度が変化することから，食事の影響を避けるために高脂肪食摂取時の1時間前から食後2時間までの間を避けて服用する（表13-2）．

②ニロチニブ塩酸塩水和物

外国人健康成人に対してニロチニブ塩酸塩水和物400 mgを食後（高脂肪食1,000 kcal（50％は脂肪由来）通常食500 kcal（35％は脂肪由来））または空腹時（一晩絶食後に投与し，さらに投与後4時間絶食）に単回経口投与したとき，空腹時と比較して高脂肪食摂取30分後に投与したときのC_{max}は2.12倍，AUCは1.82倍，通常食摂取30分後のC_{max}は1.55倍，AUCは1.32倍，2時間後のC_{max}は1.33倍，AUCは1.19倍であった．そのため，高脂肪食摂取時には食事の1時間前〜食後2時間までの間を避けて服用する．

③エルロチニブ塩酸塩

エルロチニブ塩酸塩は，高脂肪，高カロリーの食後に経口投与した場合，C_{max}およびAUCが

表13-1　食事摂取におけるチロシンキナーゼ阻害薬の血中濃度の影響

薬剤名	対象	症例数	投与量	条件	食後／空腹時投与 Cmax	AUC	AUC増加（％）
ソラフェニブ	癌患者	6	400 mg	食後*	0.71	0.77	−23
ソラフェニブ	健康成人	15	400 mg	中脂肪食後†	0.83	1.14	14
ソラフェニブ	健康成人	15	400 mg	高脂肪食後†	0.62	0.71	−29
クリゾチニブ	健康成人	36	250 mg	高脂肪食後†	0.86	0.86	−14
イマチニブ	CML患者	10	400 mg	高脂肪食後†	0.89	0.93	−7
ゲフィチニブ	健康成人	17	50 mg	食後†	0.66	0.82	−18
ゲフィチニブ	健康成人	25	250 mg	食後†	1.32	1.37	37
スニチニブ	健康成人	16	50 mg	食後†	1.04	1.12	12
ダサチニブ	健康成人	49	100 mg	低脂肪食後†	ND	1.21	21
ダサチニブ	健康成人	47	100 mg	高脂肪食後†	ND	1.14	14
ニロチニブ	健康成人	20	400 mg	通常食後†	1.55	1.32	32
ニロチニブ	健康成人	44	400 mg	高脂肪食後†	2.12	1.82	82
エルロチニブ	健康成人	9	150 mg	食後†	1.64	2.09	109
パゾパニブ	癌患者	12	800 mg	低脂肪食後†	2.10	1.92	92
パゾパニブ	癌患者	12	800 mg	高脂肪食後†	2.08	2.34	134
ラパチニブ	癌患者	27	1500 mg	低脂肪食後†	2.42	2.67	167
ラパチニブ	癌患者	27	1500 mg	高脂肪食後†	3.03	4.25	325

＊：2群比較試験，†：クロスオーバー試験，ND：no data，CML：chronic myeloid leukemia
（大神正宏ほか（2013）TDM研究30巻4号，p.127，表2，日本TDM学会）

表13-2　脂肪食摂取時におけるソラフェニブの薬物動態への影響

	AUC [mg·h/L]	C_{max} [mg/L]	t_{max}* [h]	$t_{1/2}$ [h]
空腹時（n=14）	72.52（36）	2.46（41）	4.00 [2-4]	25.59（20）
中脂肪食摂取後（n=15）	78.94（44）	2.02（39）	4.60 [4-24]	23.25（18）
高脂肪食摂取後（n=15）	50.18（53）	1.52（50）	4.00 [4-24]	21.66（36）

幾何平均値（CV%）、＊：中央値［範囲］
（ネクサバール®錠200 mgインタビューフォームより）

増加するとの報告がある．そのため，食事の影響を避け食事の1時間前から食後2時間までの間の服用は避ける必要がある．

④パゾパニブ塩酸塩

食後に本剤を投与した場合，C_{max}およびAUCがそれぞれ2倍に上昇するため，食事の影響を避ける必要があることから，用法および用量を遵守して服用する（表13-3）．

表13-3 脂肪食摂取時におけるパゾパニブの薬物動態への影響

外国人固形癌患者に本剤 800mg を絶食下、高脂肪食又は低脂肪食とともにそれぞれ単回経口投与したときの血漿中パゾパニブの薬物動態パラメータ

投与順序	投与	例数(N)	Cmax (μg/mL)	tmax (hr)	AUC$_{0-24}$ (μg·hr/mL)	t$_{1/2}$ (hr)	AUC$_{0-t}$ (μg·hr/mL)
高脂肪 (AB/BA)	絶食下	16	22.5[#1] (40.8%)	4.00[#1] (2.0〜10.0)	367[#1] (39.5%)	30.4[#2] (10.8%)	735[#1] (47.5%)
	高脂肪食	12	48.1[#1] (50.9%)	6.04[#1] (4.0〜24.0)	803[#1] (53.2%)	33.1[#2] (8.4%)	1844[#1] (47.6%)
低脂肪 (AC/CA)	絶食下	13	18.5[#1] (80.3%)	4.00[#1] (2.0〜23.8)	292[#1] (77.2%)	29.4[#3] (25.1%)	609[#1] (76.0%)
	低脂肪食	12	38.8[#1] (74.6%)	6.00[#1] (3.0〜6.4)	566[#1] (72.5%)	28.4[#4] (23.0%)	1118[#1] (64.2%)

幾何平均値（CVb%）、tmax：中央値（範囲）、AUC$_{0-t}$ の t$_{last}$ は投与後72時間とした。
A=本剤 800mg/絶食下、B=本剤 800mg/高脂肪食、C=本剤 800mg/低脂肪食
AB/BA=高脂肪食と絶食下の投与からなる投与順序；AC/CA=低脂肪食と絶食下の投与からなる投与順序
＃1：n=12、＃2：n=3、＃3：n=6、＃4：n=7

（ヴォトリエント®錠200mgインタビューフォームより）

⑤ラパチニブトシル酸塩水和物

食後に本剤を投与した場合、高脂肪食では C$_{max}$ および AUC がそれぞれ約 4.3 倍、約 3 倍に上昇するとの報告がある（表 13-4）．そのため、食事の前後 1 時間以内の服用は避ける．

表13-4 脂肪食摂取時におけるラパチニブの薬物動態への影響

パラメータ	食事の状態[※1]			比較[※2]	
	絶食	低脂肪食	高脂肪食	低脂肪食/絶食	高脂肪食/絶食
AUC$_{0-\infty}$ (mg·h/L)	14.5 (11.8-17.8)	38.6 (32.6-45.8)	60.9 (50.2-74.0)	2.67 (2.26-3.16)	4.25 (3.60-5.02)
Cmax (mg/L)	0.94 (0.77-1.14)	2.38 (1.96-2.89)	2.90 (2.44-3.45)	2.42 (2.02-2.90)	3.03 (2.53-3.63)
Tmax (h)	4.0 (3.1-4.3)	4.0 (3.9-5.7)	6.0 (4.9-7.2)	1.09 (0.50-2.00)	2.53 (1.50-4.00)
t$_{lag}$ (min)	15 (0-30)	15 (0-30)	15 (0-121)	8 (0-8)	8 (0-15)
t$_{1/2}$ (h)	13.4 (11.7-15.3)	12.0 (10.9-13.3)	11.9 (10.4-13.6)	0.91 (0.82-1.02)	0.92 (0.83-1.02)

※1：平均値（95%信頼区間）
※2：最小二乗平均値（90%信頼区間）

（タイケルブ®錠250mgインタビューフォームより）

対象：がん患者．ラパチニブ 1500mg を単回経口投与したとき、低脂肪食（5%脂肪［500kcal］）および高脂肪食．

6. メナテトレノン（食後）

メナテトレノンは骨粗しょう症における骨量・疼痛の改善に効能・効果を示す薬剤である．本剤の成分はビタミン K$_2$ 剤のメナテトレノンであり、脂溶性ビタミン製剤である．本剤の添付文書の用法用量には、「成人にはメナテトレノンとして 1 日 45mg を 3 回に分けて食後に経口投与する．」と記載されており、その理由としては、本剤は空腹時投与で極めて吸収が低下するためである（図 13-5）．

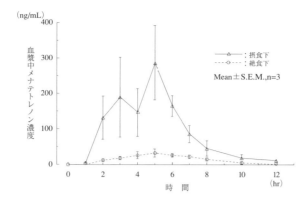

図13-5 食事摂取におけるメナテトレノンの薬物動態への影響
（グラケー® カプセル15 mg 添付文書より）

7. 不眠症治療薬

①ラメルテオン（メラトニン受容体作動薬）

健康成人にラメルテオン8 mgを空腹時または食後に単回経口投与したとき，食後投与では空腹時投与に比べ未変化体のC_{max}は約16％低下した．また，代謝物（M-Ⅱ）のC_{max}は約26％低下，T_{max}は1時間延長した．そのため，食後投与では，空腹時投与に比べ本剤の血中濃度が低下することがあることから，本剤は食事と同時または食直後の服用は避ける．

②スボレキサント（オレキシン受容体拮抗薬）

本剤40 mgを低脂肪食摂取後に単回経口投与した場合，空腹時と比較してスボレキサントのC_{max}は23％増加したが，AUCは変化せず，T_{max}は1時間延長した（日本人データ）ためであり，食後投与では空腹時投与に比べ，投与直後のスボレキサントの血中濃度が低下する可能性がある．そのため，入眠効果の発現遅延になる可能性があることから，食事と同時または食直後の服用は避ける．

③エスゾピクロン（非ベンゾジアゼピン系睡眠薬）

日本人健康成人男性を対象に，本剤3 mgを単回経口投与したとき，絶食下と比較して摂食下ではエスゾピクロンのC_{max}は30％低下し，$AUC_{(0-24H)}$は変化しなかった．またT_{max}の中央値は2.5時間遅延した．したがって，エスゾピクロンは食事と同時または食直後の服用は避ける．

④クアゼパム（ベンゾジアゼピン系睡眠薬）

クアゼパムは，胃内容物の残留によって吸収性が向上し，未変化体およびその代謝物の血中濃度が空腹時の2～3倍に高まるため，過度の鎮静や呼吸抑制を起こすおそれがある．そのため，食後の服用は避ける．

8. ビラスチン

ビラスチンはアレルギー性鼻炎，蕁麻疹，皮膚疾患（湿疹・皮膚炎，皮膚掻痒症）に伴う皮膚のかゆみの治療などの効能・効果を示す薬剤である．本剤の添付文書の用法用量には，「通常，成人にはビラスチンとして1回20 mgを1日1回空腹時に経口投与する.」と記載されている．その理由としては，本剤は食事により影響を受け，空腹時投与に比べて食後投与ではC_{max}が約60％，AUCが約40％低下し，T_{max}が延長．そして，バイオアベイラビリティが低下するためである（図13-6）．

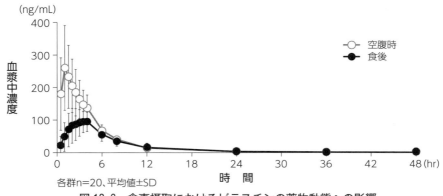

図13-6 食事摂取におけるビラスチンの薬物動態への影響
（ビラノア®錠20 mg インタビューフォームより）

13-2 併用薬の影響（相互作用）

患者は様々な合併症を有していることが多く，多くの薬剤を併用している．また，飲食物の中には様々な成分が含まれており，これらの併用薬や食事成分との相互作用が生じ，薬効の減少や副作用が発現する可能性がある．そこで，個別化薬物療法を行ううえで相互作用の基本を把握しておくことは重要であり，いくつかの例を示し，説明する．

13-2-1 相互作用の分類

相互作用には薬物間および食物と薬物の相互作用がある．その中で体内動態学的相互作用と薬力学的相互作用（阻害，相乗）がある．体内動態学的相互作用は吸収過程，タンパク結合，代謝および排泄過程における相互作用に分けられる．本章では，遭遇する場面が多く，最も適正使用に貢献できる体内動態学的相互作用の過程ごとに薬剤例を示し，説明する．

13-2-2 体内動態学的相互作用

1. 吸収過程の相互作用
1) 胃内容排出速度に影響を与える薬剤との相互作用

一般に消化管に食物が存在すると消化管の液量が減少し，薬剤の崩壊・溶解が低下し，胃内容排出速度（GER：gastric emptying rate）が減少するため，吸収速度は遅くなり，一般に吸収が低下することが多い．GERが低下していて吸収が低下している場合は消化管機能亢進薬（例：メトクロプラミドなど）で併用薬の吸収を高める方法もある（表13-5）．一方で表13-5の抗コリン作用のある薬剤などではGERが低下し，併用薬の吸収を低下させる可能性がある．

表13-5　GERに関連した薬剤

GERを抑制する薬剤	抗コリン薬（プロパンテリン臭化物，ブチルスコポラミン臭化物），麻薬性鎮痛薬，フェノチアジン系向精神薬，大量のアルコールなど
GERを促進する薬剤	メトクロプラミド

2) 金属イオンと薬剤の相互作用

消化管内で金属イオンとキレートを形成しやすい薬剤がある．キレートを形成した薬剤は消化管内での吸収に変化が認められる．抗菌薬のテトラサイクリン系の薬剤やキノロン系の薬剤は制酸剤などに含有している金属イオン（Ca，Al，Mg，Fe，ランタン）とのキレート形成により，抗菌薬の吸収が阻害される．セフェム系の抗菌薬のセフジニルは金属イオンとキレート形成をしやすい薬剤であるが，特に，鉄剤（Fe）との併用で消化管でのセフジニルの吸収が著しく阻害される（図13-7，図13-8，表13-6）．金属イオンは医薬品だけでなく，サプリメントや健康食

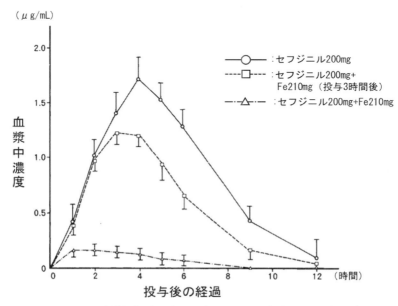

図13-7　鉄剤（Fe）がセフジニルの血漿中濃度に及ぼす影響

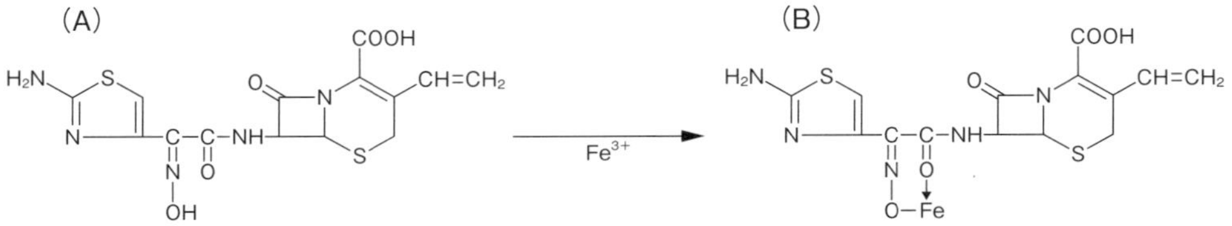

図 13-8　セフジニルの構造式（A）とセフジニル-鉄イオン複合体の構造式（B）

表 13-6　吸収過程における金属イオンの影響を受ける薬剤

薬剤	金属イオン	相互作用	機序
ミノサイクリン	Ca, Al, Mg, Fe, ランタン	本剤の吸収が低下し，効果が減弱されるおそれがある．両剤の服用間隔を2〜4時間とすること．	本剤と二価または三価の金属イオンが消化管内で難溶性のキレートを形成して，本剤の吸収を阻害する．
レボフロキサシン	Al, Mg, Fe Ca 記載なし	本剤の効果が減弱されるおそれがある．これらの薬剤は本剤投与から1〜2時間後に投与する．（レボフロキサシン 100 mg に対してバイオアベイラビリティ：Al（1 g）56％，Fe（160 mg）81％，Mg（500 mg）78％）	これらの薬剤とキレートを形成し，本剤の吸収が低下すると考えられている．
トスフロキサシン	Ca, Al, Mg, Fe	本剤の効果が減弱されるおそれがある．同時投与を避けるなど注意すること．	金属カチオンと難溶性の錯塩を形成し，本剤の消化管からの吸収が低下することが報告されている．
セフジニル	Fe	本剤の吸収を約10分の1まで阻害するので，併用は避けることが望ましい．やむをえず併用する場合には，本剤の投与後3時間以上間隔をあけて投与する．	腸管内において鉄イオンとほとんど吸収されないキレートを形成する．
	Al, Mg	本剤の吸収が低下し，効果が減弱されるおそれがあるので，本剤の投与後2時間以上間隔をあけて投与する．	機序不明だが，キレート形成と考えられる．

品にも含まれているため，これらの服用歴を確認する必要がある．なお，ウィルソン病や亜鉛欠乏症の治療で使用される酢酸亜鉛は，テトラサイクリン系の薬剤やキノロン系，セフジニルなどと同時投与した場合，酢酸亜鉛およびこれらの薬剤の吸収率が低下する可能性があるため，時間をあけて投与する．

2. 分布に関わる相互作用

1) タンパク結合における相互作用

　薬物は血液中で遊離型または血漿タンパク質との結合型薬物として輸送される．薬物と相互に作用を生じる血漿タンパク質において重要となるのは，アルブミンやα1-酸性糖タンパク質である．酸性の薬物はアルブミンとより強く結合し，塩基性の薬物は通常，α1-酸性糖タンパク質と結合する．そして遊離型薬物が薬物の薬効に関与する．また，血漿タンパク結合力の違いが薬物の副作用の発現に影響することが知られている．すなわち，タンパク結合力が高い薬物は結合力の弱い薬物を追い出し，血漿タンパクに結合する．そして，結合力が弱い薬物の遊離型が増加し

血液中の薬物濃度が上昇して副作用の出現リスクを高める．酸性薬剤のNSAIDsやフィブラート系の薬剤，サルファ剤などはタンパク結合率が高い薬物である．タンパク結合率の高い薬物とスルホニル尿素薬，フェニトインなどを併用すると後者の薬物の遊離型が増加し，副作用が出現する可能性が高くなる．すなわち，スルホニル尿素薬は低血糖，フェニトインは中毒症状である嘔吐，悪心，眼振，傾眠，運動失調，意識障害などが出現する．血漿中のタンパクの結合の置換による相互作用を起こしやすい薬剤は，タンパク結合率が80％以上と高く，分布容積は0.5 L/kg以下である（表13-7）．これらはインタビューフォームに記載があり，投与前に確認しておくことが望ましい．アルブミンが低下する疾患には，主として肝疾患（肝炎，肝硬変）のほか，ネフローゼ症候群，栄養状態の不良などがある．なお，感染性心内膜炎の治療で使用されるベンジルペニシリンは，大量投与においてアルブミンが偽低値を示す場合があるため注意する．

表13-7 血漿中のタンパク結合率が高く（80％以上）分布容積が小さい（0.5 L/kg以下）薬剤

薬剤	血漿タンパク結合率（％）	分布容積（L/kg）
ワルファリン	97	0.15
フェニトイン	88〜99	0.4〜0.8
トルブタミド	95	0.15
クロルプロパミド	90	0.15
NSAIDs	80〜99	0.1〜0.2
バルプロ酸	80〜95	0.15
オメプラゾール	95	0.19〜0.48

2）血液脳関門における相互作用

血液脳関門（blood-brain barrier：BBB）は脳血管内皮細胞同士の強固な結合（密着結合）およびグリア細胞によって形成されている．非イオン型（分子型）の薬物は内皮細胞の形質膜を受動拡散するため，血液脳関門を通過しやすい．また，塩基性薬物は血液脳関門を通過しやすい．血液脳関門を通過しやすい薬物にはアミノピリン，チオペンタールナトリウム，レボドパなどがある．血液脳関門を通過する際の相互作用としては，レボドパ脱炭酸酵素に作用するビタミンB_6やイソニアジド，トランスポーターを介して脳内に移行する薬物（プレガバリン，ガバペンチンなど）などがある．

3．代謝過程における相互作用

1）PISCSによる相互作用の予測

添付文書には併用注意や併用禁忌が記載されている．しかし，これらは臨床試験の結果に基づき，薬剤ごとに決められているため，例えば同じ作用機序の薬における相互作用の強度，起こりやすさ，危険度などは不明であり，理論的に説明できない．そこで，薬物代謝における相互作用を網羅的に予測できるPISCS（pharmacokinetic interaction significance classification system）を利用して，添付文書に記載されていない相互作用の危険性を見極める考え方を示す．これらの考え方は『医療現場における薬物相互作用へのかかわり方ガイド（日本医療薬学会／医療薬学学術第一小委員会 編）』に記載されている．

はじめに薬物代謝阻害における相互作用について示す．代謝酵素阻害の相互作用による基質薬の曝露量（AUC）の上昇（AUCratio）は，AUC+inhibitor/AUCcontrol で示せるが，それは基質薬の代謝酵素のクリアランス寄与率（CR）と阻害薬による代謝酵素の阻害率（IR）の二つの因子が関与するため，以下の式1であらわせる．

$$AUC_{ratio} = AUC_{+inhibitor}/AUC_{control} = 1/(1 - CR \cdot IR) \tag{式1}$$

この式は，競合阻害や不可逆阻害など，多くの機構を内包する薬物間相互作用の程度を単純化して示す方法である．式1からCRおよびIRの値が定まれば，どのような組み合わせの相互作用においてもAUCの上昇比が推定できる．また，同じ式1によってAUCの変化比からCRあるいはIRを算出することも可能である．なお，反対に酵素誘導によるクリアランスの増加率（IC）とすることにより相互作用による基質薬のAUC低下も式2であらわせる．

$$AUC_{ratio} = AUC_{+inhibitor}/AUC_{control} = 1/(1 - CR \cdot IC) \tag{式2}$$

これら二式はトランスポーターの阻害や誘導にも利用できる．

基質CRと阻害薬IRによるAUCratioの大きさ，すなわちAUCの上昇率で相互作用の危険度を表13-8のように示している．PISCSの活用例として，アゾール系抗真菌薬であるボリコナゾールとベンゾジアゼピン受容体作動薬の睡眠導入剤のAUCratioを表13-9に示す．ブロチゾラムの相互作用の報告はなく，添付文書においても注意喚起はないが，ブロチゾラムのAUCの上昇率（AUCratio）は6倍であり，併用は避けるべきと考えられる結果である．一方で阻害薬のボ

表13-8　PISCSによる基質の代謝酵素クリアランス寄与率（CR）と阻害薬の代謝酵素阻害率（IR）におけるAUC上昇率

阻害薬 IR		基質 CR					
		0.9< very selective (VS)	0.8-0.89 selective (S)	0.7-0.79 slightly selective (SS)	0.5-0.69 moderate (M)	0.3-0.49 weak (W)	0.1-0.29 very weak (VW)
0.9<	very strong (VS)	13.9	5.4	3.5	2.4	1.6	1.2
0.8-0.89	strong (S)	5.4	3.7	2.8	2.1	1.5	1.2
0.7-0.79	slightly strong (SS)	3.5	2.8	2.3	1.8	1.4	1.2
0.5-0.69	moderate (M)	2.4	2.1	1.8	1.6	1.3	1.1
0.3-0.49	weak (W)	1.6	1.5	1.4	1.3	1.2	1.1
0.1-0.29	very weak (VW)	1.2	1.2	1.2	1.1	1.1	1.0

区分	スタチン Ca拮抗薬	ベンゾジアゼピン
I	禁忌	禁忌
II	注意	
III		注意
IV		
V		
VI	なし	
VII		なし
VIII		
IX		

表中の数値は，各分画内のAUC上昇比の予測平均値※を示す

※ $\iint_c^d\int_a^b \frac{1}{1-CR \cdot IR} dCR \cdot dIR/S$　変数a，bはCRの境界の値，c，dはIRの境界の値，Sはa，b，c，dによる分画の面積

(Hisaka., et al. (2009) Clin Pharmacokinet, Vol.48, p.653-666を改変)

表13-9 添付文書の併用に関する記載とPISCSにより算出したベンゾジアゼピン受容体作動薬のAUC上昇率

アゾール系抗真菌薬	睡眠導入剤											
	トリアゾラム(ハルシオン) CR_{CYP3A4}:0.93		ゾルピデム(マイスリー) CR_{CYP3A4}:0.40 CR_{CYP2C9}:0.61		ゾピクロン(アモバン) CR_{CYP3A4}:0.44		ブロチゾラム(レンドルミン) CR_{CYP3A4}:0.85		リルマザホン(リスミー) CR_{CYP3A4}:非常に低い		ロルメタゼパム(ロラメット) CR_{CYP3A4}:ほとんどない	
	添付文書	AUC上昇率	添付文書	AUC上昇率	添付文書	AUC上昇率	添付文書	AUC上昇率	添付文書	AUC上昇率	添付文書	AUC上昇率
ボリコナゾール(ブイフェンド) IR_{CYP3A4}:0.98 IR_{CYP2C9}:0.51	禁忌	(11.3倍)	(注意)	1.5倍	注意	(1.8倍)	—	(6.0倍)	—	(1.4倍)	—	(1.0倍)

—は添付文書に記載なし　　()の添付文書の記載は阻害薬の添付文書のみの記載　　()のAUC上昇率は予測値
枠内の色は予測されるAUC上昇率から評価される注意喚起の程度を示す

■：禁忌に相当（AUC　4倍以上）　　■：注意に相当（AUC　1.5〜4倍）　　□：記載なしに相当（AUC　1.5倍未満）

(大野能之，高齢者の腎機能低下時の薬物　投与と薬物相互作用の考え方，p.23，厚生労働省)

リコナゾールの添付文書だけに併用注意の記載があるゾルピデムのAUC$_{ratio}$は1.5倍程度であり，少量から注意して使用可能と考えられる．

2）代謝過程におけるおもな相互作用
①キサンチンオキシダーゼに関連した薬物

　高尿酸血症治療薬であるアロプリノールは，ヒポキサンチンからキサンチンへの変換の際の酵素であるキサンチンオキシダーゼを阻害することで尿酸の合成を抑制する．アロプリノールの代謝物であるオキシプリノールもキサンチンオキシダーゼを阻害するが腎排泄性であるため，アロプリノールは腎機能低下時では減量（Ccrが30 mL/分未満では50 mg/day）が必要である．一方，フェブキソスタットは腎機能低下時で慎重投与，トピロキソスタットは重度の腎機能障害のある患者（eGFR：30 mL/min/1.73 m² 未満）には安全性が認められていないとなっているが，腎排泄性ではないため，少量から開始することで比較的安全に使用できる．

　アロプリノール，フェブキソスタット，トピロキソスタットはプリン骨格を有する薬物との相互作用が認められており，これらの薬物により，プリン骨格を有する薬物であるメルカプトプリンやアザチオプリンの不活化が抑制され，作用が増強し副作用が出現する可能性がある．メルカプトプリンやアザチオプリンは，代謝酵素であるキサンチンオキシダーゼが阻害されることにより，6-メルカプトプリン（6-MP）の血中濃度が上昇し，骨髄抑制などの副作用の発現のおそれがあるため，フェブキソスタットやトピロキソスタットとの併用は禁忌である．一方，アロプリノールも同様の相互作用を有するが，併用は可能であるが，注意して使用する必要があり，通常投与量の1/3〜1/4に減量することが添付文書に記載されている．

②アルコールと薬物

　アルコールを飲用した場合，アルコール（エタノール）は体内へ吸収後，肝臓の細胞質に存在するアルコール脱水素酵素（alcohol dehydrogenase）によりアセトアルデヒドとなり，さらに

アルデヒド脱水素酵素（aldehyde dehydrogenase）により酢酸に変換されてTCA回路に入る．アルコール脱水素酵素を阻害する薬物はエタノール中毒を引き起こす可能性があるため，アルコールを含む飲料を控える必要がある．アルコール脱水素酵素または／およびアルデヒド脱水素酵素が阻害された結果，血中のアセトアルデヒドが上昇し顔面紅潮や頭痛，呼吸困難，血圧低下，悪心・嘔吐を引き起こす．アルコールとの併用禁忌である経口薬には，メトロニダゾール，チニダゾール，プロカルバジン，シアナミド，ジスルフィラムなどがある．一方，注射薬ではセフェム系の薬剤であるセフォペラゾン，セフミノクス，ラタモキセフ，セフメタゾール，セフメノキシムなどがアルコールとの併用に注意する．これらの薬剤の添付文書には，投与期間中および投与後少なくとも1週間はアルコールの摂取を避けることと記載されている．

4. 排泄に関わる相互作用
1) 排泄に影響を与える要因

薬物は吸収，分布，代謝の過程を経て未変化体のまま，または代謝物としておもに腎臓から消失する．一部の薬剤は胆汁から排泄される．腎臓からの排泄では，糸球体ろ過，尿細管分泌，尿細管再吸収の過程がある．尿細管や肝細胞では様々なトランスポーターによる排泄，再吸収が行われる．ここでは腎という臓器の排泄過程における相互作用だけでなく，肝細胞などのトランスポーターにおける相互作用も含めて説明する．

2) 排泄過程におけるおもな相互作用
①ドチヌラド（尿酸排泄促進薬）

高尿酸血症の尿酸排泄低下型では，腎臓の近位尿細管でトランスポーター（urate transporter 1：URAT1）により尿酸の再吸収が亢進した結果，血中の尿酸が増加すると考えられている．尿酸排泄を促進する薬剤としては，尿酸分泌輸送に関与するABCG2（adenosine triphosphate-binding cassette transporter）やOAT（有機アニオン系輸送体，organic anion transporter）1/OAT3など有機酸トランスポーターなどを阻害しにくい点が重要となる．尿酸排泄促進剤であるドチヌラドは尿酸分泌を担うABCG2やOAT1およびOAT3（機能が低下すると血清尿酸値が上昇する）の阻害がベンズブロマロンに比べて弱く，URAT1を選択的に阻害し尿酸再吸収を抑制することにより，尿中排泄を促進し，血液中の尿酸を低下させる錠剤である．URAT1に作用する薬剤には抗結核薬のピラジナミドがあり，ピラジナミドの代謝物がURAT1による尿酸再吸収を促進するため，ドチヌラドの尿酸排泄促進作用に拮抗する可能性がある．

②アシクロビル（抗ウイルス薬）

アシクロビルは帯状疱疹や単純疱疹などに使用される抗ウイルス薬である．剤形は錠剤のほか注射薬，眼軟膏などがある．アシクロビルは近位尿細管-血管側に発現しているOAT1およびOAT3，さらに，近位尿細管-尿細管腔に発現しているMATE（multidrug and toxin extrusion）1，MATE2-Kによって排泄される．薬物間相互作用において，プロベネシドはOAT1とOAT3を阻害するため，アシクロビルの尿細管への排泄が抑制される．そのため，本剤のt1/2が18％延長，加えて，AUCが40％増加する．また，シメチジンはOAT1，MATE1，MATE2-Kによって排泄され，アシクロビルの尿細管への排泄が抑制される（AUCが27％増加

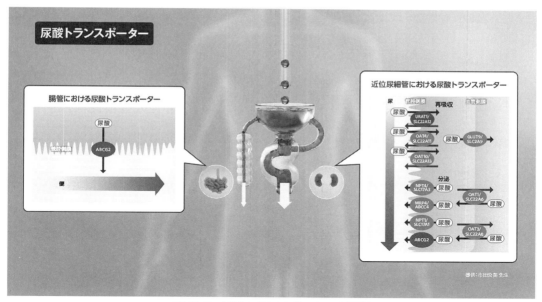

図 13-9　尿酸トランスポーターの種類
（図提供：市田公美 東京薬科大学名誉教授）

する）．これらの薬剤併用時には，アシクロビルの副作用である精神神経症状，意識障害（昏睡），せん妄，妄想，幻覚，錯乱，痙攣，てんかん発作，麻痺，脳症などがあらわれることがあり，特に，高齢者や腎機能障害の患者では注意が必要である．アシクロビルを使用している患者に対する薬学的な処方提案として，プロベネシドはほかの利尿剤の併用，シメチジンはほかのH_2受容体遮断薬への処方変更が有用である．

③スタチン（HMG-CoA 還元酵素阻害薬）

ネフローゼ症候群は，大量の尿タンパクと低アルブミン血症を特徴とする．ネフローゼ症候群は一次性（原発性）ネフローゼ症候群と，その他の原因疾患に由来する二次性（続発性）に大別される．標準的な治療手順として，まず，副腎皮質ステロイド薬，その反応性を鑑みてステロイド依存性や抵抗性により免疫抑制薬を追加する．ステロイド依存性や抵抗性の場合，シクロスポリン，ミゾリビン，シクロホスファミドなどを使用する．ネフローゼ症候群は尿中へのタンパクの漏出により，代償機構として肝臓でのタンパク合成が亢進し，低比重リポタンパク（low density lipoprotein：LDL）の合成が促進されるため，高 LDL 血症となる．さらに，副腎皮質ステロイド薬やシクロスポリンによっても脂質異常症が悪化する．そのため，脂質異常症の場合，治療薬に HMG-CoA 還元酵素阻害剤（スタチン系）が使用される．

スタチン系はシクロスポリンとの相互作用が報告されている．ピタバスタチンやロスバスタチン，シクロスポリンとの併用は禁忌であり，その他のスタチンは併用注意となっている．ピタバスタチンはシクロスポリンとの併用時，C_{max} は約 6.6 倍，AUC は約 4.6 倍に増加する．ピタバスタチンは CYP3A での代謝はほとんど受けないため，シクロスポリンが肝細胞に発現するトランスポーター OATP1B1（organic anion transporting polypeptides 1B1）によりピタバスタチンの取り込みを阻害してピタバスタチンの血中濃度が上昇する．また，ロスバスタチンはシクロスポ

リンによる OATP1B1 と BCRP の取り込みを阻害することにより，ロスバスタチンの C_{max} は約 7.1 倍，AUC は約 10.6 倍に増加する．一方，アトルバスタチンはシクロスポリンとの CYP3A4 での代謝を競合阻害することにより，アトルバスタチンの C_{max} は約 8.7 倍，AUC は約 6.7 倍に増加する．ネフローゼ症候群などでシクロスポリンを加療中の患者に対して，新たにスタチンを投与する場合には，併用注意の薬物であっても横紋筋融解症のリスクを考慮して，副作用をモニタリングしながら投与することが重要である．

13-2-3　薬物の効果および副作用をモニタリングする際のポイント

　食事や併用薬を含め，効果，副作用に影響を与える因子が存在するため，個人差が生じる．そこで，薬学的観点から，薬物の効果および副作用をモニタリングする必要がある．モニタリングするうえでポイントとなる項目を表 13-10 に示す．

表 13-10　効果・副作用のモニタリングを行い処方提案するときのポイント

1. 臨床効果の相違をみる．
   同等の臨床効果が得られるか．
2. 副作用の相違をみる．
   副作用の発現の可能性に違いはないか．
3. 適応症の相違をみる．
   同じ適応症を有しているか．
4. 使用上の注意点の相違をみる．
   使用上の注意点に違いはないか．
5. 薬物動態上の相違をみる．
   腎排泄型？　肝排泄型？　両方？
6. ほかのメカニズムによる相互作用の可能性を考える．
   相互作用に違いはないか．

Essence

　薬物投与を行う場合，通常は外来での投薬を行い，自宅で治療を継続することがほとんどである．病院での入院や介護施設の入所と異なり，自宅では生活状況の変化により，薬物の服用方法や服用時間が毎回異なるほか，自己管理下での服薬忘れにより服薬アドヒアランスの低下を招くことが考えられる．薬物によっては，食事の内容（脂っこい食事）や飲料（牛乳や酸性飲料，アルコール）などが薬物の体内動態に影響を及ぼし，効果が減弱あるいは効果の増強に伴い副作用が生じる可能性がある．薬物動態において，食事や飲料がトランスポーターや薬物代謝酵素に影響を及ぼすものが多く，添付文書やインタビューフォームに記載されている薬物以外であっても相互作用により薬物動態の変化が生じる可能性がある．すなわち，薬学的な観点から，薬物の薬物動態を認識し，体内への影響を考慮して薬物の効果や副作用をモニタリングする必要がある．食事の影響については，空腹時の薬物動態を比較することで，確認することが可能である．

　服薬アドヒアランスにおいては，患者への服薬指導時に残薬や服薬が低下しやすい薬剤や用法などの確認などを行う必要があり，患者背景を考慮して服薬低下の要因を探索することが重要である．医師や薬剤師は患者が正しく服用していることを前提に治療や指導を行っているが，患者の訴えを鵜呑みにするのではなく，効果や副作用の判定のために，定期的な残薬確認のほか，薬物血中濃度測定（TDM），ASK-12（adherence starts with knowledge-12）や，ASK-20（adherence starts with knowledge-12），やDAI-10など問診による評価を行うことが重要である．

　薬に対する心構えの調査票短縮版（DAI-10：10-item version of the drug attitude inventory）は10項目からなるアドヒアランスの評価である．したがって，得点の総和は，－10点から＋10点の範囲で示され，得点が高いほど良好とする自記式尺度である（表）．

表　DAI-10（10-item version of the drug attitude inventory）の項目と点数

1. 私の薬は，良いところが多くて悪いところが少ない	そう思う（＋1点）	そう思わない（－1点）
2. 薬を続けていると，動きがにぶくなって調子が悪い	そう思う（－1点）	そう思わない（＋1点）
3. 薬を飲むことは，私が自分で決めたことだ	そう思う（＋1点）	そう思わない（－1点）
4. 薬を飲むと気持ちがほぐれる	そう思う（＋1点）	そう思わない（－1点）
5. 薬を飲むと疲れてやる気がなくなる	そう思う（－1点）	そう思わない（＋1点）
6. わたしは，具合が悪いときだけ薬を飲む	そう思う（－1点）	そう思わない（＋1点）
7. 薬を続けていると，本来の自分でいられる	そう思う（＋1点）	そう思わない（－1点）
8. 薬が私のこころや体を支配するなんておかしい	そう思う（－1点）	そう思わない（＋1点）
9. 薬を続けていると，考えが混乱しないですむ	そう思う（＋1点）	そう思わない（－1点）
10. 薬を続けていれば，病気の予防になる	そう思う（＋1点）	そう思わない（－1点）

Case Study

40歳女性．浮腫や全身倦怠感があり近医を受診し精査目的で入院となった．診断の結果，尿中アルブミン値が 5.0 g/day（蓄尿），血清アルブミン値 2.6 g/dL，LDL コレステロール値が 230 mg/dL，ネフローゼ症候群と診断された．薬物治療において，ステロイド薬が開始となったが，反応性が悪いためシクロスポリンを追加した．

参考）検査値正常値
・尿中アルブミン値（蓄尿 22 mg/day 以下，部分尿 13.6 mg/g・Cr 以下）
・血清アルブミン値 3.8〜5.2 g/dL
・LDL-コレステロール値 65〜139 mg/dL

問1
薬剤師がコレステロール値を下げる目的で，HMG-CoA 還元酵素阻害薬の処方提案を行うことになった．以下の薬剤のうち適切でないのはどれか．2つ選べ．
1. フルバスタチン
2. シンバスタチン
3. アトルバスタチン
4. ピタバスタチン
5. ロスバスタチン

問2
HMG-CoA 還元酵素阻害薬を追加後に注意すべき副作用はどれか．1つ選べ．
1. 間質性肺炎
2. 悪性症候群
3. 出血性膀胱炎
4. せん妄
5. 横紋筋融解症

解答
問1. 4, 5
問2. 5

解説
シクロスポリンと HMG-CoA 還元酵素阻害薬では相互作用が認められている．相互作用により HMG-CoA 還元酵素阻害薬の血液中の濃度が上昇し，横紋筋融解症の危険性が高くなることが知られている．HMG-CoA 還元酵素阻害薬においてピタバスタチン，ロスバスタチンは併用禁忌であり，それ以外のスタチンにおいても併用注意となっている．併用注意の場合であっても，併用禁忌薬剤と同様に横紋筋融解症の発現に注意する必要がある．横紋筋融解症は骨格筋の

細胞が融解，壊死することで筋肉の痛みや脱力などを生じる病態をいう．症状は「手足・肩・腰・その他の筋肉が痛む」，「手足がしびれる」，「手足に力がはいらない」，「こわばる」，「全身がだるい」，「尿の色が赤褐色になる」などであり，検査値の特徴として，血液中のクレアチンキナーゼ（CK），LDH，AST（GOT），ALT（GPT），血液中および尿中のミオグロビン値などが上昇する．その他，血清 Cr 値の上昇，高カリウム血症，高尿酸血症，乳酸アシドーシス，血小板減少などについてもモニタリングする．なお，本剤を単独で投与する場合に比べてフィブラート系の薬剤と併用した場合のほうが横紋筋融解症の発現率は高くなる．

横紋筋融解症の治療は，腎臓からミオグロビンを排出させるために輸液による補液を行う．筋肉壊死が明らかに高度の場合には熱傷と同様の水分量により循環動態を安定化させるとともに電解質をモニタリングする．

Column　患者背景を考慮した剤形の開発

イトラコナゾールにはカプセル剤のほか，錠剤や内用液などの剤形が存在する．イトラコナゾールのカプセル剤は食事内容物によって分散した後に吸収されることから，食事を摂取した状態での服用が原則である．そのため，食事が摂取できない患者や中心静脈栄養療法を行っている患者などではイトラコナゾールのカプセル剤の有効性が低下する可能性がある．一方，イトラコナゾールの内用液はイトラコナゾールのカプセル剤と比較して吸収が安定している．その理由として，イトラコナゾールの内用液には溶解補助剤であるヒドロキシプロピル-β-シクロデキストリンが含有しており，この添加剤により胃酸の影響を受けないため，空腹時での投与が可能である．さらに，イトラコナゾールのカプセル剤は H_2 受容体遮断薬や PPI，制酸剤などに影響を受けるが，イトラコナゾールの内用液はこれらの薬剤を服用している患者に対しても服用可能である．イトラコナゾールの内用液はカプセル剤と異なり，添加剤のヒドロキシプロピル-β-シクロデキストリンにより下痢を生じる可能性があること，酸味や苦みなどの特徴を有するため服薬アドヒアランスが低下する可能性があることを認識しておく必要がある．これらの薬剤の特徴および患者背景，食事摂取や薬剤の併用状況などを考慮して薬剤の選択を行う必要がある．

イトラコナゾールのカプセル剤や錠剤は，イトラコナゾールの内用液と生物学的に同等ではなく，内用液はバイオアベイラビリティが向上している．そのため，イトラコナゾールの内用液からカプセル剤や錠剤への切り替えについてはイトラコナゾールの血中濃度が低下することがあるので原則として切り替えを行わないことに注意する．

章末問題

問1．胃内容排出速度が遅くなる薬物は次のうちどれか．2つ選べ．
1. ブチルスコポラミン臭化物
2. プロパンテリン臭化物
3. モサプリド
4. メトクロプラミド
5. ドンペリドン

問2．薬物を経口で投与する場合，次のうち一般的に正しい記述はどれか．2つ選べ．
1. 吸収過程によるばらつきが大きい．
2. 注射薬に比べて血中濃度の個体差が大きい．
3. 食後に服用することで服用薬の胃内滞留時間は短くなる．
4. 食後に服用することで吸収速度が上昇し最高血中濃度到達時間が短縮される．
5. 食後に服用することで吸収速度が上昇し最高血中濃度が増加する．

問3．HMG-CoA 還元酵素阻害薬の副作用である横紋筋融解症で高値を示す血液検査所見はどれか．2つ選べ．
1. クレアチンキナーゼ値
2. 白血球数
3. 血小板数
4. アルブミン値
5. ミオグロビン値

問4　次の設問のうち，正しいのはどれか．2つ選べ．
1. イコサペント酸エチルを食直後に服用する理由は，食事によって分泌された胆汁酸が，イコサペント酸エチルの可溶化を抑制するためである．
2. エロキシビバットは OATP1B1 を直接阻害して胆汁酸の再吸収を抑制する．
3. アロプリノールがメルカプトプリンの代謝酵素であるキサンチンオキシダーゼを阻害するため，メルカプトプリンの血中濃度が上昇する．
4. タクロリムスは食後に投与するほうが空腹時に投与する場合に比べて C_{max} および AUC が低下する．
5. ミノサイクリンはマグネシウム製剤との相互作用により吸収が増加する．

問5　セフジニルとの相互作用が認められており，相互作用を回避するため，3時間以上あけて服用する必要がある薬はどれか．1つ選べ．
1. クエン酸第一鉄ナトリウム
2. 炭酸ランタン
3. 炭酸カルシウム
4. 硫酸亜鉛
5. スクラルファート

巻末付録

① 章末問題 解答

第1章
問1　○5　　　　　　×1, 2, 3, 4
問2　○2, 4　　　　　×1, 3, 5
問3　○なし　　　　　×1, 2, 3
問4　5
問5　3
問6　1
問7　○1, 3, 5　　　　×2, 4
問8　○4　　　　　　×1, 2, 3, 5

第2章
問1　3
問2　○2, 3　　　　　×：1
問3　4
問4　○：3, 4, 5　　　×：1, 2
問5　3

第3章
問1　○1, 2, 3, 4　　　×5
問2　○1, 2, 3, 4　　　×なし
問3　3
問4　2

第4章
問1　4, 5
問2　3
問3　4
問4　3

第5章
問1　4, 5
問2　5
問3　2, 3
問4　2

第 6 章

問 1　○ 1, 2, 3　　　×4
問 2　○ 2, 3, 4, 5　　×1
問 3　6
問 4　4

第 7 章

問 1　○
問 2　×　薬剤の服用中に子どもに異常があった場合，薬剤の影響と断定することはできない．
問 3　×　薬剤の影響が残らない all or none の法則が当てはまる時期は，妊娠 1 か月の期間である．
問 4　○
問 5　○
問 6　×　ダナゾールは男性ホルモン誘導体であり，女児の外陰部を男性化する．
問 7　○
問 8　×　薬物の時間あたりの胎盤通過量は，母体血中濃度と胎児血中濃度の差に比例する．
問 9　○
問 10　○
問 11　×　抗凝固薬を必要とする妊婦では胎盤通過性の高いワルファリンではなく，通過性の少ないヘパリンが選択される．
問 12　×　妊娠中の母体治療にはプレドニゾロンやメチルプレドニゾロンが用いられ，胎児の治療にはデキサメタゾンやベタメタゾンが用いられる．
問 13　×　M/P 比は，母乳中濃度比/母体血漿中濃度のことであり，1 以下の薬剤では母乳中への移行が少ない．
問 14　○
問 15　○

第 8 章

問 1　○
問 2　×　上昇→低カルニチン血症に伴う低血糖症
問 3　×　テトラサイクリン系→ニューキノロン系
問 4　×　マクロライド系→テトラサイクリン系
問 5　○　（グレイ症候群をきたすことがある）
問 6　○　（高ビリルビン血症をきたすことがある）
問 7　×　グルクロン酸抱合の活性が低く，β-グルクロニダーゼ活性が高い．
問 8　○
問 9　×　22 週→34〜35 週
問 10　○
問 11　○

問12　×　体重→体表面積
問13　×　GFRが尿細管分泌能よりも先に成熟する．
問14　○
問15　×　バンコマイシンは水溶性薬物のため，分布容積は上昇する．

第9章
問1　3，4
問2　2，5
問3　4，5
問4　4，5
問5　3，5
問6　1，2

第10章
問1　1，4
問2　1，2
問3　2，5
問4　1，5
問5　1，4

第11章
問1　4
問2　5
問3　3

第12章
問1　2
問2　3，4
問3　1，5
問4　1，3
問5　1，5

第13章
問1　1，2
問2　1，2
問3　1，5
問4　3，4
問5　1

② 検査値表

代表的な血液検査値①

項目		単位	性別	基準値※ 下限	基準値※ 上限	説明
肝臓系検査	AST	U/L		0	30	心臓，肝臓，筋肉，腎臓などの様々な臓器に存在する酵素です．これらの臓器が障害を受けると，この酵素が血液中に放出され，高値を示します．
	ALT	U/L		0	30	ASTと同じように身体の様々な臓器に存在しますが，ALTはおもに肝臓に存在するためASTとALTの両方が高値のときあるいはALTのみが高値の場合には肝障害の可能性が高くなります．
	γ-GTP	U/L		0	50	タンパク質を分解する酵素の一つです．肝臓や胆道に病気があると高値を示します．アルコールの影響で高値になりやすく，常習飲酒による肝障害の指標になります．
	ALP	U/L		38	113	身体のほとんどの臓器に含まれる酵素ですが，おもに肝臓，胆管，骨，胎盤などに多く分布し，これらの臓器の疾患で高値を示します．
	ChE	U/L	男	242	495	肝臓，膵臓，心臓などに多く存在しますが，肝臓で合成されているため，肝機能をよく反映しています．肝臓障害や栄養障害などで低下し，ネフローゼ症候群や脂肪肝などでは高値を示します．
			女	200	459	
	LDH	U/L		124	222	各種臓器に広く分布し，肝臓，心臓，腎臓などの臓器のほか，筋肉や血液にも多く存在します．これらの臓器や血液成分に障害があると高値を示します．
	総タンパク	g/dL		6.7	8.3	血液中にはアルブミンやグロブリンなどのタンパクがあり，身体のはたらきに重要な役割を果たします．低栄養，栄養の吸収障害などタンパクの不足で低下するほか，肝臓，腎臓，免疫機能の障害により，身体の代謝に異常があると増減します．
	アルブミン	g/dL		3.8	5.2	血液中に一番たくさんあるタンパクで，肝臓で合成されます．栄養障害，肝臓や腎臓の障害時に低下します．
	A／G比			1.1	2.1	血清中のアルブミンとグロブリンの比を調べることで，血清タンパクの異常を知ることができます．ネフローゼ症候群や肝臓疾患，慢性感染症などで低値となります．
	総ビリルビン	mg/dL		0	1.2	赤血球には寿命があり毎日少しずつ壊れていますが，その際にヘモグロビンが分解されて生じるものがビリルビンです．血中ビリルビンの値により，黄疸の程度などを含め，肝・胆道系疾患の有無やその程度を知ることができます．
脂質系検査	総コレステロール	mg/dL		130	219	コレステロールは血液中に含まれる脂肪分の一つで，細胞やホルモンをつくるために必要な物質です．これが異常に高いと動脈硬化の進行が早まり，長期的には心筋梗塞や狭心症，脳梗塞などが起こりやすくなります．
	中性脂肪	mg/dL		30	149	高カロリー食やアルコールの過飲などで過剰に摂られたエネルギーは中性脂肪として貯蔵され，さらに増加すると皮下脂肪や肝臓に蓄えられます．これが高くなると，内臓脂肪の増加や脂肪肝の原因となります．
	HDL-C	mg/dL		40	89	動脈壁に付着したコレステロールを再び血液中に洗い出すはたらきがあるため善玉コレステロールとよばれます．これが高いと動脈硬化に予防的にはたらき，低いと動脈壁へのコレステロール沈着が増え動脈硬化の進行が早まります．
	LDL-C	mg/dL		60	119	LDL（低比重リポタンパク）はコレステロールを末梢細胞に運搬するはたらきがあります．血中のLDL-コレステロールの増加は冠動脈疾患の危険因子です．
糖代謝系検査	血糖	mg/dL		70	99	血液中のブドウ糖は身体の大切なエネルギー源です．食後には血糖が上昇しますが，インスリンのはたらきでもとに戻ります．糖尿病でインスリンの作用が不足すると血糖値は上昇します．
	HbA1c（N）	％		4.6	5.5	ブドウ糖とヘモグロビンが結合したものを，HbA1c（グリコヘモグロビン）といいます．この物質は赤血球の寿命である約120日は安定するため，過去1～2か月の長期間の血糖がうまく調整されているかどうかを知るために役立ちます．
尿酸	UA	mg/dL	男	3.7	7	尿酸は身体の細胞の核にあるプリン体が壊れてできるものです．尿酸の合成増加や組織の破壊，腎臓での尿酸排泄の低下などで血中の尿酸濃度は高くなり，関節に沈着し痛風を，腎臓に沈着し腎障害を起こします．また慢性的に尿酸値が高いと動脈硬化を引き起こす危険性があります．
			女	2.5	7	

代表的な血液検査値②

	項目	単位	性別	基準値※ 下限	基準値※ 上限	説明
炎症	CRP	mg/dL		0	0.14	体内に炎症（リウマチ熱，細菌感染など）があるとき血液中にあらわれるタンパク質（C反応性タンパク）の量を測定するものです．高値のときは原因となる炎症性疾患について，検査を受ける必要があります．
腎臓	BUN	mg/dL		8	22	尿素窒素はタンパクが身体の中で分解されたときにできる老廃物で，これらは腎臓から尿中に排泄されます．腎臓での排泄が低下すると，血液中の尿素窒素の濃度が高くなります．
腎臓	CRE	mg/dL	男	0.61	1.04	クレアチニンは筋肉内にあるクレアチンの最終産物で，腎臓でろ過され排泄されるため，腎機能の最も重要な指標とされています．
腎臓	CRE	mg/dL	女	0.47	0.79	
腎臓	eGFR	mL/min/1.73 m²			60	腎臓が老廃物を排泄する能力を調べる検査で，血清クレアチニン値と年齢と性別から推算します．慢性腎臓病（CKD）の重症度評価に用いられます．
血球	WBC	10³/μL	男	3.9	9.8	生体を細菌やウイルスから守る免疫に役立つ細胞です．感染症や喫煙，ストレスなどで高値を示しますが，まれに重大な血液系の病気（白血病など）のこともあります．
血球	WBC	10³/μL	女	3.5	9.1	
血球	RBC	10⁴/μL	男	427	570	身体に酸素を運ぶ血球成分です．少ない場合は貧血を，多い場合は多血症を疑います．
血球	RBC	10⁴/μL	女	376	500	
血球	Ht	%	男	39.8	51.8	血液は，細胞成分の血球と液体成分の血漿に大別でき，ヘマトクリット値は，血液中の血球の割合を示します．貧血があると低下し，多血症のときは増加します．
血球	MCV	fL	男	82.7	101.6	平均赤血球容積とよび，赤血球一個あたりの容積（大きさ）を示します．
血球	MCV	fL	女	79	100	
血球	MCH	pg	男	28	34.6	平均赤血球ヘモグロビン量とよび，赤血球一個あたりに含まれるヘモグロビン量を示します．
血球	MCH	pg	女	26.3	34.3	
血球	MCHC	%	男	31.6	36.6	平均赤血球ヘモグロビン濃度とよび，赤血球の一定容積に対するヘモグロビン量の比を示します．
血球	MCHC	%	女	30.7	36.6	
血球	血小板数	10⁴/μL	男	13.1	36.2	血小板には，出血したときに血液を固めて止血するはたらきがあります．
血球	血小板数	10⁴/μL	女	13	36.9	

※基準値とは，健康人の95％の人が入る範囲です（健康人でもこの範囲を外れる人が少数います）．この範囲を大きく逸脱すると病気の疑いが強まります．

腫瘍マーカー検査（血液検査）

項目名	対象臓器	単位	基準値※ 下限	基準値※ 上限	説明
AFP定量	肝臓	ng/mL	0	10	おもに肝細胞がんなどで高値となりますが，慢性肝炎，肝硬変，急性肝炎でも高値を示すことがあります．
CEA	全体	ng/mL	0	5	「がん胎児性抗原」とよばれ，胃がん，大腸がん，膵がん，胆道がんなどの消化器系がんに加え，肺がん，乳がん，甲状腺がんなど多くのがんで高値となります．臓器特異性は低く各種がんの経過観察や再発・転移の確認などに用いられます．喫煙や加齢でも高値を示すことがあります．
前立腺PSA	前立腺	ng/mL	0	4	前立腺に関連する物質です．前立腺がんの早期発見や再発の確認に役立つと考えられています．ただし，前立腺肥大や前立腺炎，尿道刺激後にも高値を示すことがあり精密検査で確認することが必要です．
CA125	卵巣，膵臓，胆道	U/mL	0	35	卵巣がん，膵がん，胆道がんなどで高値となります．女性の場合，月経時や妊娠初期に上昇し閉経後に低下するなど性周期に関わる変化があります．また，良性卵巣のう腫や子宮内膜症，子宮筋腫，炎症，腸閉塞，膵炎，胆のう炎などの良性疾患や炎症性疾患でも高値を示すことがあります．
CA15-3	乳房	U/mL	0	25	乳がんなどで高値となります．乳がんへの特異性は高いですが，原発性乳がんに比べ転移性乳がんや再発性乳がんでの陽性率が高く，再発の発見や治療効果の判定に用いられます．
エラスターゼ1	膵臓	ng/dL	0	300	膵がんの腫瘍マーカーの一つですが，急性膵炎，慢性膵炎の急性増悪期，膵臓の障害で高値となります．ほかの膵酵素に比べ，一度上昇すると高値が持続することがあります．
シフラ21-1	肺	ng/dL	0	3.5	肺がん（特に扁平上皮がん）などで高値となります．化学療法や手術後の治療効果補助に用いられます．間質性肺炎や結核などの肺良性疾患，食道がん，子宮頸がんなどで高値となることがあります．
CA19-9	膵臓・胆道・胃大腸・卵巣	U/mL	0	37	膵がん，胆道がん，胃がん，大腸がんなどで高値となり，治療を含めた臨床経過をよく反映します．胆石症，糖尿病，膵炎，肝硬変，卵巣のう腫などの良性疾患でも高値を示すことがあります．

（日本予防医学協会の資料をもとに作成）

索　引

あ行

アゴニスト	48
アシクロビル	254
アセトアミノフェン	230
アップレギュレーション	53
アルコール性肝障害	117
アルブミン	118
アレル頻度	205
アロステリック効果	51
アロメトリー則	148
α_1 遮断薬	185
Augsberger-Ⅰ式	148
Augsberger-Ⅱ式	148
イコサペント酸エチル	243
胃酸	192
遺伝学的検査	203
遺伝子多型	201
イトラコナゾール	242
胃内容排出速度	18
イリノテカン	204
インバースアゴニスト	48
ウイルス性肝炎	116
エロビキシバット	243
ACE 阻害薬	184
H_2受容体拮抗薬	192
HMG-CoA 還元酵素	187
M/P 比	139
横紋筋融解症	208

か行

過感受性	53
過期産	131
核酸関連分子	46
核内受容体	46
活性型ビタミン D_3	190
カルシウム拮抗薬	185
カルボプラチン	194
がん	5, 193
肝機能	115
肝クリアランス	29
肝血流律速型薬物	29
がんゲノム医療	203
肝硬変	227
肝硬変症	121
間接反応モデル	66
完全作動薬	48
肝臓	116
肝代謝	26, 85
肝代謝性薬物	31
肝代謝律速型薬物	29, 124
肝抽出率	29
器官形成期	134
気管支喘息	190
奇形	133
逆作動薬	48
吸収	16
急性肝炎	119
競合的拮抗薬	49
キレート	249
金属イオン	249
クリアランス	28, 61
グルクロン酸抱合	121
クレアチニンクリアランス	78
経口投与	15
劇症肝炎	122
血圧	183
血液凝固能	160
血液浄化療法	97
血液透析	97, 99
血液透析ろ過	99
血液脳関門	251
血清クレアチニン値	78
血流律速型薬物	124
ゲノム	203
ゲノム医療	203
効果	48
抗がん剤	222, 232
抗菌薬	62
高血圧	184
酵素法	79
抗不整脈薬	234
効力	48
高齢者	157
高齢者総合的機能評価	171
骨粗しょう症	188
コハク酸ソリフェナシン	230
個別化医療	1
個別化腎機能	80
固有活性	48
コンパートメントモデル	65
コンパニオン診断	203

さ行

サイクラー	101
最小有効濃度	69
細胞外液	22
細胞外分子	44
細胞内分子	45
細胞膜分子	44
作動薬	48
時間治療	182
時間薬理学	177
糸球体ろ過量	78
シグモイドカーブ	47
シクロスポリン	67
ジゴキシン	226
自己免疫性肝炎	118
脂質異常症	186
シスタチン C	165
シスプラチン	194
持続的携行式腹膜透析	99
持続的血液透析ろ過	101
自動腹膜灌流装置	101
自動腹膜透析	101
シトクロム P450	26
脂肪肝	122
シャント	118
受精	131
受容体	44
受容体作動薬	48
受容体占有率	47
消化管 pH	17
消失	26
消失速度定数	28
脂溶性	17
小児	145
小児薬用量	147
静脈内投与	15
初回通過効果	15, 20, 116
食事	241
食物	18
腎移植	97
腎機能低下減量必要薬	86
腎機能別投与量	83
心筋梗塞	183
新生児	143
腎臓	77

腎代謝性薬物	86	投与方法	65	母乳	138
腎排泄性薬物	31, 84	特定薬剤治療管理料	10	母乳移行性	138
心不全	5, 223	ドチヌラド	254	母乳／血漿薬物濃度比	139
腎不全	85			ポリファーマシー	159
親和性	48				
CHS 基準	158				

な行

睡眠薬	168	日内リズム	183	マイクロサテライト多型	201
スタチン	255	妊娠	131	末期腎不全	97
スティーブンス・ジョンソン症候群	213	妊娠週数	131	慢性肝炎	120
		ネフローゼ症候群	235, 255	慢性腎臓病	77, 97
スニップ	201			慢性腎不全	6
		濃度-反応曲線	47		
性差	194			未変化体	31

は行

ま行

生物学的利用率	115	バイオアベイラビリティ	20, 115	ミミック	48
絶対過敏期	135				
先天異常	136	排卵	131	メナテトレノン	246
		パーシャルアゴニスト	48	MELD スコア	124
相互作用	206, 241, 248	半減期	28		
早産	131	反跳性不眠	168	モルヒネ	232
相対過敏期	135			門脈	115
相対的乳児投与量	139	非アルコール性脂肪性肝炎	117	門脈圧	119
側副血行路	118	非アルコール性脂肪性肝疾患	117		
ゾルピデム酒石酸塩	230	非競合的拮抗薬	50		

や行

た行

		ヒステリシスループ	67	薬剤起因性老年症候群	170
第Ⅰ相反応	26	肥満	219	薬物血中濃度モニタリング	9, 42
第Ⅱ相反応	26	標準化 eGFR	81	薬物性肝障害	117
ダイアライザー	99	標準化腎機能	80	薬物耐性	52
胎児毒性	135	標的分子	44	薬物体内動態学	3
耐性	52	ビラスチン	248	薬物動態	9
体内動態学的相互作用	248	P-糖タンパク	19	薬物有害事象	159
胎盤移行性	136	PK/PD 解析	7, 61	薬物遊離型分率	29
ダウンレギュレーション	52	PK/PD 理論	61	薬理遺伝学	201
タクロリムス	67			薬力学	3, 41
脱感作	52	腹水	119	薬効コンパートメントモデル	67
ダビガトラン	221	腹膜透析	97, 99	Jaffe 法	79
胆汁	119	服薬アドヒアランス	169		
タンパク結合率	24	服用タイミング	241	溶解速度	16
		部分作動薬	48	用量反応曲線	64
着床	131	不眠症治療薬	247	余剰受容体	51
チャネル	44	プラスミノゲンアクチベーターインヒビター 1	189		

ら行

中毒性表皮壊死融解症	213	フルアゴニスト	48	理想体重	221
腸肝循環	27, 85	フルオロウラシル	193	リボフラビン	242
直接反応モデル	66	フレイル	158	臨床マーカー	43
治療抵抗性高血圧	185	分配係数	14		
治療薬物モニタリング	3	分布容積	21, 61	レセプター	44
チロシンキナーゼ阻害薬	244			レミフェンタニル	221
Child-Pugh 分類	123, 227	併用薬	241		
		ベースラインリスク	134		
テオフィリン	190	ベンゾジアゼピン	168		
		β2 刺激薬	191		
透析除去率	105				
投与経路	15				

欧文

5-FU	193
ADL	171
APD	101
ARB	185
AUC	10, 61
BA	20
BBB	251
BMI	219
CAPD	99
Ccr	78
CGA	171
CHDF	101
CKD	6, 77, 97
CL	28, 61
CYA	67
CYP	19, 26
CYP2C19	205
CYP2C9	208
CYP2D6	207
CYP3A4/5	208
DPD	209
EC_{50}	47, 61
E_h	29
EM	202
E_{max}	61
ESKD	97
Fu_B	29
GFR	78
GST	210
HD	97
HDF	99
HLA	213
IM	202
INR	161
K_{el}	28
KRAS	211
LDL	187
mCcr	79
MEC	69
mGFR	78
MIC	61
NAFLD	117
NAPQI	230
NASH	117
NAT2	209
NUDT15	210
OATP1B1	208
PAI-1	189
PD	3, 41, 97
PGx	201
PISCS	251
PK	3, 9
PM	202
PNA	149
PPI	192
PTH	188
RID	139
Scr	78
SERM	189
SJS	213
SNP	201
SREBP2	187
STRP	201
$t_{1/2}$	28
TAC	67
TDM	3, 9, 42
TEN	213
TPMT	210
UM	202
V_d	21, 61
VKORC1	211

執筆者プロフィール（五十音順）

秋山　滋男（あきやま　しげお）
昭和薬科大学薬学部応用薬物治療部門教授

- 1995 年　東北薬科大学薬学部卒業　薬剤師免許取得
- 1995 年　帝京大学医学部附属病院入職
- 2001 年　星薬科大学大学院薬学研究科修士課程修了　修士（薬学）取得
- 2002 年　群馬県済生会前橋病院入職
- 2014 年　群馬大学大学院医学系研究科医科学専攻博士課程修了　博士（医学）取得
- 2017 年　東京薬科大学薬学部講師
- 2022 年　東京薬科大学薬学部准教授
- 2025 年　昭和薬科大学薬学部応用薬物治療部門教授

恩田　健二（おんだ　けんじ）
東京薬科大学薬学部臨床薬理学教室講師

- 1997 年　東京理科大学薬学部卒業　薬剤師免許取得
- 1999 年　東京薬科大学大学院医療薬学専攻修士課程修了
　　　　　東京薬科大学薬学部臨床薬理学教室　助手
- 2007 年　博士（薬学）取得
- 2008 年　同　助教
- 2013 年　豪州メルボルン大学産婦人科学教室　橋渡し研究部門　客員研究員
- 2015 年～　現職

海外のラボで妊婦合併症の新規治療の研究に従事しました（doi.org/10.1248/yakushi.24-00174-1）．帰国後はビッグデータを元に基礎・臨床的研究に取り組んでいます．趣味はドライブ，スキー，英会話．

竹内　裕紀（たけうち　ひろのり）
東京医科大学病院薬剤部長

- 1989 年　東京薬科大学薬学部衛生薬学科卒業　薬剤師免許及び臨床検査技師免許取得
- 1991 年　東京薬科大学大学院医療薬学専攻修士課程終了
- 1991 年　東京医科大学八王子医療センター薬剤部入職
- 1999 年　東京薬科大学にて博士（薬学）取得
- 2003 年　日本医療薬学会認定薬剤師及び指導薬剤師
- 2005 年　日本臨床薬理学会認定薬剤師
- 2006 年　東京薬科大学薬学部　医療実務薬学研究室講師
- 2006 年　東京医科大学客員講師
- 2009 年　東京薬科大学薬学部　医療実務薬学教室准教授
- 2013 年　腎臓病薬物療法専門薬剤師
- 2019 年　日本臨床薬理学会指導薬剤師
- 2020 年～　東京薬科大学薬学部客員教授
- 2020 年～　日本腎臓病薬物療法学会理事長
- 2020 年～　東京医科大学病院薬剤部長　現在に至る

病院で腎移植や透析患者を中心に病棟業務を行いながら，臨床上での薬物療法の問題点を課題として，臨床で役立つ研究を行ってきた．その後，東薬大の教員を得て，現在，管理職として理想とする薬剤部の構築を目指して奮闘中である．主な研究テーマは移植における免疫抑制薬の PK/PD 研究および CKD 患者における薬物療法に関する研究である．

田中　祥子（たなか　さちこ）
東京薬科大学薬学部臨床薬理学教室助教

- 1993 年　星薬科大学薬学部卒業　薬剤師免許取得
- 1993 年　日本医科大学付属第二病院（現武蔵小杉病院）薬剤科
- 2000 年　東京薬科大学大学院医療薬学修士課程修了
- 2000 年　東京薬科大学薬学部臨床薬理学教室助手
- 2009 年　東京薬科大学薬学部臨床薬理学教室助教　現職

小学校における学校薬剤師業務を通じて，小児医療における薬剤師の活躍を垣間見，2015 年から 1 年間 University of Tronto Division of Clinical Pharmacology and Toxicology 伊藤真也先生に師事し The Hospital for Sick Children にて研究に従事した．さらに母乳外来の陪席や薬と授乳データベース LactMed のエビデンス会議に参加させていただいた経験から，帰国後は昭和大学小児科学講座とドナーミルクによる母乳に関する共同研究を開始する．離乳食中から成人並みに牛乳を飲んでいたと母親から聞かされ，現在に通じると実感する．

堀　祐輔（ほり　ゆうすけ）
東京薬科大学薬学部薬学実務実習教育センター教授センター長

- 1989 年　東京薬科大学薬学部衛生薬学科卒業　薬剤師国家試験合格
- 1989 年　生化学工業㈱入社　東京研究所配属
- 1991 年　東京医科大学薬理学教室　研究生
- 1998 年　博士（医学）学位取得（東京医科大学）
- 2007 年　日本薬科大学講師
- 2014 年　東京薬科大学附属薬局
- 2019 年～現職

製薬会社の研究所で，糖脂質の薬効薬理を中心とした研究を行ってきたが，患者だけでなく，もっと多くの人の健康に携わりたいと思い，薬局勤務を経て現在に至っている．現在は高齢者施設や介護医療における薬剤師の関わり方を他職種へのアンケート調査などを通し，薬剤師業務の職域拡大および能力向上を目指した実務教育を中心に活動している．私生活では，マイラーとしてタイミングを見つけては飛行機に乗り，ラウンジで世界のお酒の味を研究している．

シチュエーションベース　個別化薬物療法
—PK/PD が広げる個別化の世界—

定価（本体　6,400 円＋税）

2025 年 4 月 2 日　　初版発行　Ⓒ

編　著　者　　竹　内　裕　紀
　　　　　　　堀　　　祐　輔

発　行　者　　廣　川　重　男

印　刷・製　本　㈱アイワード
表紙デザイン　㈲羽鳥事務所

発行所　京 都 廣 川 書 店
　　　東京事務所　東京都千代田区神田小川町 2-6-12 東観小川町ビル
　　　　　　　　　TEL 03-5283-2045　FAX 03-5283-2046
　　　京都事務所　京都市山科区御陵中内町　京都薬科大学内
　　　　　　　　　TEL 075-595-0045　FAX 075-595-0046

URL https://www.kyoto-hirokawa.co.jp/